Norbert Erleme

Alternspsychologie

Grundlagen für Sozial- und Pflegeberufe

Waxmann Münster / New York
München / Berlin

Die Deutsche Bibliothek – CIP-Einheitsaufnahme

Erlemeier, Norbert:
Alternspsychologie : Grundlagen für Sozial- und Pflegeberufe / Norbert Erlemeier. – Münster ; New York ; München ; Berlin : Waxmann, 1998
(Forschung, Studium und Praxis ; Bd. 1)
ISBN 3-89325-624-5

Forschung, Studium und Praxis
Schriften des Fachbereichs Sozialwesen
der Fachhochschule Münster, Band 1

ISSN 1435-9839
ISBN 3-89325-624-5

Postfach 8603, D-48046 Münster

http://www.waxmann.com
E-mail: info@waxmann.com

Umschlaggestaltung: Matthias Grunert, Münster
Druck: Zeitdruck GmbH, Münster
Gedruckt auf alterungsbeständigem Papier, DIN 6738

Inhalt

Einleitung

Die Fachliteratur zu Themen, die das Alter, das Altern und die Lebenssituation alter Menschen betreffen, ist schon für den fundierten Kenner der gerontologischen Forschungslandschaft fast unüberschaubar geworden. Um wieviel schwieriger muß es für Studierende und Berufsvertreter sein, sich einen Überblick über den Wissensstand in den gerontologischen Fachdisziplinen verschaffen zu wollen. Mancher resigniert vor der Fülle der Standpunkte, Theorien und empirischen Befunde, die über viele Quellen verstreut vorliegen und kaum zu integrieren sind. Mancher läßt Wissenschaft Wissenschaft sein und kehrt ernüchtert zu seinen „bewährten" Berufserfahrungen und Alltagstheorien zurück, die so schlecht nicht sein können. Das Dilemma für den an Gerontologie Interessierten besteht darin, daß wissenschaftliche Erkenntnisse zunächst verarbeitet werden müssen, um sie dann kritisch auf ihre Praxisrelevanz abklopfen zu können. Anders gesagt, gerontologisches Wissen ist erforderlich, wenn Professionalität in Altenarbeit/Altenpflege an wissenschaftlich begründete Qualitätsansprüche gekoppelt sein soll

Umgekehrt stellen sich aus der praktischen Arbeit mit alten Menschen oft Fragen, auf die man gerne von der Wissenschaft Antworten erhalten möchte. Nicht selten konstatiert man „Fehlanzeige", weil die Fragen der Praxis dann doch nicht die sind, die sich die Wissenschaft stellt. Das gilt besonders für die sogenannte *Grundlagenforschung*, die über weite Strecken die Gerontologie beherrscht. Damit soll dieser wichtige Wissenschaftszweig nicht abgewertet werden, wohl aber wünschte man sich in vergleichbarem Umfang *praxisorientierte, anwendungsbezogene Forschung,* die die Problemstellungen in der gerontologischen Praxis aufnimmt. Beispiele für angewandte Forschung finden sich in den verzweigten Feldern der Rehabilitations- und Interventionsgerontologie, sowie in Ansätzen der gerontologischen Pflegeforschung.

Versucht der - aus welchen Gründen auch immer - an Gerontologie interessierte Hochschüler oder Berufsvertreter sich mit der Fachliteratur zu beschäftigen, stößt er nach einigem Suchen auf zwei Kategorien von Literaturquellen. Zur ersten gehören fachwissenschaftlich verfaßte Werke, die sich durch große Informationsfülle auszeichnen. Zu ihnen zählt beispielsweise der Klassiker der deutschsprachigen psychologischen Gerontologie „Psychologie des Alterns" (1991, 7. Auflage) von Ursula M. Lehr. Dieses Werk verarbeitet in einem weiten Bogen empirisch abgesichertes Wissen. Es zeugt von einem enormen, systematischen Überblick über die internationale gerontologische Literatur und zeigt Trends in der Forschung auf. Berücksichtigt werden vor allem auch Ergebnisse der Bonner Gerontologischen Längsschnittstudie (BOLSA), an der U. Lehr lange Zeit maßgeblich beteiligt war. Über ihr bekanntestes Werk hinaus gibt es viele andere Publikationen von ihr, von Hans Thomae und seinem Kreis, von der Berliner Gruppe um Paul und Margret Baltes, sowie von anderen bekannten Alternsforschern, die der wissenschaftlichen Weiterentwicklung der psychologischen Gerontologie verpflichtet sind. Auf sie wird im vorliegenden Text immer wieder Bezug genommen.

Zur zweiten Kategorie von Literaturquellen gehören die Veröffentlichungen über gerontologische Themen, die gezielt für die Belange der Altenpflege geschrieben wurden. Als gutes Beispiel soll das Buch von Jörg von Scheidt und Marie-Luise Eikelbeck (1995) mit dem Titel „Gerontopsychologie - Eine Einführung für die Pflege alter Menschen" genannt werden. Es bietet sich für Aus-, Fort- und Weiterbildung in der Altenpflege an. Aufgegriffen werden Themenbereiche, die auf Alten- und Krankenpflege zugeschnitten sind, bis hin zum Kapitel „Beanspruchungen des Altenpflegeberufs". Kritisch anzumerken ist jedoch, das gilt nicht nur für dieses Buch, daß die Autoren zu viele Themen aufgreifen, die zu knapp und deshalb nicht gründlich genug behandelt werden. Seinem Titel „Gerontopsychologie" wird das Buch nur unzureichend gerecht.

Zu wünschen ist es demjenigen, der sich auf Literatursuche begibt, daß er auf die Materialien des Funkkollegs Altern (1996/97) stößt. Hier wird in ausgezeichneter Weise ein Überblick über gerontologische Fachgebiete gegeben, der hohes wissenschaftliches Niveau mit Verständlichkeit und Praxisrelevanz ideal verbindet. Auch dem Autor diente dieses Material als wertvolle Informationsquelle.

Jede Einführung, die Wissen zusammenfügt, auswertet und für Praxisbelange bearbeiten möchte, muß eine *Auswahl* aus der Fülle des wissenschaftlichen Fundus treffen. Nicht alle Themen und inhaltlichen Aspekte können behandelt werden. Das sprengt den publikatorischen Rahmen und überfordert Autor wie Leser gleichermaßen. Die Frage, die sich jeder Autor dann stellen muß, ist die nach seinen Auswahlkriterien. Ist es die von ihm vermutete „Praxisrelevanz" seiner Themen, oder sind es seine fachlichen Schwerpunkte und Interessen, die ihn bei der Auswahl leiten? Oder sind es gar persönliche Ambitionen, sich besonders kritisch mit anderen wissenschaftlichen Positionen auseinanderzusetzen? Sicher spielt bei der Auswahl auch der Gedanke eine Rolle, daß sein Buch „ankommt", eine Leserschaft braucht und sich verkaufen läßt. Ehrlich ist es, sich einzugestehen, daß alle Motive bei der Auswahl der Themen eine Rolle gespielt haben. Ehrlich ist es auch, sich einzugestehen, daß die eigenen Kapazitäten begrenzt sind, und nicht alles gewußt wird.

Welche Auswahlkriterien haben den Autor dieser „Grundlagen" geleitet? An erster Stelle steht seine langjährige Lehrerfahrung auf dem Gebiet der Alternspsychologie an einem Fachbereich Sozialwesen. Bei der Vorbereitung von

Lehrveranstaltungen tauchte immer wieder das Problem der Literaturauswahl auf. Die Überfülle an Quellen war den Studierenden, für die die Alternspsychologie nur ein Lehrgebiet unter vielen darstellt, nicht zuzumuten. Eine Lehrveranstaltung nur auf wenige Literaturquellen zu reduzieren, widersprach den Ansprüchen des Autors an eine wissenschaftlich fundierte Ausbildung im Sozialwesen. Außerdem konnte keine gerontopsychologische Monographie ohne Einschränkung als grundlegender Einstieg empfohlen werden.

Insbesondere fehlt bis heute eine Einführung in die Gerontologie, speziell in die psychologische und sozialwissenschaftliche Gerontologie, die auf die Ausbildungs- und Berufsbelage von Sozialarbeitern/Sozialpädagogen im Altenbereich ausgelegt ist.

Als Ausweg aus diesem Dilemma bot sich vor Semestern die Abfassung eines Skriptums an, das zwischenzeitlich mehrfach überarbeitet wurde. Es ist nach Themenbereichen gegliedert, die dem Zeitbudget eines Seminars folgen, dem Titel „Psychologie des Alterns“ gerecht werden und die Praxisrelevanz erkennen lassen, die von Studierenden und Praktikern, die mit alten Menschen arbeiten, eingefordert wird. Die bisherigen Erfahrungen mit dieser Skript-Konzeption haben den Autor ermutigt, nun in einer Buchveröffentlichung diese Schwerpunkte und Themen der Alternspsychologie ausführlicher, gründlicher und aktueller zu behandeln. Sie richtet sich primär an *Studierende* und sollte Eingang finden in die *Ausbildung in Studiengängen des Sozialwesens*, sowie in die *berufsbegleitende Weiterbildung von Angehörigen sozialer Berufe.* Als weitere Adressatengruppe werden *Fachpflegekräfte* in der Ausbildung und in der beruflichen Weiterbildung durch dieses Buch angesprochen, denen Grundlagen der Alternspsychologie in dieser Form bisher nicht angeboten wurden.

Auswahl und Gliederung der Themenbereiche folgen - wie oben schon angesprochen - einer Systematik, die

- wichtige Schwerpunkte, Trends und Fragestellungen heutiger Alternspsychologie berücksichtigt,
- den aktuellen Stand in der psychogerontologischen Forschung reflektiert,
- Themen aufgreift, die nicht nur für Spezialisten, sondern für einen größeren fachlich interessierten Leserkreis von Interesse sind,
- praktische Bezüge zur Altenarbeit und Altenpflege herstellt und
- das Grundgerüst für einen Kurs/ ein Seminar im Semesterturnus abgeben kann.

Mit einer Auswahl wird zugleich entschieden, welche Themen *nicht* aufgenommen und behandelt werden. Das kann nicht anders sein, soll der Rahmen einer

Einführung und Grundlegung nicht gesprengt werden. Weitgehend ausgespart bleiben Inhalte, die in die fachliche Kompetenz der Sozialwissenschaften gehören, insbesondere sozialstrukturelle und sozialpolitische Problemstellungen des Alters, die in anderen Publikationen besser und fachkundiger behandelt werden. Deshalb werden die sozial- und versorgungspolitischen Implikationen des demographischen Wandels eher am Rande behandelt. Auch der Themenkomplex der sozialen Sicherungssysteme kommt nicht explizit zur Sprache. Themen wie Sterben, Tod und Sterbebegleitung sollen in dieser Einführung ebenfalls nicht nur im Vorübergehen behandelt werden, sondern müssen in eigenen Veröffentlichungen genauer und eingehender Raum finden. Ähnliches gilt für das Thema Ruhestand mit seinen Facetten und Themen wie Sexualität, Partnerschaft, Verwitwung im Alter. Ausgespart werden auch Sachfragen, die in den engeren Zuständigkeitsbereich der Altersmedizin (Geriatrie) gehören. Bewußt konzentriert sich diese Einführung auf *grundlegende* Befunde und Erkenntnisse der Alternspsychologie in ihren Anwendungsbezügen zur Praxis der Altenarbeit und Altenpflege

In einer eigenen Rubrik des Literaturverzeichnisses finden sich ausgewählte Literaturhinweise zu den Themen, die in diesem Buch nicht behandelt werden. Ein kurzer Überblick über die Gliederung des Buches soll den Leser einstimmen und neugierig machen.

Kapitel 1 beleuchtet den *Gegenstand der Alternspsychologie* aus mehreren Perspektiven, insbesondere unter dem Gesichtspunkt der Verschiedenartigkeit und Individualität der Alternsprozesse. Der Auftrag der Alternspsychologie unter den gerontologischen Wissenschaften besteht darin, Veränderungen im Verhalten und Erleben von Menschen, die einer höheren Altersgruppe angehören (z.B. 60 Jahre oder älter sind), im Kontext ihrer Lebenssituation und Lebensgeschichte zu beschreiben, zu erklären und ggf. zu beeinflussen.

Das 2. Kapitel geht den *Altersbildern in der Gesellschaft* nach. Sie werden von den verschiedensten Seiten beleuchtet. Altersbilder transportieren immer bewußt oder auch nur implizit gesellschaftliche Wertvorstellungen und handlungswirksame Normen, die entweder als *generalisierte* Altersbilder in den Medien „bewußtseinsbildend" wirken, oder als *personalisierte* Altersbilder die Gestaltung von Kontakten mit alten Menschen motivational beeinflussen können. Altersbilder in ihrer einstellungsprägenden und handlungsregulierenden Funktion aufzudecken, ist eine wichtige Aufgabe der Alternspsychologie.

Kapitel 3 klärt in einem längeren Diskurs die zentralen Begriffe, mit denen die Alternspsychologie sich immer wieder konfrontiert sieht: *Alter, Altern und Entwicklung*. Die Kategorie Alter erschließt sich erst über ihre *inhaltliche* Bestimmung und nicht über eine kalendarische Zuordnung von Lebenszeit. Altern ist Teil lebenslanger Entwicklung und nur als multidimensionales Veränderungs-

und Entwicklungsgeschehen zu begreifen. Von besonderem Interesse ist die „biographische Verankerung" (Kruse) des Alternsprozesses.

Das 4. Kapitel behandelt *psychologische Modelle der Entwicklung und des Alterns*, die Entwicklung und Altern von ganz unterschiedlichen Prämissen her in einen psychologischen Zusammenhang zu bringen versuchen. Einige dieser Modelle erstrecken sich auf den gesamten Lebenslauf. Sie haben trotz ihrer häufig kritisierten Schwächen bis heute ihre Anziehungskraft auf Entwicklungspsychologen nicht eingebüßt (Erikson, Havighurst). Andere sind in ihrem Geltungsanspruch spezifischer und deshalb auch eher einer empirischen Überprüfung zugänglich. In ihrer kognitiv-handlungsorientierten und kontextualen Ausrichtung üben sie heute in der Entwicklungsforschung eine einflußreiche Rolle aus (Thomae, Kuypers & Bengtson, Hurrelmann, Baltes & Baltes).

Das 5. Kapitel widmet sich ausführlich den *psychischen und sozialen Veränderungen im Alter*. Zur Sprache kommen *Veränderungen der kognitiven Leistungsfähigkeit* (Lernen und Gedächtnis, Intelligenz, Kompetenz und Weisheit). *Persönlichkeitsveränderungen*, die sowohl unter dem Aspekt von Persönlichkeitsstrukturen als auch unter dem der Persönlichkeitsprozesse analysiert werden, schließen sich an. Ein wichtiger Zweig der gerontologischen Persönlichkeitspsychologie ist heute die Selbstbildforschung, auf die ebenfalls eingegangen wird. Das Kapitel schließt mit der Behandlung von *Veränderungen der sozialen Beziehungen*, wobei das Augenmerk vor allem auf den familialen Netzwerken und Austauschbeziehungen liegt.

Im 6. Kapitel geht es um *Wohlbefinden und Lebenszufriedenheit im Alter*. Als Zielvorstellungen für individuelle Lebensführung, aber auch als Leitbilder für alle Formen und Institutionen der Altenhilfe, der Altenpflege und für altenpolitische Maßnahmen stehen diese weitgefaßten Definitionsmerkmale eines guten (erfolgreichen) Alterns gegenwärtig hoch im Kurs. Die Erhaltung des körperlich-seelischen Wohlbefindens auf möglichst hohem Niveau gilt außerdem als Richtziel für die Interventionsgerontologie. Notwendig ist zunächst die genaue Explikation dessen, was unter Wohlbefinden und Lebenszufriedenheit zu verstehen ist. Weil Lebenszufriedenheit oft in Zusammenhang mit sozialer Integration / Desintegration gebracht wird, werden in diesem Kapitel Theorien behandelt, die geregelte Zusammenhänge zwischen Lebenszufriedenheit und sozialer Aktivität herleiten. Über die Disengagement- und Aktivitätstheorie, deren Modifikationen, dann über die Kontinuitätstheorie führt der Weg zur sozioemotionalen Selektivitätstheorie, die das Thema soziale Kontakte und Lebenszufriedenheit auf neue Weise durchspielt.

Das 7. Kapitel befaßt sich mit dem weiten Feld der *Interventionsgerontologie*. Besonderer Wert gelegt wird auf *psychologische Beiträge zur Praxis der*

Altenarbeit und Altenpflege. Einführend muß der Interventionsbegriff in seinem Bezug zum gesamten Lebenslauf, einschließlich des Alterns, genauer untersucht werden. Deutlich zu machen sind dem Leser auch die Interventionsziele. Seine Aufmerksamkeit muß darüber hinaus auf den Gesamtprozeß lebensbegleitender Aktivitäten gerichtet werden, die als Voraussetzung für körperliche und seelische Gesundheit zu gelten haben. Wohlbefinden im Alter setzt jedoch nicht nur eine um Wohlbefinden bemühte Lebensführung *in allen Lebensphasen* voraus, sondern erfordert die Unterstützung durch günstige äußere Lebensbedingungen im Verlauf des Lebens. Aus diesem Grunde greift eine auf das hohe Alter fixierte Sozial- und Gesundheitspolitik als Bezugssystem für die Interventionengerontologie entschieden zu kurz. Ein Anliegen des Kapitels 7 ist es auch, den Leser mit Methoden der Interventionsgerontologier vertraut zu machen, die vor allem der Psychologie entstammen. Im einzelnen handelt es sich dabei um verhaltensmodifikatorische Ansätze, um das Realitätsorientierungstraining, weiter um die heute vor allem in der Altenpflege weit verbreitete Validationsmethode und um die biographische Orientierung in der Forschung und praktischen Arbeit mit alten Menschen.

Eine Schlußbetrachtung rundet das Buch ab, in der erstens noch einmal zentrale Erkenntnisse der Alternspsychologie zusammenzufassen sind. Zweitens soll abschließend ihre Bedeutung für die Praxis der Altenarbeit und Altenpflege unterstrichen werden. Beide, soziale Altenarbeit wie Altenpflege, sind sich einig, daß *„nicht der umfassend betreute und verwaltete ältere Mensch das Ziel sein (kann), sondern der (möglichst, d. Verf.) selbstbestimmte, selbständige und kompetente ältere Mitbürger“ (Baltes & Mittelstraß, 1992, S. 727).*

Danksagungen

Mein besonderer Dank gilt meinem akademischen Lehrer Prof. Dr. Dr. h.c. mult. Hans Thomae, der mir die Chance gab, bei der Bonner Gerontologischen Längsschnittstudie mitzuarbeiten, und der die Weichen für meine ausdauernde Beschäftigung mit der Gerontologie und Altenarbeit stellte. Mein Dank gilt auch allen ehemaligen Kolleginnen und Kollegen der „Bonner Schule“, die sich als geduldige und kritische Gesprächspartner angeboten haben. Besonders nennen möchte ich Dr. Karl-Georg Tismer. Danken möchte ich auch den Herausgebern der Reihe „Forschung, Studium und Praxis“ am Fachbereich Sozialwesen der Fachhochschule Münster, die mein Veröffentlichungsprojekt von den ersten Überlegungen bis zur Fertigstellung tatkräftig unterstützten, und Frau Dr. Ursula Heckel vom Waxmann Verlag in Münster für die kritische Durchsicht des Manuskripts. Bei der formalenTextgestaltung halfen mir Frank Mohr und Klaus Ravenberg, beim Korrekturlesen Martina Ernst. Ihnen sei an dieser Stelle herzlich gedankt.

Literatur

Baltes, P. B. & Mittelstraß, J. (1992). Zukunft des Alterns und gesellschaftliche Entwicklung. Berlin - New York.

Deutsches Institut für Fernstudienforschung an der Universität Tübingen (1997/98) (Hrsg.). Funkkolleg Altern. Tübingen

Lehr, U. M. (1991). Psychologie des Alterns. Heidelberg, 7. Auflage

von Scheidt, J. & Eickelbeck, M. L. (1995). Gerontopsychologie - Eine Einführung für die Pflege alter Menschen. Weinheim.

1. Gegenstand der Alternspsychologie

Die Alternspsychologie (Gerontopsychologie) beschäftigt sich mit der wissenschaftlichen Erforschung des menschlichen Verhaltens und Erlebens in der zweiten Lebenshälfte. Wissenschaftliche Erforschung schließt die Beschreibung, Erklärung, Vorhersage und Modifizierung psychischer Prozesse im höheren Lebensalter ein. Der Beginn des höheren Lebensalters wird in der Regel mit dem Beginn des Rentenalters angesetzt. Dieses hat sich in den letzten Jahrzehnten durch die Erhöhung der Lebenserwartung nach oben, durch das frühere Ausscheiden aus dem Arbeitsleben für viele Arbeitnehmer nach unten ausgedehnt. Man spricht deshalb auch von der „Entberuflichung des Alters“ (Tews).

Die Psychologie des Alterns kann sich nicht als eine isolierte Fachdisziplin verstehen, sondern ihren Gegenstand nur genauer bestimmen, wenn sie eine entwicklungspsychologische Perspektive einnimmt, die lebenslaufbezogen ist, und wenn sie eine Zusammenarbeit mit den anderen gerontologischen Wissenschaften eingeht. Außerdem versteht sie sich heute nicht nur als Grundlagenwissenschaft, sondern auch als Beitrag zur angewandten Gerontologie.

1.1 Entwicklungspsychologische Perspektive

Menschliche Entwicklung (Ontogenese) wird im heutigen Verständnis der Entwicklungspsychologie nicht als vornehmlich durch innere (endogene) Wirkkräfte gesteuerte Abfolge von Phasen oder Stufen der Persönlichkeitsentwicklung in Analogie zu biologischen Wachstums-, Reifungs- und Abbaumodellen verstanden. Vielmehr ist Entwicklung ein *lebenslanger Prozeß der Verhaltensänderung und -differenzierung,* auf den biologische, psychische, sozial-gesellschaftliche und kulturelle Faktoren in wechselseitiger Abhängigkeit einwirken. Sie umfaßt die gesamte Lebensspanne und ist nicht etwa mit Beginn des Erwachsenenalters zum Stillstand gekommen. Auch der aktive Anteil des Individuums an der Gestaltung seiner Entwicklung wird betont. Der Mensch ist der Mitproduzent seiner Entwicklung und nicht nur ihr Produkt.

Dementsprechend beschäftigt sich die Entwicklungspsychologie der Lebensspanne (Life-span Developmental Psychology) mit der Erforschung der Verlaufsformen und Bedingungen lebenslanger Entwicklung.

Baltes, Reese und Lipsitt (1980, S. 66), bekannte Entwicklungspsychologen, formulieren:

„Entwicklungspsychologie der Lebensspanne beschäftigt sich mit der Beschreibung, Erklärung und Modifikation (Optimierung) von Entwicklungsprozessen des menschlichen Lebenslaufs von der Zeugung bis zum Tode".

Die Entwicklungspsychologie der Lebensspanne legt sich nicht auf einen zu engen und inhaltlich bestimmten Entwicklungsbegriff fest, sondern versteht nach Thomae (1959, S. 10), dem Nestor der gerontologischen Längsschnittforschung in Deutschland, unter Entwicklung

„eine Reihe von miteinander zusammenhängenden Veränderungen, die bestimmten Orten des zeitlichen Kontinuums eines individuellen Lebenslaufs zuzuordnen sind."

Dieser Entwicklungsbegriff ist auch offen für die unterschiedlichsten psychologischen Modelle zur Beschreibung und Erklärung des Entwicklungsverlaufs und dessen Resultate, wie sie etwa in tiefenpsychologischen, lern- und rollentheoretischen sowie handlungspsychologischen Schulen erarbeitet worden sind. Im Kontext einer Entwicklungspsychologie der Lebensspanne wird Entwicklung nicht mit Wachstum und Reifung gleichgesetzt, Altern nicht mit Abbau und Rückbildung des Organismus. Der Begriff des Alterns wird vielmehr unter den der Entwicklung subsumiert. Altern bedeutet (Weiter)Entwicklung und Entwicklung schließt Altern ein. Meistens werden mit Altern diejenigen Veränderungen im Verhalten und Erleben umschrieben, die in der zweiten Lebenshälfte zu beobachten sind. (Näheres zum Begriff Entwicklung und Altern im Kapitel 3)

1.2 Multidisziplinäre Perspektive

Die Gerontologie (vom Griechischen geron = alter Mensch, Greis und logos = Wort, Lehre) ist der Oberbegriff für alle wissenschaftlichen Disziplinen, die sich mit der Beschreibung, Erklärung und Modifikation des Alterns befassen. Der Name „Gerontologie" wurde bereits 1929 von dem russischen Forscher Rybnikov in die Fachwelt eingeführt.

Die Fachdisziplinen, die sich an der Erforschung und Modifikation des Alterns beteiligen, lassen sich in zwei Hauptgruppen unterteilen: a) die *naturwissenschaftlichen* Disziplinen wie Biologie und Medizin und b) die *sozial- und verhaltenswissenschaftlichen* Disziplinen, vor allem die Psychologie und Soziologie. Aber auch andere Disziplinen wie die Erziehungswissenschaft (hier: Erwachsenenbildung, Altenbildung), Bevölkerungswissenschaft, Geschichtswissenschaft u.a., die nicht diesen beiden Hauptgruppen eindeutig zugeordnet werden können, befassen sich mit Problemen des Alters und Alterns. Nach heutigem Verständnis dient die Gerontologie als multidisziplinäre Wissenschaft

„der Beschreibung, Erklärung und Modifikation von körperlichen, psychischen, sozialen, historischen und kulturellen Aspekten des Alterns und Alters, einschließlich der Analyse von altersrelevanten und alterskonstituierenden Umwelten und sozialen Institutionen"(Baltes & Baltes, 1992, S. 8).

Ausgehend vom hohen wissenschaftlichen Anspruch der Gerontologie wäre es verfehlt, Alter und Altern nur aus der Perspektive eines Faches erforschen zu wollen. Die einzelnen Disziplinen liefern mit ihren Theorien, Methoden und Ergebnissen fachbezogene Beiträge, die der Ergänzung durch die anderen Disziplinen bedürfen. In diesem Sinne ist die Gerontologie eine multidisziplinäre Wissenschaft (s. Abb. 1). Die fachlichen Beiträge der Hauptdisziplinen sollen im folgenden kurz umrissen werden.

Die *Biologie des Alterns* erforscht das Altern des Gesamtorganismus, der Organe und der Zellen. Sie versteht sich schwerpunktmäßig als Grundlagenwissenschaft.

Die *Alternsmedizin (Geriatrie)* hat die Erforschung und Behandlung der somatischen Alterskrankheiten zum Gegenstand (z.B. Diabetes).

Die *Alternspsychiatrie (Gerontopsychiatrie)* beschäftigt sich mit der Erforschung und Behandlung psychischer Alterskrankheiten (z.B. Depression, Demenz).

Der Gegenstand der *Psychologie des Alterns (Gerontopsychologie oder Psychogerontologie)* läßt sich bestimmen als Beschreibung, Erklärung und Modifikation des Verhaltens und Erlebens im höheren Lebensalter unter Berücksichtigung der inneren und äußeren Bedingungen, die die lebenslange Entwicklung mitgeprägt haben.

Die *Soziologie des Alterns (Gerontosoziologie)* geht von der Analyse der Sozialstrukturen aus, die Alter und Altern innerhalb einer Gesellschaft beeinflussen. Sie fragt nach den kulturellen und sozialen Bedingungen der Lebenslage alter Menschen und untersucht deren Status und Rolle in der Gesellschaft. Ferner erforscht sie die Stellung alter Menschen in kulturvergleichender und historischer Betrachtung.

Unter dem Dachbegriff der *Sozialen Gerontologie* werden alle wissenschaftlichen Beiträge und Anwendungsbereiche zusammengefaßt, die die Sozialwissenschaften im Rahmen der Gerontologie zu leisten imstande sind. Rosenmayr (1984, S. 436) geht noch weiter und versteht unter der „Sozialgerontologie" einen „Sammel- und Integrationsbereich von Fragestellungen und 'Forschungsprogrammen' ... aus verschiedenen Disziplinen der Human-, Sozial-, Kultur- und Geisteswissenschaften". Soziale Gerontologie ist aber nicht nur eine wissenschaftliche Teildisziplin, sondern auch eine Bezeichnung für ein weitgestecktes Berufsfeld, für das man sich in einem Aufbaustudiengang qualifizieren kann (Karl & Schmitz-Scherzer, 1994).

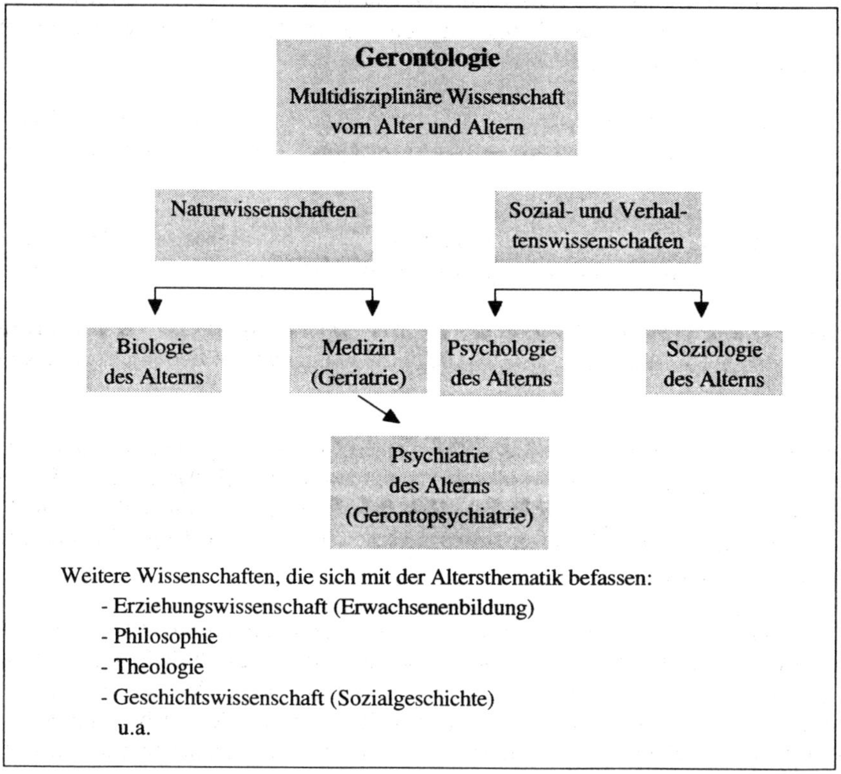

Abbildung 1: Gerontologie als multidisziplinäre Wissenschaft vom Alter und Altern

1.3 Praxisbezogene Perspektive

Die Beiträge, die die Alternspsychologie zur wissenschaftlichen Fundierung der praktischen Altenarbeit/Altenhilfe geleistet hat, lassen sich in drei Punkten zusammenfassen. Ihre Bedeutung liegt darin, daß überwiegend negative Altersbilder korrigiert, Chancen und Stärken des Alterns aufgedeckt und praktische Möglichkeiten zur Modifizierung von psychischen und sozialen Alternsprozessen vorgelegt wurden.

1.3.1 Korrektur des Defizitmodells vom Altern

In den letzten Jahrzehnten hat die Alternspsychologie durch ihre Befunde zur Korrektur defizitärer Sichtweisen vom Alter und Altern entscheidend beigetragen. Das Übergewicht biologischer und medizinischer Modellvorstellungen in der Gerontologie wurde zugunsten einer sozial- und verhaltenswissenschaftlichen Betrachtungsweise abgebaut, in der die Mehrdimensionalität der Alternsprozesse anerkannt und Altern nicht mit Schwächung und Abbau des Organismus gleichgesetzt wird. Ohne die biologischen Tatsachen des Alterns zu übersehen, betonen Psychologie und Soziologie die psychischen und sozial-gesellschaftlichen Bedingungen des Alterns, die die biologischen Prozesse überlagern oder diese zumindest in qualitativer Hinsicht ergänzen müssen.

Insbesondere Ergebnisse von Längsschnittstudien im In- und Ausland führten dazu, daß geistige Leistungsfähigkeit und soziale Kompetenz alter Menschen viel höher als früher angenommen einzuschätzen sind. Das Defizitmodell des Alterns ist in seiner generellen Aussage nicht haltbar, sondern nur unter bestimmten, eingegrenzten Bedingungen anzuwenden.

Ohne Korrektur des Defizitmodells wären auf *Prävention und Rehabilitation* ausgerichtete Interventionen in der Altenhilfe gar nicht möglich geworden. Auch die Bildungsarbeit mit alten Menschen hätte ohne die positiven Befunde der Alternspsychologie nicht den Stellenwert erhalten, den sie heute im Rahmen der Erwachsenenbildung besitzt. Gezielte Veränderungen im Alter, die durch geriatrische Rehabilitation erzielt werden können, werden heute viel realistischer, aber auch optimistischer eingeschätzt.

1.3.2 Betonung des differentiellen Alterns

Die Alternspsychologie als Teil einer Entwicklungspsychologie der Lebensspanne hat dazu beigetragen, Altern als in den Lebenslauf integrierten Prozeß und Alter als Lebensphase zu betrachten, die nicht losgelöst von der bisherigen Biographie beschrieben werden kann. Alter und Altern sind in den Kontext des Lebenslaufs zu stellen, dessen Verlaufsgestalt durch die jeweiligen Lebensumstände und durch die Verarbeitung von Lebensereignissen konstituiert wird. Diese können unter Umständen als Krisen oder Schicksalsschläge erlebt werden und das bisherige Lebensgefüge erschüttern. Die Auseinandersetzung damit gehört auch zum Alternsprozeß. Als Beispiel diene eine schwere chronische Erkrankung, die beim einzelnen alten Menschen ganz unterschiedliche Formen der Auseinandersetzung hervorrufen kann, von der resignativen Selbstaufgabe bis zur aktiven Mitwirkung bei der Kontrolle der Krankheitsfolgen.

Bei der Untersuchung des Verhaltens und Erlebens im höheren Alter zeigt sich wie in anderen Altersgruppen ein hoher Grad an Variabilität zwischen alten Menschen und auch innerhalb einzelner Lebensverläufe. Die Alternspsychologie hat diese Variabilität im Alternsprozeß in zahlreichen Untersuchungen belegen können und dafür den Begriff des *differentiellen Alterns* geprägt. Literaturanalysen sprechen dafür, daß die Variabilität in biologischen, psychologischen und sozialen Merkmalen mit dem Alter noch zunimmt (Baltes, 1996).

Der Terminus differentielles Altern soll zum Ausdruck bringen, daß sowohl beträchtliche *interindividuelle Unterschiede* zwischen Individuen im Verlauf des Alternsprozesses als auch bemerkenswerte *intraindividuelle Veränderungen* bei einzelnen Individuen in der zweiten Lebenshälfte zu beobachten sind. Für die intraindividuellen Veränderungen wurde der Begriff der *Plastizität* geprägt. Nach Baltes und Baltes (1992, S. 14) gehört zu den Kennzeichen des Alterns die Tatsache, daß sein Verlauf von Person zu Person (interindividuell) und von Bereich zu Bereich (intraindividuell) sehr unterschiedlich sein kann.

Es verbietet sich folglich eine Generalisierung von Beobachtungen an einzelnen Angehörigen einer Altersgruppe auf diese Altersgruppe schlechthin. Die Etikettierung einer ganzen Gruppe als *die Alten* verwischt alle individuelle Variabilität innerhalb dieser Gruppe. Sie führt zu unbelegten Pauschalurteilen und Stereotypisierungen, die, um der *Individualität* alter Menschen gerecht zu werden, unbedingt vermieden werden müssen.

Als Konsequenz für die Altenhilfe muß erkannt werden, daß alle Hilfen, Leistungsangebote und Interventionsmaßnahmen, sollen sie gezielt die Lebenssituation alter Menschen verbessern, den *biographischen Kontext* zu berücksichtigen haben, in dem Altersprobleme wahrscheinlich entstanden sind. Die Kenntnis lebensgeschichtlich gewordener Deutungs- und Verhaltensmuster gibt erst Aufschluß darüber, ob und wie solche organisierten Hilfsangebote akzeptiert und wirksam werden können.

Normative Vorentscheidungen stehen in der Gefahr, die Vielfalt des Verhaltens und Erlebens alter Menschen zu übersehen. Es gilt folgende Einsicht zu beherzigen:

> *„An die Stelle der Suche nach Altersnormen muß jene nach den Formen des Alterns, den Bedingungen für die Entstehung solcher Formen und nach den Möglichkeiten ihrer Beeinflussung treten" (Thomae 1983, S. 9).*

Kruse (1989, S. 3) faßt die Spezifika einer „Differentiellen Gerontologie", die den Formen des Alterns nachgeht, treffend zusammen. Altern wird gesehen

- als ein biographisch verankerter Prozeß,
- der weitere Entwicklungsmöglichkeiten offen hält,
- als ein Prozeß, der *intra*individuelle Veränderungen bei *inter*individueller Unterschiedlichkeit zuläßt,
- der außerdem in verschiedenen Funktionsbereichen unterschiedliche Verlaufsformen annimmt,
- als ein Prozeß, der durch mehrere Faktoren determiniert ist.

1.3.3 Psychologische Ansätze der Interventionsgerontologie

Die Psychologie des Alterns hat in den letzten Jahrzehnten eine Entwicklung durchgemacht, die sich durch eine stärkere Betonung der Umsetzung und Anwendung ihrer Ergebnisse in der Praxis der Altenhilfe charakterisieren läßt. Dies geschieht im Rahmen der sogenannten *Interventionsgerontologie*.

Sie begnügt sich nicht mehr nur mit der Beschreibung und Erklärung psychischer Alternsprozesse, sondern sie hat die Einwirkung auf Verhalten und Erleben alter Menschen in Richtung auf Steigerung bzw. Erhaltung des psychophysischen Wohlbefindens im Alter in ihr Programm aufgenommen. Zu diesem Zweck sind eine Reihe psychologischer Interventionsmethoden entwickelt und in vielen Anwendungssituationen erprobt worden, um körperlichen und geistigen Leistungsbeeinträchtigungen entgegenzuwirken und einen möglichst hohen Grad an Selbständigkeit zu gewährleisten. Einzelne Ansätze werden in Kapitel 7 genauer behandelt.

Die Alternspsychologie ist eine analytisch-empirische Wissenschaftsdisziplin, die Unterschiede und Veränderungen im Verhalten und Erleben von Menschen in Phasen ihres späteren Lebens nachprüfbar und vom Einzelfall abstrahierend erfassen will. Sie bedient sich dabei bestimmter Forschungsmethoden, die in Exkurs 1 kurz eingeführt werden müssen.

Exkurs 1: Forschungsmethoden in der Entwicklungspsychologie

Die Erforschung von Entwicklungsprozessen findet unter zwei Gesichtspunkten statt: Sie zielt erstens ab auf Veränderungen des Individuums über die Zeit hinweg *(intraindividuelle Veränderungen)* und zweitens auf Unterschiede der Entwicklungsveränderungen zwischen Individuen *(interindividuelle Unterschiede bei intraindividuellen Veränderungen).* Beide Gesichtspunkte sind zur Beantwortung entwicklungspsychologischer Fragestellungen wichtig. Im Verlauf der Entwicklung verändern sich Personen kontinuierlich; diese Veränderungen verlaufen bei den einzelnen Personen jedoch unterschiedlich.

Das klassische Verfahren zur Erforschung interindividueller Unterschiede ist die Querschnittmethode, das zur Erforschung intraindividueller Veränderungen die Längsschnittmethode. Auf beide Methoden wird kurz eingegangen.

Die Querschnittmethode (cross-sectional design)

Bei der Querschnittmethode werden Angehörige zweier oder mehrerer Altersgruppen (Kohorten) zu einem Zeitpunkt untersucht. Die Daten der einzelnen Altersgruppen werden miteinander verglichen. Erfaßt werden können Unterschiede in den Daten zwischen den einzelnen Altersgruppen.

Die Vorteile der Querschnittmethode bestehen in der vergleichsweise einfachen, zeitökonomischen Durchführung. Alle Daten können zu einem Meßzeitpunkt gewonnen werden.

Die Nachteile der Querschnittmethode sind jedoch gravierender. Mit ihrer Hilfe gewonnene Daten sind schwer zu interpretieren, weil Auswirkungen des Alters und der Kohorten (Generations)zugehörigkeit konfundiert, d. h. nicht mehr zu trennen sind. Auch können mit der Querschnittmethode keine Veränderungen, sondern nur Unterschiede erfaßt werden. Sie ist nur dann angebracht, wenn der Einfluß der Generationszugehörigkeit in einem Untersuchungsbereich zu vernachlässigen ist. Das gilt beispielsweise für gewisse bio-medizinische Meßwerte. Die Entwicklungspsychologie interessiert sich aber gerade für *Veränderungen* im Verhalten und Erleben über längere Zeiträume und für *Unterschiede* in diesen Veränderungen zwischen Altersgruppen, die zugleich unterschiedlichen Geburtsjahrgängen (Kohorten) angehören.

Die Längsschnittmethode (longitudinal design)

Bei der Längsschnittmethode werden dieselben Individuen zu zwei oder mehreren Meßzeitpunkten untersucht. Es finden also wiederholte Messungen an derselben Stichprobe von Individuen statt.

Die Vorteile der Längsschnittmethode bestehen darin, daß intraindividuelle Veränderungen über die Zeit hinweg erfaßt werden können und diese Veränderungen mit vorausgehenden (antezedenten) Bedingungen in Beziehung gesetzt werden können. Veränderungen können nicht nur beschrieben, sondern möglicherweise auch aus vorausgehenden Ereignissen erklärt werden.

Die Nachteile der Längsschnittmethode sind aber nicht zu übersehen. Sie ist bedeutend kostenintensiver. Die Stichprobengewinnung gestaltet sich schwieriger. Im Verlauf der Längsschnittuntersuchung tritt oft ein positiver Selektionseffekt ein, d.h. es bleiben über eine längere Zeit nur die Personen mit günstigen körperlichen und psychosozialen Voraussetzungen, die sogenannten Survivors, in der Stichprobe.

Ein weiterer Nachteil können Wiederholungseffekte wie Übung, Vertrautheit, Gewöhnung sein, die sich z.B. bei Testwiederholungen auswirken.

Eine große Schwierigkeit besteht in der Generalisierbarkeit der Ergebnisse. Ergebnisse, die an einer Kohorte gewonnen wurden, können nicht ohne weiteres auf andere übertragen werden. Zur Überwindung dieser Schwierigkeiten wurden Forschungsstrategien entwickelt, die die Auswirkungen der drei Faktoren: Alter, Meßzeitpunkt und Kohorte zu kombinieren versuchen. Zu diesem Zweck wurden von Schaie (1965) *Sequenzmodelle* entwickelt, die es erlauben, bei Konstanthaltung jeweils eines Faktors die Auswirkungen der beiden anderen Faktoren auf die beobachteten Veränderungen zu überprüfen. Auf diese Sequenzmodelle und ihre Problematik soll hier nicht näher eingegangen werden. Eine kurze Einführung findet sich bei Petermann (1995).

Ein Großteil der entwicklungspsychologischen Forschungsergebnisse ist in der Vergangenheit durch Anwendung von Querschnitt- und Längsschnittmethoden gewonnen worden. Die Anwendung von Sequenzmodellen erfordert einen großen Aufwand, in dem in zeitlicher Verschiebung immer neue Stichproben von Teilnehmern in die Untersuchung aufgenommen werden müssen. Die Kritik an den herkömmlichen Querschnitt- und Längsschnittdesigns blieb jedoch nicht ohne Folgen. Die *Seattle-Längsschnittstudie zur intellektuellen Entwicklung im Erwachsenenalter*, die von Schaie 1956 begonnen wurde und sich bereits über 35 Jahre erstreckt, folgt konsequent dem von ihm entwickelten Sequenzmodell (Schaie, 1993) (s. Kap. 5.1.2).

Zu den umfangreichen und zeitaufwendigen gerontologischen Längsschnittuntersuchungen, die bisher in Europa durchgeführt worden sind, gehört auch die *Bonner Gerontologische Längsschnittstudie (BOLSA)*, die 1965/66 mit der Untersuchung von 222 Personen (Männern und Frauen aus den Geburtsjahrgängen 1900-05 und 1890-95) begann und sich bei sieben Untersuchungszeitpunkten über einen Zeitraum von 15 Jahren erstreckte. Im Untersuchungsjahr 1980/81 nahmen noch 52 Personen an der Untersuchung teil. Diese waren mittlerweile ca. 80 bzw. 90 Jahre alt geworden (s. Lehr & Thomae 1987).

In den letzten Jahren hat die *Berliner Alterstudie (BASE)* von sich reden gemacht, die zunächst als Querschnittuntersuchung durchgeführt wurde und als Längsschnitterhebung fortgeführt wird. Die Ergebnisse beziehen sich auf eine repräsentative Stichprobe von Bewohnern Westberlins im Alter von 70-100 Jahren. Sie wurde vor der „Wende“ begonnen (Mayer & Baltes, 1996).

Auf wichtige Ergebnisse dieser und anderer gerontologischen Studien wird im Verlauf dieser Einführung wiederholt zurückgegriffen.

1.3.4. Zusammenfassung

Im ersten Kapitel wird der Gegenstand der Alternspsychologie genauer definiert und aus unterschiedlichen, am Ende sich jedoch ergänzenden Perspektiven ins Blickfeld gerückt. Aus der Perspektive lebenslanger Entwicklung ist Altern ein integraler Teil der Gesamtentwicklung und aufs engste verflochten mit der Biographie eines Menschen. Altern ist als ein vielschichtiger und mehrfach determinierter Prozeß immer nur aus der Sicht, soll heißen mit den Fragestellungen und Methoden einzelner Fachdisziplinen zu erforschen. Anliegen und Aufgabe der gerontologischen Einzeldisziplinen muß es sein, ihre Erkenntnisse so zu kommunizieren, daß sie nicht nur den „eingeweihten“ Spezialisten verständlich sind, sondern auch von Vertretern anderer Fächer und von der interessierten Öffentlichkeit, wenn schon nicht nachgeprüft, so doch zumindest nachvollzogen werden können. Von besonderer Bedeutung sind multidisziplinäre Zugänge zum Altern, wie sie heute bei groß angelegten gerontologischen Forschungsprojekten gesucht werden (z. B. bei der Berliner Altersstudie). Daß die heutige Alternspsychologie auch zahlreiche Anwendungsbezüge aufweist, soll durch die praxisbezogene Perspektive zum Ausdruck kommen. Sie wurde ermöglicht durch einen Paradigmenwechsel in unserem Verständnis von Alter und Altern (Korrektur des Defizitmodells, Betonung des differentiellen Alterns, Ressourcenorientierung) sowie durch die Entwicklung von gerontologischen Interventionsmethoden, von denen sich einige, auch unter nachprüfbaren Bedingungen, bewährt haben. Altern als Teil lebenslanger Entwicklung unterliegt als Forschungsgegenstand bestimmten methodologischen Standards und spezifischen Forschungsdesigns. Auf diese wurde im Exkurs 1 in Kurzform eingegangen. Es handelt sich um die Vorzüge und Nachteile des Querschnitt- und Längsschnittdesigns.

Literatur

Baltes, P. B., Reese, H. W. & Lipsitt, L. P. (1980). Life-span developmental psychology. In: M. R. Rosenzweig & C. W. Porter (Eds.). Annual Review of Psychology. Vol. 31 (S. 65-110). Palo Alto.

Baltes, P. B. (1990). Entwicklungspsychologie der Lebensspanne: Theoretische Beiträge. Psychologische Rundschau, 41, S. 1-24.

Baltes, P. B. (1996). Über die Zukunft des Alterns: Hoffnung mit Trauerflor. In: M. M. Baltes & L. Montada (Hrsg.). Produktives Leben im Alter (S. 29-68). Frankfurt.

Baltes, P. B. & Baltes, M. M. (1992). Gerontologie: Begriff, Herausforderung und Brennpunkte. In: P. B. Baltes & J. Mittelstraß (Hrsg.). Zukunft des Alterns und gesellschaftliche Entwicklung (S. 1-34). Berlin-New York.

Lehr, U. M. & Thomae, H. (Hrsg.).(1987). Formen seelischen Alterns. Ergebnisse der Bonner Gerontologischen Längsschnittstudie (BOLSA). Stuttgart.

Karl, F. & Schmitz-Scherzer, R. (1994) (Hrsg.). Soziale Gerontologie - Wissenschaft und Praxis. Kassel.

Kruse, A. (1989). Psychologie des Alterns. In: Kisker, K. P. et al. (Hrsg.). Psychiatrie der Gegenwart. Bd. 8. Alterspsychiatrie (S. 1-58). Berlin.

Mayer, K. U. & Baltes, P. B. (Hrsg.) (1996). Die Berliner Altersstudie. Berlin.

Petermann, F. (1995). Methodische Grundlagen der Entwicklungspsychologie. In: R. Oerter & L. Montada (Hrsg.). Entwicklungspsychologie (S. 1147-1176). Weinheim.

Rosenmayr, L. (1984). Sozialgerontologie. In: Oswald, W. D. et al. (Hrsg.). Gerontologie (S. 436-443). Stuttgart.

Schaie, K. W. (1965). A general model for the study of developmental problems. Psychological Bulletin, 64, S. 92-107.

Schaie, K. W. (1993). The Seattle Longitudinal Study: A thirty-five years inquiry of adult intellectual development. Zeitschrift für Gerontologie, 26, S.129-137.

Schaie, K. W. & Willis, S. L. (1996). Adult development and aging. Chap. 5. Research methodology in adult development and aging (S. 111-132). New York

Thomae, H. (1959). Entwicklungsbegriff und Entwicklungstheorie. In: Thomae, H. (Hrsg.). Handbuch der Psychologie. Bd. 3. Entwicklungspsychologie (S. 3-20). Göttingen.

Thomae, H. (1983). Alternsstile und Altersschicksale. Bern-Stuttgart-Wien.

Von Eye, A. (1984). Längs- und Querschnittforschung. In: W. D. Oswald et al. (Hrsg.). Gerontologie (S. 255-260). Stuttgart.

Whitbourne, S. K. & Weinstock, C. S. (1982). Die mittlere Lebensspanne. Anhang: Strategien entwicklungspsychologischer Forschung. (S. 301-310). München.

2. Altersbilder in der Gesellschaft

Altersbilder sind „kognitive Repräsentationen“ von selektiven Informationen über die Lebenswirklichkeit alter Menschen und von eigenen Erfahrungen im Umgang mit alten Menschen. Sie entwickeln sich oft zu verfestigten inneren Bewertungskategorien, die sich auf das Urteilen über alte Menschen und Verhalten ihnen gegenüber auswirken können. Altersbilder dienen wie andere kognitive Schemata der Orientierung in komplexen sozialen Situationen des Alltags und des Berufslebens, in denen wir unter Handlungsdruck stehen und uns ein Bild von anderen Menschen machen müssen.
Der Begriff Altersbild ist sehr unscharf. Seine genauere Bedeutung erhält er in seiner Zuordnung zur psychologischen Einstellungsforschung. Sinnvoll ist danach die Unterscheidung zwischen generalisierten und personalisierten Altersbildern. Gesellschaftliche Sektoren, in denen generalisierte Altersbilder besonders augenfällig werden, sind das Fernsehen und die Anzeigenwerbung. Personalisierte Altersbilder sind eng mit persönlichen Erfahrungen im Umgang mit alten Menschen verwoben. In den Bereich der Verarbeitung von Alterserfahrungen stößt man auch vor, wenn man das Zusammenspiel von Selbstbild im Alter, Altersnormen und Alternserleben in den Blick nimmt. Ein interessanter Zugang zum Thema Altersbilder erschließt sich auch über berufliche Anforderungssituationen in sozialen und pflegerischen Handlungsfeldern.

2.1 Begriffsklärungen

Die pflegerische und soziale Arbeit mit alten Menschen wird nicht nur von deren Eigenarten, persönlichen Fähigkeiten der Berufsvertreter und institutionellen Rahmenbedingungen beeinflußt, sondern auch von Altersbildern, die in der Interaktion mit alten Menschen wirksam werden.

Es handelt sich bei *Altersbildern* um kognitiv-affektive Beurteilungskategorien über alte Menschen, die dazu dienen, den Umgang mit ihnen zu erleichtern und zu steuern. Sie tragen zur Orientierung und Routinisierung im Berufsalltag bei, bergen jedoch die Gefahr, daß nur bestimmte (negative oder positive) Seiten des Alters oder alter Menschen überzeichnet werden. Durch Generalisierung gehen die individuellen Besonderheiten des einzelnen alten Menschen verloren. Es kommt zu Typisierungen bis hin zur Festigung von *Altersstereotypen.*

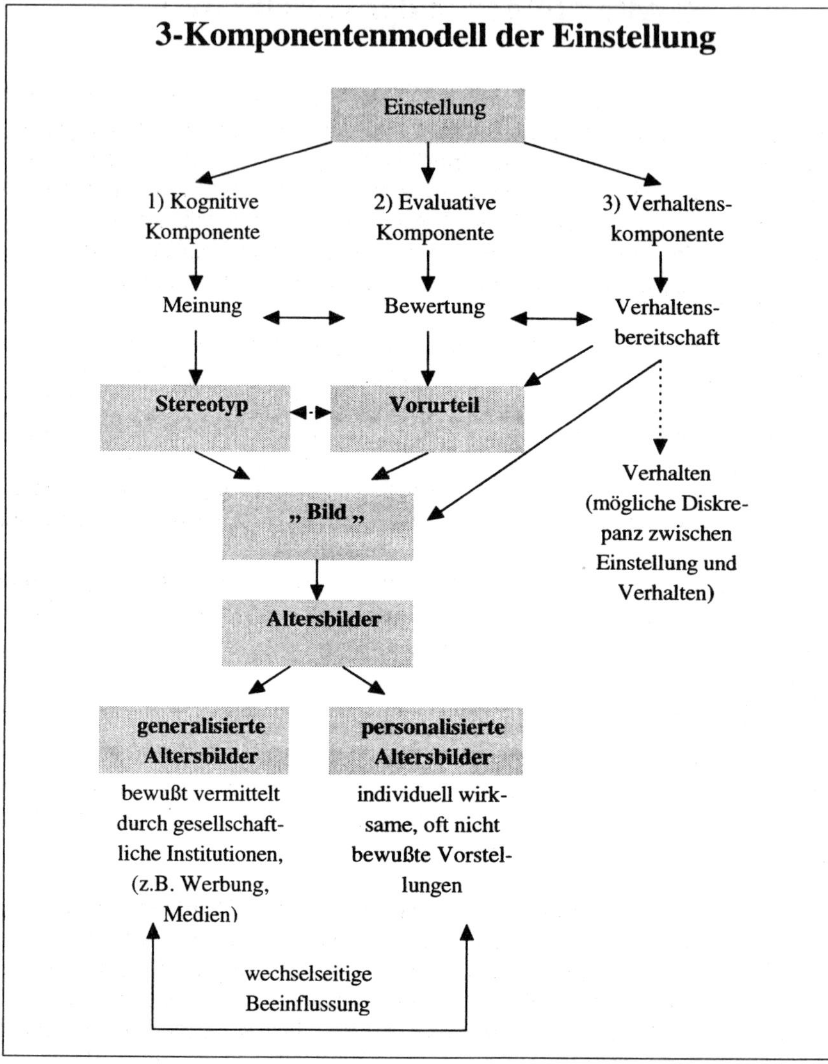

Abbildung 2: Altersbilder im begrifflichen Bezugsfeld der Einstellungsforschung

2.1.1 Soziale Einstellung

Der Oberbegriff, unter den der Begriff des Altersbildes subsumiert werden muß, ist der der *sozialen Einstellung,* verstanden

> *„als eine erlernte latente Reaktionsbereitschaft von zeitlicher Dauer gegenüber bestimmten Objekten oder Situationen in der kognitiven, affektiven und konativen Dimension" (Meinefeld, 1977, S. 24).*

Altersbilder im Sinne kognitiver Schemata über Eigenarten bestimmter Altersgruppen gehören als Forschungsgegenstand in den Kontext sozialer Einstellungen und damit zur Sozialpsychologie. Sie sind seit den frühen 50er Jahren in vielen Studien untersucht worden. Das begriffliche Bezugsfeld für Altersbilder zeigt die Abbildung 2.

Dieser Definition von Einstellung liegt ein Drei-Komponenten-Modell zugrunde. Bei Einstellungen läßt sich eine *emotionale* Komponente im Sinne der Bewertung des Einstellungsgegenstandes von einer *kognitiven* Komponente im Sinne der Meinungen über den Einstellungsgegenstand unterscheiden. Als dritte Komponente wird die *Verhaltens*komponente mit Einstellungen in Verbindung gebracht. Damit ist gemeint, daß Einstellungen als Bereitschaft zum Handeln verstanden werden können. Ob diese Verhaltensbereitschaften sich dann in aktuelle Verhaltensweisen umsetzen, ist eine andere Frage, die vom Vorhandensein einer Einstellung her nicht schlüssig beantwortet werden kann. Die Wechselwirkung von Einstellung und Verhalten ist in der Sozialpsychologie eine schwierige Forschungsfrage, die bisher nicht losgelöst von spezifischen Versuchsbedingungen beantwortet werden kann.

Durchgesetzt hat sich ein Einstellungsbegriff, nach dem ein Einstellungsgegenstand entlang einer positiv bis negativ *bewertenden* Dimension kategorisiert wird. Diese Kategorisierung geht auf drei Informationsklassen zurück: auf kognitive Informationen, auf affektive/emotionale Informationen und auf Informationen, die auf früheres Verhalten oder auf Verhaltensintentionen verweisen.

2.1.2 Vorurteil und Stereotyp

Vorurteile und Stereotypen stellen eine Unterklasse sozialer Einstellungen dar. Bei Vorurteilen wird stärker die emotionale (Bewertungs-) Komponente, bei Stereotypen stärker die kognitive (Meinungs-) Komponente betont.

Vorurteile können eine negative wie positive Bewertungsdimension beinhalten. Nach Allport (1954) handelt es sich bei Vorurteilen um erfahrungsmäßig nicht hinlänglich abgesicherte Verallgemeinerungen von großer zeitlicher Stabilität gegenüber Personen, Gruppen und Objekten (nach Bergler & Six, 1972).

Stereotypen sind eher als schematische Vorstellungen oder vorgefaßte Meinungen über Gruppen von Menschen zu verstehen, wobei das einzelne Gruppenmitglied nicht in seiner individuellen Eigenart, sondern in seiner Eigenschaft als Gruppenmitglied wahrgenommen wird. Der Begriff Stereotyp wurde von Lippmann (1922) in die Sozialpsychologie eingeführt. Er versteht darunter verfestigte, schematische, objektiv weitgehend unrichtige kognitive Schemata, die entscheidungserleichternde Funktionen bei der Umwelt- und Mitweltbewältigung haben.

Der Begriff *Bild* (in der Markt- und Werbepsychologie *Image*) ist nach Bergler und Six (1972) nur schwer gegen die Begriffe *Vorurteil* und *Stereotyp* abzugrenzen.

Die Eigenart all dieser spezifischen Varianten eines Einstellungssystems besteht darin, daß sie von interindividuellen Unterschieden weitgehend absehen und gegen Veränderungen äußerst resistent sind.

2.1.3 Funktionen von Vorurteil und Stereotyp

In der Literatur werden mehrere Funktionen genannt, die Vorurteile und Stereotypen in der sozialen Interaktion haben können:

Wissensfunktion

Vorurteile und Stereotypen dienen zur vereinfachten Kategorisierung komplexer und undurchsichtiger Zusammenhänge in unserer Umwelt. Sie sind Stabilisatoren unseres orientierungssuchenden Verhaltens. Genauer gesagt haben sie eine Wissens-Ersatz-Funktion.

Anpassungsfunktion

Vorurteile und Stereotypen tragen zur optimalen Anpassung an die Normen und Wertvorstellungen der eigenen Bezugsgruppe bei. Sie helfen beim Aufbau einer Gruppenidentität.

> *„Wir lieben unsere Vorurteile, weil sie uns nicht nur kognitive, sodern auch soziale Stabilität gewährleisten“ (Bergler, 1976, S. 109).*

Selbstdarstellungsfunktion

Vorurteile und Stereotypen haben eine Ich-Verteidigungsfunktion. Sie erweisen sich als sehr resistent gegen Veränderungen, anderslautende Informationen und Sachargumente. Einmal gewonnene Sicherheiten, mögen sie auch nur Pseudosicherheiten sein, werden verteidigt.

„Vorurteile sind eine Art Schützengraben, von dem aus wir die mühevoll erreichte Stabilität verteidigen" (Bergler, 1976, S. 111).

Es ist deutlich geworden, daß Vorurteile und Stereotypen eine wichtige psychologische Funktion erfüllen. Sie dienen als Orientierungs- und Stabilisierungsfaktoren und helfen, Unsicherheit im sozialen Miteinander zu reduzieren. In diesem Sinne können sie als Strategie zur Konflikt- und Dissonanzreduktion verstanden werden. Sie wirken durch Vereinfachung, Überzeichnung, Bewertung, Generalisierung und Immunisierung.

2.2 Altersbilder

Das was über die Funktionen von Vorurteilen und Stereotypen gesagt wurde, kann auch auf Altersbilder übertragen werden. Auch sie haben eine orientierende und steuernde Funktion in den nicht immer unkomplizierten Beziehungen zwischen unterschiedlichen Altersgruppen. Es ist anzunehmen, daß stereotype Vorstellungen das Verhalten jüngerer und älterer Menschen zueinander beeinflussen.

Es ist ferner davon auszugehen, daß sich Altersbilder in der Praxis der Altenhilfe auf das Verhalten von professionellen Helfern alten Menschen gegenüber auswirken (vgl. Erlemeier, Weber, Nassehi, Saake & Watermann, 1997). Und schließlich kann man vermuten, daß das Selbstbild alter Menschen durch das Fremdbild, das andere von ihnen haben, nicht unbeeinflußt bleibt, wenngleich der Mechanismus der Transformation von Fremdbild- in Selbstbildanteile nicht zu einfach gesehen werden darf.

Neuere Untersuchungen, über die Erlemeier (1982), Lehr und Schneider (1984) sowie Tews (1991) berichten, zeigen, daß die Altersbilder nicht so stereotyp und vor allem nicht so negativ akzentuiert sind, wie in wissenschaftlich nicht fundierten Veröffentlichungen immer wieder behauptet wird. Man spricht in diesem Zusammenhang auch von einem „Stereotyp eines Stereotyps". Die Existenz eines durchgängig negativ gefärbten Altersstereotyps ist nach diesen Untersuchungen zweifelhaft. Anzeichen nicht nur für eine Polarisierung, sondern auch für einen positiven Wandel von Altersbildern sieht Tews (1991).

Es ist sinnvoll, mit McTavish (1971) und Lehr und Schneider (1984) zwischen einem generalisierten und einem personalisierten Altersbild zu unterscheiden.

Das *generalisierte Altersbild* spiegelt einerseits Altersnormen wider, die in der Gesellschaft existieren, andererseits trägt es aber auch zu deren Verfestigung bei. Medien übernehmen bei der Bildung und Übertragung generalisierter Altersbilder eine wichtige Funktion.

Das *personalisierte Altersbild* umfaßt die Einstellungen von Individuen und Gruppen gegenüber dem Alter bzw. alten Menschen.

2.2.1 Generalisierte Altersbilder

Untersucht wurde das generalisierte Altersbild in Kinderbüchern, Schullesebüchern, Illustriertenromanen, Witzen und Cartoons, in Fernsehsendungen und in der Anzeigenwerbung (Erlemeier et al., 1997; Lehr & Schneider, 1984; Tews, 1991, Thürkow, 1985). In dieser Einführung sollen zwei Beispiele herausgegriffen werden: Das Altersbild im Fernsehen und in der Werbung.

2.2.1.1 Altersbilder im Fernsehen

Alte Menschen fristen in Fernsehsendungen ein Randdasein, wenn man von spezifischen Programmen für alte Menschen einmal absieht. Jüngere Menschen beherrschen die Szene. Ihre Lebenswelt ist weitgehend auch die Welt des Fernsehens.

Bosch (1988) untersuchte im Auftrag des ZDF unterhaltende Abendprogramme unter den Fragestellungen:

- Kommen ältere Menschen überhaupt in unterhaltenden Programmen vor oder werden sie ausgespart?
- Wie werden sie charakterisiert?
- Finden wir die typischen Eigenschaften des Altersstereotyps wieder?

Die wichtigsten Ergebnisse der Studie von Bosch:

- Erwachsene im Alter von ca. 18-59 Jahren treten zu 80% als Fernsehfiguren in Unterhaltungssendungen des Abendprogramms auf. Personen über 60 Jahre treten zu 15% in Sendungen mit Spielhandlung und zu 9% in Sendungen mit Unterhaltungscharakter auf. Kinder und Jugendliche treten kaum auf.
- Ältere sind meistens von handlungstragenden Rollen ausgeschlossen. Sie treten überwiegend in Neben- und Statistenrollen auf, Frauen in noch stärkerem Maße als Männer.
- Ältere Frauen sind gegenüber älteren Männern benachteiligt. Diese treten nicht nur vier mal so häufig auf, sondern sind auch in längeren Spielsequenzen zu sehen.

- Die meisten älteren Männer sind beruflich engagiert. 3/4 von ihnen arbeiten in angesehenen Berufen. Frauen kümmern sich dagegen eher um das Wohlergehen ihrer Angehörigen und Bekannten. In der Regel leben sie mit ihrem Ehepartner zusammen, während die Männer meistens unverheiratet sind und alleine leben.
- Älteren Männern wie Frauen im Fernsehen geht es in finanzieller und gesundheitlicher Hinsicht recht gut. Kaum jemand ist krank oder behindert. Allenfalls Frauen sind nicht immer in guter gesundheitlicher Verfassung.

Die Untersuchung von Bosch zeigt ein unrealistisches Altersbild, das Alter *positiv* überzeichnet. Negative Altersstereotypen dienen dazu, die Figur des „trotteligen Alten" zu zeichnen, der die Zuschauer amüsieren soll.

> *„Das Bild älterer Menschen im unterhaltenden Fernsehen steht dem traditionellen Altersstereotyp konträr gegenüber. Wir haben es hier eher mit der Idealfigur eines Seniors zu tun. Alles, was an Alter in negativer Weise erinnern könnte, ist ausgespart. Tod und Krankheit gibt es nicht" (Bosch, 1985, S. 11).*

Die Dominanz der meistens wohlsituierten Senioren in Fernsehsendungen, in denen ältere Menschen überhaupt vorkommen, und das unrealistisch *positive* Altersbild im Fernsehen wurden auch in amerikanischen Untersuchungen bestätigt.

In einer neueren Analyse von Fernsehprogrammen von zwei öffentlich-rechtlichen und drei privaten Fernsehsendern durch Jürgens (1994) zeigte sich, daß ältere Menschen nur zu knapp 10% im Durchschnitt aller Sendungen auftraten, darunter Männer dreimal so häufig wie Frauen. In Werbesendungen übernahmen sie zu 30% die Rolle des Clowns oder Exzentrikers, gefolgt von den Rollen (Noch) Berufstätige oder Großvater/Großmutter. Im Gesamtprogramm steht die (Noch) Berufstätigenrolle an erster Stelle, dann die des Experten. Männer dominieren in beiden Rollen eindeutig. In Nachrichten- und Magazinsendungen werden alte Menschen als „Symbol für Siechtum und Elend" gezeigt.

2.2.1.2 Altersbilder in der Werbung

Horn und Naegele (1976) führten eine Analyse altenspezifischer und alteninklusiver Werbeanzeigen in bekannten Zeitschriften und Wochenblättern durch. Altenspezifische Anzeigen richteten sich direkt an ältere Menschen, alteninklusive Anzeigen schlossen ältere Menschen ein, richteten sich jedoch an ein breites Spektrum von Adressaten. Das Altersbild in altenspezifischen Anzeigen wird eindeutig von der Pharmaindustrie beherrscht und geprägt. Es hat ein Doppelgesicht. Einerseits werden Krankheiten und Abbau als charakteristische Merkmale des Alterns betont (Defizit-Modell), andererseits wird das Leitbild des rüstigen und gesundheitlich sich wohlfühlenden Alten gezeichnet, dem man durch Einnahme von Geriatrika nahekommen kann. Beispiel für einen Anzeigentext: „Jetzt ist er die Vitalität in Person. Nerven gut - alles gut".

Das Altersbild in der alteninklusiven Werbung überzeichnet im Unterschied zum ambivalenten Altersbild der altenspezifischen Werbung in eindeutig positiver Richtung. Ältere Menschen treten als Erfahrungsträger auf, die das Vertrauen der Jüngeren besitzen. Sie erteilen aufgrund ihrer Sachkenntnis und Lebenserfahrung gute Ratschläge. Sie stehen für Seriosität und Zuverlässigkeit. Eine Nachuntersuchung zu Horn und Naegele (1976) wurde von Dennersmann und Ludwig (1986) im Abstand von 10 Jahren durchgeführt. Der Medikamentenmarkt beherrschte nach wie vor mit rund 60 Prozent die Produktwerbung, gefolgt von der Werbung für Dienstleistungen mit 18 Prozent. Geworben wurde vor allem für Geriatrika (Allroundmittel gegen Vitalitätsverlust, Leistungsabfall und vorzeitiges Altern) sowie für Bank- und Versicherungsgeschäfte, Kuren, Reisen und Wohnstifte. Das äußere Erscheinungsbild Älterer in der Werbung ist weiterhin polarisiert. Im Vordergrund stehen zwar die rüstigen Senioren und Seniorinnen, es werden aber auch vereinzelt Altersbeschwerden gezeigt, denen man mit Pillen und Extrakten beikommen kann. Wie 1975 soll durch die Werbung der „konsumfreudige ältere Mensch" angesprochen werden, der sich mit den positiven Eigenschaften der Idealfigur identifiziert. Dazu gehören vor allem Aktivität, Aufgeschlossenheit, Unabhängigkeit, Vitalität und Genußfähigkeit, Eigenschaften also, die in den meisten Fällen an ein gutes materielles Auskommen geknüpft sind. Häufig treten ältere Menschen in der Werbung auch als seriöse Sachkenner und Qualitätsgaranten auf.

Eine Untersuchung von Hastenteufel (1980) kommt zu ähnlichen Ergebnissen. Sie untersuchte ebenfalls das Altersbild in der Anzeigenwerbung. Alte Menschen, insbesondere alte Frauen, waren im Vergleich zu ihrem Bevölkerungsanteil unterrepräsentiert. In der bildlichen Darstellung erscheint der alte Mensch in positivem Licht. Er strahlt Optimismus, Gelassenheit, Lebensweisheit und Vertrauen aus. Er wirkt solide und steht in freundlicher Beziehung zu anderen Menschen. Alte Männer erscheinen eher in exponierten Rollen, alte Frauen sind dagegen meistens auf Familie und Haushalt fixiert.

Trotz der positiven Züge des Altersbildes in der Anzeigenwerbung muß resümiert werden, daß alte Menschen meistens in Randpositionen erscheinen und Ideale der Jugendlichkeit, Frische, Vitalität in der Werbung dominieren. Das

Altersbild ist unrealistisch negativ oder positiv verzerrt. Es wird der Lebenswirklichkeit alter Menschen kaum gerecht.

2.2.2 Personalisierte Altersbilder

Beim personalisierten Altersbild geht es um die Sichtweisen und Einstellungen, die jüngere Menschen gegenüber dem Alter bzw. alten Menschen haben. Diese Sichtweisen und Einstellungen sind nicht unabhängig vom *Wissensstand* über das Alter bzw. die Lebenssituation alter Menschen.

In den letzten Jahren fand ein Fragebogen über Altersfakten Verbreitung, der sich *Facts on Aging Quiz* nennt. Er wurde von Palmore (1988) in den USA entwickelt und auch für hiesige Forschungen adaptiert (z.B. Baltes, 1997). Dieser Fragebogen soll in verschiedenen Gruppen das Wissen bzw. die Wissenslücken über die Situation alter Menschen erfassen sowie zur Selbstevaluierung und zur Lernkontrolle in gerontologischen Lehrveranstaltungen beitragen.

Im Durchschnitt lag der Anteil der richtigen Antworten in den verschiedenen Gruppen (z.B. Studenten, Berufsgruppen des Gesundheitswesens, Hochschullehrer u.a.) zwischen 50 und 90 Prozent mit einem Mittelwert bei 67 Prozent. Insgesamt ist der Wissensstand über Altersfakten vor allem bei denen, die eine einschlägige Ausbildung erfahren haben, aber auch bei einigen jüngeren Gruppen nicht schlecht. Es zeigten sich aber auch bei bestimmten Sachverhalten des Alters gravierende Fehleinschätzungen und Wissenslücken, so daß in Aus- und Weiterbildung noch viele Anstrengungen unternommen werden müssen, um den Wissensstand über die Alterssituation zu erhöhen. Dieser trägt zweifelsohne dazu bei, die Realitätsangemessenheit der Einstellungen zu alten Menschen zu fundieren.

Eine zweite wichtige Informationsquelle in unserem Zusammenhang ist die bekannte Harris-Studie (1975) in den USA. Sie gibt Aufschluß über das Wissen und die Meinungen breiter Bevölkerungsschichten in Bezug auf das Alter. Für die letzten Jahrzehnte wurden von vielen Befragten positive Veränderungen in der Lebenssituation alter Menschen wahrgenommen, beispielsweise eine bessere Gesundheit und materielle Absicherung. Ihr Bildungsstand und ihre Lebenserwartung wurden ebenfalls höher angesetzt.

Andererseits wurden alten Menschen aber auch Probleme zugeschrieben, die diese für sich selbst nicht in diesem Ausmaß akzeptierten, z.B. das Problem der Einsamkeit und des Unnützseins. Alte Menschen sahen sich in wichtigen Punkten durchaus in einem positiveren Licht, als die jüngeren Befragten sie sahen. Insgesamt zeigen personalisierte Altersbilder durchaus realistische Züge, die auf korrekte Kenntnisse zurückgehen dürften.

Es zeigt sich aber auch die Tendenz, problematische Aspekte des Alters in der Öffentlichkeit überzubetonen. Eine Folgerung kann mit Recht gezogen werden, nämlich die, daß das Selbstbild alter Menschen häufig positiver getönt ist als es vom Fremdbild her nahegelegt wird. Und damit ist auch die These, daß alte Menschen das negative Fremdbild in der Gesellschaft internalisiert hätten, sicherlich in dieser simplen Form zurückzuweisen.

Wenn wir uns im folgenden der Bewertungskomponente von Einstellungen *Jüngerer* gegenüber Älteren zuwenden, ist zu konstatieren, daß frühere Untersuchungen ein ziemlich gleichförmig negatives Bild vom Alter und von alten Menschen gezeichnet haben. Das Alter war charakterisiert durch schlechte Gesundheit, Einbuße an Vitalität, Fähigkeit und Einfluß und andere wenig erstrebenswerte Merkmale. Bestimmte Persönlichkeitseigenschaften auf seiten der Befragten und Erfahrungen mit alten Menschen scheinen dieses negative Bild bis zu einem gewissen Grade zu modifizieren.

Nach unserem heutigen Kenntnisstand muß im Unterschied zu früheren Befunden festgestellt werden, daß erstens die Einstellungen jüngerer Altersgruppen dem Alter und alten Menschen gegenüber nicht so eindeutig ungünstig und abwertend ausfallen, und daß zweitens eine Reihe sozialer und biographischer Faktoren zu berücksichtigen sind, die die Einstellungen sehr viel differenzierter und flexibler gestalten, als allgemein angenommen wird. Einige neuere Untersuchungsergebnisse sollen kurz vorgestellt werden.

Lehr und Mitarbeiter (Lehr et al. 1971) untersuchten im Abstand von 10 Jahren das Bild des 40jährigen und 60jährigen bei 10- und 14jährigen Schulkindern mit der Methode der freien Niederschrift. Das Thema lautete: „Wenn ich 40 bin, dann..." bzw. „Wenn ich 60 bin, dann...". Besonders das Bild des 60jährigen hatte sich in den 10 Jahren gewandelt.

Das Alter wurde nicht mehr so sehr als „schicksalgegeben" hingenommen, sondern die Kinder meinten, dem Altern müsse aktiv begegnet werden, damit es erst gar nicht zu Abbauerscheinungen komme. Lehr und Mitarbeiter stellten fest: „Der Wunsch, es selbst anders zu machen als die meisten 60jährigen, dominiert stark" (S. 706). Die Ergebnisse dieser Studie deuten darauf hin, daß bei Schulkindern heute das Alter weniger negativ akzentuiert erlebt wird, als es vor einigen Dekaden noch der Fall war. Sicherlich liefert diese Studie keinen abschließenden Beweis für diese Vermutung, sie gibt uns aber einen wichtigen Hinweis, der durch die Befunde anderer Studien noch gestützt werden kann.

Seefeld und Mitarbeiter (1977) z.B. fanden in einer interessant angelegten Untersuchung, daß mit zunehmendem Alter Kinder positivere Gefühle einem alten Menschen gegenüber äußerten und auch häufiger als jüngere Kinder ein Zusammensein mit ihm bevorzugten. Es soll aber auch nicht verschwiegen werden, daß bei vielen Kindern noch altersstereotype Vorstellungen und Erwartungen vorhanden waren, die die Autoren zur Schlußfolgerung veranlaßten, daß realistische Erfahrungen mit positiven Modellpersonen höheren Alters, sei es in der Schule oder Familie, solche Vorurteile bei Kindern abbauen könnten.

Eher positiv waren auch die Einstellungen in einer Stichprobe Jugendlicher von 13 bis 19 Jahren zu alten Menschen, die Ivester und King (1977) untersuchten. Kontakte der Jugendlichen zu Großeltern wirkten sich nicht zusätzlich verstärkend auf ihre im ganzen positiven Einstellungen aus.

Faßt man die Befunde bisheriger Studien zu personalisierten Altersbildern von Jugendlichen und Kindern zusammen, so muß man den Schluß ziehen, daß nicht von einer allgemein negativen Bewertung des Alters gesprochen werden kann, vielmehr deuten die Befunde auf eine eher wertneutrale oder leicht positive Einschätzung des Alters und höherer Altersgruppen hin.

Ein Befund ist besonders interessant. Vergleicht man, wie es in Experimenten erfolgt ist, eine jüngere mit einer älteren Person, die die gleichen Aktivitäten ausüben und in bestimmten Persönlichkeitsmerkmalen übereinstimmen, dann erhält die ältere Person häufig eine noch positivere Bewertung als die jüngere. Eine Interpretation ist die, daß das Verhalten einer älteren Person dann positiver beurteilt wird, wenn es positiv von der allgemeinen Altersnorm abweicht und als solches wahrgenommen wird (vgl. Erlemeier, 1982).

Über die Faktoren, die das personalisierte Altersbild modifizieren können, wie Alter, Geschlecht, Bildungsstand, Kontakt mit älteren Menschen u.a. geben Lehr und Schneider (1984) einen Überblick. Sie zeigen auch Auswirkungen des Altersbildes generell auf. Es kann a) die Erwartungshaltung im Hinblick auf die Anpassung an die Alterssituation beeinflussen, b) zur Einschränkung des Verhaltensradius im Alter führen und c) das Selbstbild älterwerdender Menschen tangieren. Umgekehrt ist auch anzunehmen, daß die Qualität des Selbstbildes sich auf die Annahme bzw. die Zurückweisung von Altersstereotypen auswirkt

2.2.3 Berufsspezifische Altersbilder

In den Diskussionen über Qualitätsstandards und Qualitätssicherung in der Altenpflege und Altenarbeit wird leicht übersehen, daß berufliches Handeln nicht nur an rational-professionellen Maßstäben ausgerichtet wird, sondern auch an subjektiven, oft unreflektierten Erwartungen und Einstellungen gegenüber den Adressaten von Pflege und sozialer Arbeit. Zu diesen subjektiven Determinanten beruflichen Handelns gehören *berufsspezifische Altersbilder*.

Berufsspezifische Altersbilder als subjektive Akzentuierung von Eigenschaften alter Menschen in bestimmten Berufskontexten können sehr unterschiedlich ausfallen. Wird der alte Mensch zum Beispiel von Pflegekräften eher als „Problembündel“ wahrgenommen, verbirgt sich dahinter ein Pflegeverständnis, das von den individuellen Bedürfnissen der Pflegebedürftigen absieht. Diese werden vornehmlich nach dem Aufwand beurteilt, den sie im Pflegealltag verursachen (Dunkel, 1994). Werden Pflegebedürftige als „hilfebedürftige, unselbständige Personen“ eingeschätzt, wird eher ein Pflegestil praktiziert, bei dem Unselbständigkeit unterstützt und Handlungsspielraum eingeengt wird. Nehmen Pflegekräfte dagegen alte Menschen in der Pflege als „normale Individuen“ wahr, richtet sich ihr Pflegeverhalten stärker an den Bedürfnissen und biographischen Eigenheiten der Pflegepartner aus. Der Pflegebedürftige wird nicht einseitig als Problemfall, sondern als Person mit einer Lebensgeschichte gesehen.

Die Forschungsgruppe Soziale Gerontologie an der Universität und Fachhochschule Münster untersuchte die Altersbilder von Pflegefachkräften in Sozialstationen und Pflegeheimen. Ferner interessierten ihre Auswirkungen auf pflegerisches Handeln. Genauer: Die Arbeitshypothese ging von einem Zusammenhang zwischen der Differenziertheit der Altersbilder und einem professionell anspruchsvollen Pflegestil aus (Weber, Erlemeier, Nassehi, Saake & Watermann, 1997). Die Altersbilder der Pflegefachkräfte wie auch ihr Pflegehandeln wurden sehr berufsfeldnah gewonnen und nach ihren inhaltlichen Dimensionen und Konturen ausgeleuchtet. Pflegefachkräfte nehmen ihre Pflegepartner nicht einseitig und stereotyp wahr, sondern akzentuieren bestimmte Eigenschaften, die für den Pflegeprozeß und den Pflegeerfolg von besonderer Bedeutung sind. Ihre Altersbilder sind keinesfalls homogen, sondern von den Anforderungen der Pflegesituation und der Beziehung, die zwischen Pflegeperson und Gepflegtem besteht, abhängig. Im wesentlichen konstituieren sich ihre Altersbilder aus Kompetenzmerkmalen ihrer Pflegepartner, die für die Pflege dienlich sind und die pflegerische Beziehung möglichst von Problemen entlasten. Die Arbeitshypothese der Studie ließ sich durch Befunde abstützen, die für den Zusammenhang zwischen Differenziertheit der Altersbilder und fachlich anspruchsvollen Pflegestil sprechen. Fachlich anspruchsvoll wurde ein Pflegestil genannt, der zielgerichtet war, sich an den Bedürfnissen des Pflegepartners ausrichtete sowie überlegt eingreifend oder gewährend vorging.

Die Ergebnisse der berufsspezifischen Altersbildforschung sollen in einigen Punkten zusammengefaßt werden:

- Die Untersuchungen zeigen in den meisten Fällen kein einseitig negatives, sondern ein neutrales bis leicht positives berufsspezifisches Bild vom Alter und alten Menschen. Es lassen sich Zusammenhänge nachweisen zwischen dem Ausmaß an gerontologischem Wissen und der positiven Tönung des Altersbildes.
- Trotz des Vorherrschens eher neutraler bis positiver Altersbeurteilungen äußern medizinische und pflegerische Fachkräfte deutlich ihre Vorliebe, auf Dauer mit jüngeren Patienten arbeiten zu wollen. Nur eine Minderheit konnte sich für eine Schwerpunktarbeit mit alten Menschen erwärmen. Der „ideale Patient" war für die meisten nicht der alte Mensch, sondern der jüngere.
- Die Untersuchungen belegen eindeutig den Einfluß des Ausbildungsniveaus, der Arbeitsorganisation, der beruflichen Anforderungen und der Eigenarten ihrer Adressaten auf die positive oder negative Ausrichtung der Altersbilder. So wirken sich nach einer Untersuchung von Breudebach und Piontkowski (1997) z. B. geriatrische Zusatzausbildung, erlebte Kontaktqualität in der Behandlung und Krankheitstypus positiv auf die Einstellung von Hausärzten zu Alterspatientinnen aus.
- Die bisherige Forschung konzentrierte sich stark auf die kognitiven und evaluativen Aspekte von Altersbildern. Ihre inhaltlichen Konturen und Dimensionen standen im Vordergrund. Wenig Wissen gibt es bisher über ihre Auswirkungen in der sozialen Praxis. Da es bei den Altersbildern um eine Variante von Einstellungen geht, muß ihr Zusammenhang mit dem Handlungskontext, in dem sie wirksam werden können, explizit untersucht werden. Positive Beispiele hierzu liefern die Studien der Forschergruppe Soziale Gerontologie in Münster, von Kahana und Kiyak (1984) und von Reichert (1993).

2.3 Subjektives Alternserleben und Altersnormen

Der Begriff des subjektiven Alterserlebens bezieht sich erstens auf die Einschätzung des eigenen Alters im Vergleich zu Gleichaltrigen, Jüngeren oder noch Älteren bzw. auch zu früheren Zeitpunkten im eigenen Leben. Er impliziert somit temporäre Vergleiche. Zweitens greift er inhaltliche Aspekte des subjektiven Alternserlebens auf. Er richtet sich auf selbstbezogene Wahrnehmungen und Überzeugungen in bezug auf die eigene Person im Verlauf der Entwicklung. Für beide Begriffsvarianten sollen interessante Forschungsergebnisse beigesteuert werden.

Altersnormen sind vom individuellen Lebens- und Entwicklungskontext abgehobene, allgemeine und normative Vorstellungen und Überzeugungen über einzelne Altersgruppen sowie über Altersphasen in einem typischen Entwicklungskontinuum, ferner über die biologisch oder gesellschaftlich geregelte Abfolge bestimmter Lebensereignisse, wie zum Beispiel Schuleintritt, Heirat und Berufsaustritt.

Angenommen wird, daß Altersnormen einen allgemeinen, mehr oder weniger verbindlichen Orientierungsrahmen abstecken, in dem der älterwerdende Mensch für sein subjektives Alterserleben Maßstäbe und Richtwerte findet, von denen er sich absetzen, aber an die er sich auch angleichen kann. Sie bleiben wahrscheinlich nicht ohne Wirkung auf seine Selbstbewertung und auf seine Altersvergleiche mit anderen (Filipp & Schmidt, 1995).

2.3.1 Subjektives Alternserleben

In vielen Studien zum *subjektiven Alternserleben* zeigt sich die eindeutige Tendenz, sich nicht zu der Gruppe der Alten zu rechnen bzw. sich in Abweichung vom kalendarischen Alter jünger einzuschätzen. *Alt sind immer die anderen.* Das gilt auch noch für Personen im hohen Alter.

Besonders stark ist die Unterschätzung des subjektiven Alters in den Bereichen „Geistige Leistungsfähigkeit" und „Interessenvielfalt", weniger deutlich bei der „Körperlichen Leistungsfähigkeit". Es ist leicht nachzuvollziehen, daß diese Tendenz zur „Verjüngung" des eigenen Alters dem Selbstwertgefühl dienlich ist. Sie spricht aber auch für ein latent negatives Altersbild, von dem der Einzelne sich positiv absetzen möchte (vgl. Filipp & Ferring, 1989, Oswald, 1991; Tews, 1991).

Zur inhaltlichen Selbstbeschreibung (Selbstdefinition) alter Menschen wurde eine Studie von Freund und Smith (1997) vorgelegt. Ausgewertet wurden Anworten von 70- bis 100jährigen der Berliner Altersstudie auf die Frage „Wer bin ich?". Zum Ausdruck kommen sollten zentrale Aspekte des Selbstbildes alter Menschen. Ein facettenreiche Selbstbeschreibung sollte

> *„als eine Ressource betrachtet werden, die zur Kontinuität der Selbstdefinition beitragen und damit das Wohlbefinden im hohen Alter stabilisieren kann" (S. 48).*

Die Ergebnisse zeigen ein breites Spektrum an Selbstbeschreibungskategorien, unter denen solche der aktiven Lebensgestaltung einen hohen Rang einnehmen. Häusliche Hobbys und Interessenschwerpunkte stehen an erster Stelle. Regelungen des Tagesablaufs, gesellschaftliche Partizipation, gesundheitliche Aspekte und Persönlichkeitsmerkmale finden sich auf den folgenden Rangplätzen. Relativ hoch angesiedelt sind auch Antworten, die auf religiöse oder philosophische Einstellungen und auf Lebensbilanzierung hinweisen. Kaum genannt wurden materielle / finanzielle Belange, sozial-politische Einstellungen, Merkmale des

Körperselbstbildes, Lebensereignisse und Gedanken an den Tod. Zwischen alten und sehr alten Befragungsteilnehmern gab es in einigen Selbstbeschreibungskategorien Unterschiede, die auf eine stärkere Ausrichtung der sehr Alten auf Alltagsbewältigung hindeuten. Die sehr alten Menschen neigten auch öfters als die alten dazu, negative selbstbezogene Bewertungen abzugeben, wenngleich insgesamt die positiven die negativen Bewertungen überwogen. Die Autorinnen kommen zum Schluß:

> *„Alte Menschen sind demnach nicht ausschließlich aktivitätsorientiert, sondern wenden sich auch stark nach innen, befassen sich mit sich selbst und ihrem Leben" (S. 55).*

Oswald (1991) untersuchte das generalisierte Altersbild (Annahmen über das Alter allgemein) und das selbstbezogene Altersbild (Annahmen über das eigene Alter) bei Personen im Alter von 63 bis 96 Jahren mit Hilfe halbstandardisierter Interviews. Beim allgemeinen Altersbild dominieren Zuschreibungen wie „Passivität", „Kräfteabnahme / Verzicht", „Krankheit / Abbau / Gebrechlichkeit", „Starrsinn". Das Alterselbstbild dagegen enthält neben negativ gefärbten Seiten (Befürchtungen) auch ausgeprägt positive Aspekte wie „Ruhe / Zeithaben", „Kommunikation und soziale Kontakte" und sogar „Zukunftsorientierung". Oswald folgert, daß wegen der positiven Äußerungen zu Aktivität, Selbständigkeit und Gelassenheit *„das persönliche Altersbild älterer Menschen nicht generell als defizitär und verlustorientiert bezeichnet werden kann" (S. 283).* Nach Schütz und Tews (1991) wurde in einer Befragung älterer Menschen das eigene Alter nach drei Richtungen eingeschätzt: als Belastung, als Entpflichtung / Entlastung und als Chance für Neues. Die Ergebnisse sprechen erneut für ein differenziertes und mehrdimensionales Altersselbstbild.

2.3.2 Altersnormen

Zum Thema Altersnormen liegt eine interessante Untersuchnung von Heckhausen (1990) vor. Die Wissenschaftlerin untersuchte *normative Vorstellungen über Entwicklungsveränderungen im Lebenslauf.*

Drei Altersgruppen (20-36 Jahre, 40-55 Jahre, 60-85 Jahre) erhielten eine umfangreiche Eigenschaftsliste mit der Aufforderung einzuschätzen, welche Persönlichkeitseigenschaften mit zunehmendem Alter stärker würden, wie wünschenswert diese Veränderungen seien und zu welchem Zeitpunkt der Entwicklung sie einsetzten bzw. abklängen.

Ein Hauptergebnis war, daß mit der Entwicklung im Erwachsenenalter mehr Attribute verbunden wurden, die als *Gewinne* zu bezeichnen sind, als solche, die für Verluste sprechen. Die Erwartungen an die Entwicklung waren über die drei Altersgruppen insgesamt recht optimistisch. Je später aber der Beginn von Persönlichkeitsveränderungen im Lebenslauf angesetzt wurde, um so weniger wünschenswert waren diese aus der Sicht der Beurteiler. Mit zunehmendem Alter schlugen auf der *Verlustseite* immer mehr Veränderungen zu Buche.

Zwei Ausnahmen müssen hervorgehoben werden. Die Eigenschaften „weise“ und „würdevoll“ entsprachen der positiven Sichtweise vom Alter. Sie blieben speziell dem hohen Alter vorbehalten und wurden klar als Zugewinn zur bisherigen Persönlichkeitsentwicklung interpretiert. Andere Merkmale wie „erfahren“, „belesen“, „freundlich“ wurden Personen bis ins hohe Alter zugesprochen. Sie waren jedoch nicht typisch für das hohe Alter.

Ingesamt ist festzustellen, daß die Eigenschaften, die weniger wünschenswert und damit als Verlust angesehen wurden, späteren Phasen im Lebenslauf eher zugesprochen wurden als früheren. Andererseits wurden noch 20 Prozent aller Veränderungen im hohen Alter als Gewinne eingeschätzt. Das hohe Alter wurde im Vergleich zu früheren Altersphasen im Lebenslauf stärker unter dem Gewicht von Verlusten interpretiert, ohne daß Gewinne ausgeschlossen waren.

Interessant ist noch das Ergebnis, daß die Befragten im Alter von 60-85 Jahren die Veränderungen über den Lebenslauf reichhaltiger (differenzierter) einschätzten als jüngere Befragte. Sie nahmen mehr Veränderungen in mehr Veränderungsbereichen wie Persönlichkeit, soziale Beziehungen und Intellekt wahr. Eine mögliche Erklärung dafür bietet ihre größere soziale Erfahrung und ihre Sensibilität für Veränderungen, die jüngere Menschen noch nicht erlebt haben können.

Persönlichkeitsveränderungen, die in der subjektiven Sicht der Befragten in einem früheren Abschnitt des Lebenslaufs begannen, wurden für kontrollierbarer gehalten als solche, die in späteren Lebensphasen einsetzten. Besonders unkontrollierbar erschienen unerwünschte Veränderungen, zum Beispiel im Gesundheitsbereich für ältere Befragte.

Die Untersuchung von Heckhausen zeigt, daß Entwicklung bis ins hohe Alter im subjektiven Urteil verschiedener Altersgruppen nicht einseitig negativ oder positiv akzentuiert wird. Sie wird vielmehr gesehen als ein Zusammenwirken von Gewinn- und Verlustzuschreibungen. Erst im hohen Alter neigt sich die Gewinn- und Verlustbilanz aus der Sicht der Beurteiler stärker in Richtung Verluste.

2.4 Zusammenfassung

Die Ergebnisse der neueren *Altersbildforschung* können in einigen Punkten zusammengefaßt werden. Unterschieden wird dabei zwischen dem Altersfremd- und Altersselbstbild.

Wegen der Unschärfe des Begriffs Altersbild ist an erster Stelle eine *Begriffsklärung* angezeigt. Es muß dem Leser deutlich werden, das Altersbilder zur Domäne der psychologischen Einstellungsforschung gehören, so daß deren strengere Begrifflichkeit auf die Erforschung von Altersbildern angewendet werden kann.

Beim Thema Altersfremdbilder ist eine wichtige Unterscheidung zwischen *generalisierten* und *personalisierten* Altersbildern zu treffen. Generalisierte Altersbilder beziehen sich nicht auf einzelne alte Menschen, sondern sie bilden Typen von alten Menschen ab, bei denen bestimmte negative oder positive Züge meistens bewußt überzeichnet werden. Beispiele dafür sind medial transportierte Altersbilder in Fernsehsendungen und in der Anzeigenwerbung. In aller Regel reflektieren sie nicht die komplexe Wirklichkeit alter Menschen, sondern sie verzerren diese bewußt im Interesse gezielter Informations- und Werbestrategien. Anders ist es bei den personalisierten Altersbildern. Diese richten sich meistens auf einzelne alte Menschen, beruhen häufig auf konkreten Beobachtungen und Erfahrungen und sind deshalb aspektreicher und weniger stereotyp. Sie tragen in konkreten Situationen zur Regulierung von Kontakten mit alten Menschen bei.

Literaturanalysen sprechen dafür, daß im Durchschnitt gesehen das Altersbild in der Gesellschaft nicht so negativ ist, wie häufig angenommen wird. Zumindest zeigt es neben negativen Zügen (z.B. alte Menschen sind einsam, sie leiden unter Langeweile, sie sind hilfsbedürftig) eine Reihe positiver Züge, die alte Menschen als aktiv, eigenständig und lebenszugewandt erscheinen lassen. *Positive und negative Züge halten sich in etwa die Waage*. Tews (1991) vermutet für die Zukunft allerdings eine *Polarisierung* der Altersbilder, will heißen, die „jungen Alten" ziehen eher positive Attribute auf sich, die „alten Alten" werden stärker durch negative Merkmale charakterisiert.

Berufsspezifische Altersbilder sprechen im allgemeinen eher für neutrale bis leicht positive Inhalte, die ihre Kehrseite jedoch darin haben, daß in medizinischen, pflegerischen oder sozialen Berufen in der Langzeitperspektive der Arbeit mit *jüngeren* Patienten- und Klientengruppen der Vorzug gegeben wird. Altersfachwissen, Ausbildungsstand und berufliche Kontakte nicht nur mit kranken und behinderten alten Menschen wirken sich positiv modifizierend auf berufsspezifische Altersbilder aus. Wenig weiß man bisher über die Auswirkungen von Altersbildern auf die Interaktion mit alten Menschen (Einstellungs-

Verhaltens-Korrelation). Einige Studien zeigen jedoch, daß differenziertere kognitive Beurteilungsstrukturen über Alter und alte Menschen zu qualifizierteren Verhaltensweisen von Fachkräften in der Altenhilfe beitragen. Altersbilder zeigen somit nachweislich in der beruflichen Praxis mit alten Menschen ihre Wirkung.

Selbstbilder alter Menschen sind in aller Regel in ihren Dimensionen vielschichtiger und in ihren Merkmalen reichhaltiger als Fremdbilder vom Alter (s. auch Kap. 5.2.4). Neben negativen Selbstzuschreibungen kommen ebenfalls positive Charakterisierungen zur Geltung. Das Altersselbstbild ist als Ressource für die Sicherung von Lebenskontinuität und die Stabilisierung des Selbstwertgefühls anzusehen. Aus diesem Grunde versuchen Menschen ihr Selbstbild möglichst an neue Anforderungen und erlebte Veränderungen in der Weise zu adjustieren, daß die positiven Seiten die negativen überwiegen. Selbstbeschreibungen alter Menschen geben die Tendenz wieder, möglichst ausgefüllt, sozial integriert und sinnvoll tätig sein zu wollen. Am meisten gefürchtet wird körperliche und psychisch-soziale Abhängigkeit. Nicht ohne Wirkung auf Selbstbild und Selbstdefinition alter Menschen sind *Altersnormen*. Als präskriptive Leitlinien, welche Verhaltensweisen für bestimmte Alterstufen oder Altersgruppen als akzeptabel oder wünschenswert zu gelten haben, können Altersnormen das Altersselbstbild beeinflussen, inbesondere dann, wenn dieses in sich nicht gefestigt und damit anfällig für Fremdzuschreibungen geworden ist (s. auch Kap. 4.4).

Literatur

Allport, G. W. (1954). The nature of prejudice. Cambridge (Mass.).

Baltes, P. B. (1997). Gegen Vorurteile und Klischees. Die Berliner Altersstudie - neue Erkenntnisse über die Zielgruppe alter Menschen. Häusliche Pflege, 4, Sonderdruck.

Bergler, R. (1976). Vorurteile - erkennen, verstehen, korrigieren. Köln.

Bergler, R. & Six, B. (1972). Stereotype und Vorurteile. In: C. F. Graumann (Hrsg.). Sozialpsychologie (S. 1371-1432), 2. Halbband. Göttingen.

Bosch, E. (1988). Alter in der fiktiven Fernsehrealität - Eine Analyse der Konstruktion von Altersdarstellungen und ihrer Rezeption durch ältere Menschen. In: Eckhardt, J. & Horn, I.. Ältere Menschen und Medien. (S. 131-149). Frankfurt/Main.

Breudebach, C. & Piontkowski, U. (1997). Alte Patientinnen in der Hausarztpraxis: ein Beitrag zur gerontologischen Einstellungsforschung. Zeitschrift für Gerontologie und Geriatrie, 30, S. 368-374.

Dennersmann, U. & Ludwig, R. (1986). Das gewandelte Altenbild in der Werbung - Ergebnisse einer neueren Studie aus dem Jahre 1985. Zeitschrift für Gerontologie, 19, S. 362-368.

Dunkel, W. (1994). Pflegearbeit - Alltagsarbeit. Eine Untersuchung der Lebensführung von Altenpflegerinnen. Freiburg i. Br.

Erlemeier, N. (1982). Die Einstellungen älterer und jüngerer Menschen zueinander. Evangelische Impulse: Zeitschrift für die Arbeit mit alten Menschen, 4, S. 8-14.

Erlemeier, N., Weber, G., Nassehi, A., Saake, I. & Watermann, R. (1997). Altersbilder von Fachkräften in der Altenpflege. Pflege, 10, S. 206-214.

Filipp, S. H. & Ferring, D. (1989). Subjektives Alterserleben: Binnendifferenzierung eines Konzeptes und Zusammenhänge mit Indikatoren erfolgreichen Alterns. Zeitschrift für Entwicklungspsychologie und Pädagogische Psychologie, 12, S. 279-293.

Filipp, S. H. & Schmidt, K. (1995). Mittleres und höheres Erwachsenensalter. In: Oerter, R. & Montada, L. (Hrsg.). Entwicklungspsychologie (S. 439-486). Weinheim.

Freund, A. M. & Smith, J. (1997). Die Selbstdefinition im hohen Alter. Zeitschrift für Sozialpsychologie, 28, S. 44-59.

Hastenteufel, R. (1980). Die Darstellung alter Menschen in der Anzeigenwerbung. Zeitschrift für Gerontologie, 13, S. 530-539.

Heckhausen, J. (1990). Entwicklung im Erwachsenenalter aus der Sicht junger, mittelalter und alter Erwachsener. Zeitschrift für Entwicklungspsychologie und Pädagogische Psychologie, 22, S.1-21.

Horn, M & Naegele, G. (1976). Gerontologische Aspekte der Anzeigenwerbung. Ergebnisse einer Inhaltsanalyse von Werbeinseraten für ältere Menschen und mit älteren Menschen. Zeitschrift für Gerontologie, 9, S. 463-472.

Ivester, C. & King, K. (1977). Attitudes of adolescents toward the aged. The Gerontologist, 17, S. 85-89.

Jürgens, H. W. (1994). Das Bild des älteren Menschen in den elektronischen Medien. In: Klose, H. U. (Hrsg.). Forum - demographie und politik, 6, S. 157-175.

Kahana, E. T. & Kiyak, H. A. (1984). Attitudes and behavior of staff in facilities for the aged. Research on Aging, 6, S. 395-416.

Lehr, U. & Schneider, W. F.(1984). Altersbild. In: Oswald, W. D. et al. (Hrsg). Gerontologie (S. 31-37). Stuttgart.

Lehr, U., Esser, R. & Raithelhuber, K. (1971). Das Bild des 40- und 60jährigen bei 10- und 14jährigen Kindern. aktuelle gerontologie, 1, S.705-710.

McTavish, D. G. (1971). Perceptions of old people: a review of research, methodologies and findings. The Gerontologist, 11, S. 90-101.

Meinefeld, W. (1977). Einstellung und soziales Handeln. Hamburg.

Oswald, F. (1991). Das persönliche Altersbild älterer Menschen. Zeitschrift für Gerontologie, 24, S. 276-284.

Palmore, E. (1988). The Facts on Aging Quiz. New York.

Reichert, M. (1993). Hilfeverhalten gegenüber alten Menschen: Eine experimentelle Überprüfung der Rolle von Erwartungen. Essen.

Schütz, R. M. & Tews, H. P. (1991). Ältere Menschen in Schleswig-Holstein - Ergebnisse einer Befragung. Eutin.

Seefeldt, C. et al. (1977). Using pictures to explore children's attitudes toward the elderly. The Gerontologist, 17, S. 506-512.

Tews, H.P. (1991). Altersbilder: Über Wandel und Beeinflussung von Vorstellungen vom und Einstellungen zum Alter. Köln.

Thürkow, K. (1985). Altersbilder in massenmedialen, massenkulturellen und künstlerischen Werken. Ein Literaturbericht. Berlin.

Weber, G., Erlemeier, N. & Lucas, U. (1991). Subjektive Alterstheorien von ehrenamtlich Tätigen in der Altenhilfe. Ein Forschungsbericht. Münster.

Weber, G., Erlemeier, N., Nassehi, A., Saake, I. & Watermann, R. (1997). Altersbilder in der professionellen Altenpflege. Leverkusen.

3. Alter, Altern und Entwicklung - Begriffliche Zusammenhänge

In der Gerontologie, damit auch in der Alternspsychologie, kommt man nicht umhin, sich mit den *zentralen* Begriffen: Alter, Altern und Entwicklung eingehend auseinanderzusetzen. Alle drei Begriffe sind nicht nur Termini der Wissenschaftssprache, sondern fest in unserem Alltagssprachgebrauch verankert. Jeder von uns ist davon betroffen und bildet seine eigenen subjektiven Vorstellungen darüber aus. Wegen ihres großen Bedeutungsumfangs müssen sie genauer geklärt werden. Erst ein präziseres Begriffsverständnis erlaubt es, die Begriffe Alter, Altern und Entwicklung in einen sinnvollen lebenslaufbezogenen Zusammenhang zu bringen.

3.1 Alter

Das kalendarische oder chronologische Alter ist eine Zeitangabe, die markiert, wieviel Jahre seit der Geburt im Leben eines Menschen verflossen sind. Es ist aber vor allem ein Index für Ereignisse, die zu verschiedenen Zeitpunkten eines individuellen Lebenslaufs eingetreten sind bzw. mit einer gewissen Wahrscheinlichkeit eintreten werden (z.B. Einschulung, Heirat, Geburt des ersten Kindes, Pensionierung, etc.). Die geordnete und kontinuierliche Abfolge von durch Ereignisse abgrenzbaren Phasen im Leben von der Geburt bis zum Tode nennt man auch *Lebenszyklus*. Die Zuordnungsmöglichkeit von Ereignissen im Lebenszyklus zum kalendarischen Alter und damit die Abgrenzung von Lebensphasen ist kultur- bzw. gesellschaftsspezifischen Regelungen und Normierungen unterworfen. Zum Beispiel definiert eine gesetzlich vorgeschriebene Altersgrenze im Berufsleben das sog. Rentenalter, das konventionell mit der Altersphase gleichgesetzt wird.

Das Eintreten dieser Ereignisse im Lebenszyklus ist zum einen ontogenetisch-entwicklungsbedingt und zum anderen historisch-gesellschaftlich bedingt, d.h. es ist von individuellen Entwicklungsgesetzlichkeiten und von geschichtlich-gesellschaftlichen Rahmenbedingungen abhängig. In der Kindheit zum Beispiel ist das normale Schuleintrittsalter sowohl durch die entwicklungsbedingte Schulfähigkeit als auch durch schulgesetzliche und -organisatorische Gegebenheiten geregelt. Im Falle der Altersgrenze im Berufsleben sind entwicklungsbedingte Begingungen schon weit schwieriger auszumachen. Ein allgemeiner Leistungsabfall im Alter kann als Grund keinesfalls herhalten.

Individuelle Lebensläufe haben, wenn man sie miteinander vergleicht, neben all ihrer Einzigartigkeit auch strukturelle Ähnlichkeiten, ordnet man sie bestimmten Geburtsjahrgängen zu. Geburtsjahrgänge, die eng beieinander liegen, nennt man *Generationen oder Kohorten.* Lebensläufe von Angehörigen einer Generation (Kohorte) verlaufen unter ähnlichen historischen, sozialen und gesellschaftlichen Bedingungen (z.B. technologischer und sozialer Wandel, Wirtschafts- und Gesellschaftssystem, Kriegszeiten). Angehörige einer Generation (Kohorte) bilden mit hoher Wahrscheinlichkeit generationsspezifische Eigenarten aus, wie z.B. Einstellungen, Ansichten, Verhaltensgewohnheiten. Notlagen und Entbehrungserfahrungen können z.B. Sparsamkeit und Haushaltung der heute über 65jährigen geprägt haben.

Die Angabe des kalendarischen Alters eines Menschen bedeutet folglich nicht nur Index für verflossene, durch Ereignisse gefüllte Lebenszeit, sondern auch Index für Generationszugehörigkeit und damit für historische und gesellschaftliche Einwirkungen, die seinen Lebenslauf mitgeprägt haben. Es ist also bei der Beschreibung und Interpretation von Lebensläufen, insbesondere hier zu beobachtender Veränderungen im Verhalten und Erleben von Menschen, die Wechselwirkung von ontogenetisch-entwicklungsbedingten und historisch-gesellschaftsbedingten Einflußfaktoren auf dem Hintergrund der zugehörigen Generation (Kohorte) zu beachten.

Als Kohorte kann man zusammenfassend mit Rosenmayr (1978, S. 39) Angehörige eines Geburtsjahrgangs oder eng beieinander liegender Geburtsjahrgänge bezeichnen, „(die) gemeinsam ein bestimmtes Intervall - eine Zeitspanne - durchlaufen und währenddessen bestimmten mikro- und makrohistorischen Ereignissen ausgesetzt sind."

Man kann also sagen, daß Kohorten „zusammen altern", doch jeder Angehörige einer Kohorte aufgrund seiner jeweils einmaligen biographischen Konstellation auf individuelle Weise.

Graphisch dargestellt, läßt sich dieser Zusammenhang wie folgt aufzeigen (s. Abb. 3).

Der Begriff Alter markiert aber nicht nur eine Position im Lebenszyklus, sondern bezeichnet als sozialwissenschaftliche Kategorie auch den Status eines Angehörigen einer Altersgruppe oder dieser ganzen Altersgruppe innerhalb der Gesellschaft, d.h. beide sind gesellschaftlichen Wertungen positiver oder negativer Natur ausgesetzt, die zu stereotypen Vorstellungen (Altersbildern) gerinnen können.

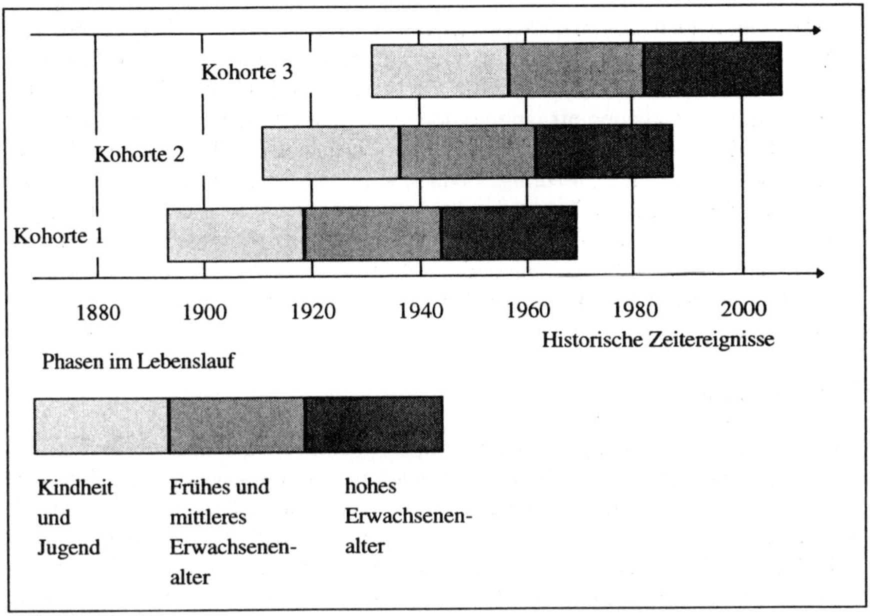

Abbildung 3: Geburtsjahrgänge (Kohorten) im Zeitablauf

Zusammengefaßt lassen sich mehrere *Bedeutungsgehalte* des Altersbegriffs unterscheiden:

- Alter als verflossene Zeit in Jahren seit der Geburt. Man spricht vom chronologischen oder kalendarischen Alter.
- Alter als Index für vorausgegangene und noch zu erwartende Lebensereignisse, die den Lebenszyklus konstituieren. Diese Lebensereignisse, insbesondere die subjektiv bedeutsamen, haben die Entwicklung eines Menschen mitgeprägt.
- Alter als Index für Generationenzugehörigkeit. Als Angehöriger einer bestimmten Generation ist das Individuum bestimmten generationsspezifischen Einflüssen zeitlebens ausgesetzt. Diese haben ebenfalls seine Einstellungs- und Verhaltensmuster beeinflußt.
- Alter als eine sozialdifferenzierende Kategorie, mit Hilfe derer gesellschaftliche Status- und Rollenzuschreibungen erfolgen. An Angehörige bestimmter Altersgruppen werden unterschiedliche Verhaltenserwartungen gerichtet (Altersnormen).

- Alter verstanden als eine Phase im Lebenslauf (= hohes Alter). Diese Lebensphase hebt sich durch besondere Ereignisse, Probleme und Anforderungen von früheren Lebensphasen ab, steht aber zugleich mit ihnen in Beziehung. Ihre Abgrenzung als eine homogene Lebensphase wirft heute Probleme auf, da sich ihre zeitlichen Markierungen nach oben (erhöhte Lebenserwartung) wie nach unten (vorzeitiges Ausscheiden aus dem Berufsleben) bedeutsam verschoben haben. Es werden deshalb weitere zeitliche Differenzierungen (z.B. junge Alte, alte Alte, sehr alte oder hochbetagte Menschen) vorgenommen, die deshalb sehr wichtig sind, weil die Lebenssituation, die Bedürfnisse und Lebensansprüche in den verschiedenen Altersgruppen sehr unterschiedlich sind.

3.2 Altern

Altern ist ein vielschichtiges Geschehen, die Gerontologie deshalb eine multidisziplinäre Wissenschaft. Altern kann vor allem aus biologischer, medizinischer, psychologischer und soziologischer Perspektive betrachtet werden (s. Abb. 4). Der Beginn des Alterns ist zeitlich nicht genau festzulegen. Er kann sowohl subjektiv durch das Erleben des Älterwerdens, angezeigt durch bestimmte Alternssymptome, festgelegt als auch objektiv durch funktionale Veränderungen in den Körperzellen und Organen, durch nachlassende Vitalkapazität, durch Veränderungen der Haut, der Sinnesorgane oder des Bewegungsapparates sowie der körperlichen Leistungsfähigkeit genauer bestimmt werden. Es sind jedoch immer große interindividuelle Unterschiede im Auftreten und im Verlauf zu beobachten.

Wichtig ist die Unterscheidung zwischen dem *normalen* Altern und dem *pathologischen* Altern, der sich durch die gesamte gerontologische Forschung und Praxis hindurchzieht. Obgleich die Grenzlinie zwischen Normalität und Pathologie oft nicht scharf zu ziehen ist (z.B. bei normalen und pathologischen Leistungsveränderungen des alternden Gehirns), bewahrt diese Unterscheidung vor einer unbedachten Gleichsetzung von Altern mit Krankheit (Baltes & Baltes, 1992).

3.2.1. Altern in biologischer Sicht

Biologisch bedeutet Altern das fortschreitende und irreversible Nachlassen der Fähigkeit des Organismus zum Überleben und zur Anpassung an innere und äußere Veränderungen.

Der Organismus ist im Laufe der Zeit nicht mehr in der Lage, aufgrund von Störungen seiner Funktionsfähigkeit das physiologische Gleichgewicht (die

Homöostase) wiederherzustellen. Die Lebenserwartung sinkt. Der Organismus ist schließlich nicht mehr lebensfähig.

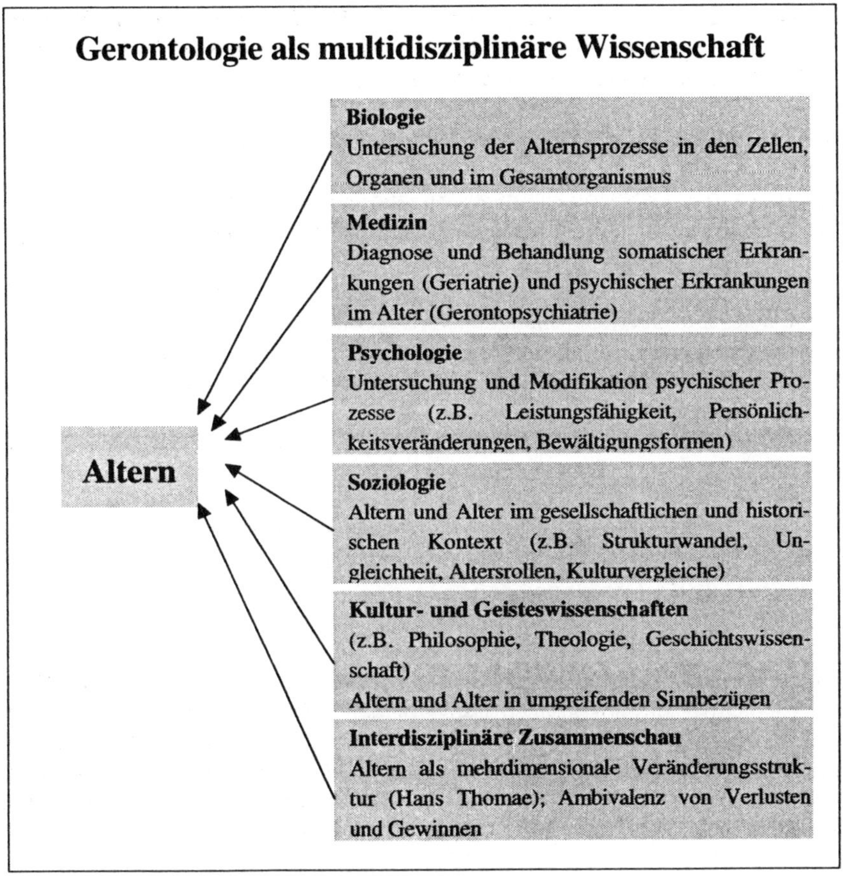

Abbildung 4: Altern als multidimensionales Geschehen; Beiträge der einzelnen Wissenschaften

Einige Alternsdefinitionen sollen das verdeutlichen:

„Altern bedeutet jede irreversible Veränderung der lebenden Substanz als Funktion der Zeit“ (Bürger & Katschmann, 1966, S. 113).

„Altern ist eine Veränderung im Verhalten des Organismus im Verlauf der Zeit, die zum Nachlassen der Fähigkeit zum Überleben und zur Anpassung führt" (Comfort, 1964, S. 12).
„Das Wesentliche am Alternsprozeß ist die Abnahme der Adaptionsfähigkeit nach Störungen des 'inneren Milieus', des dynamischen Gleichgewichts (Homöostase)" (von Hahn, 1979, S. 25).

Strehler (1962) hat vier Kriterien des biologischen Alterns benannt:

- *Universalität*: Es betrifft sämtliche Angehörige einer Spezies.
- *Progressivität*: Es umfaßt Veränderungen, die in Korrelation zum chronologischen Alter in einer Richtung fortschreiten.
- *Schädlichkeit*: Es umfaßt Veränderungen, die für den Organismus schädlich sind und seine Überlebensfähigkeit verringern.
- *Intrinsikalität*: Es geht auf innere, organische Gesetzmäßigkeiten zurück, die durch Umwelteinflüsse nur bedingt modifiziert werden können.

Das biologische Altern setzt nach von Hahn (1979) auf verschiedenen Organisationsstufen an:

- auf der Stufe der Population (aller Angehörigen einer Spezies),
- auf der Stufe des Individuums (Gesamtorganismus),
- auf der Stufe der Organe und Zellen,
- auf der Stufe subzellularer und molekularer Prozesse.

Ein interessantes Thema, mit dem sich die Biologie des Alterns seit je beschäftigt, ist das der physiologischen Langlebigkeit. Warum werden manche Menschen 100 Jahre und älter? Nach allem was wir darüber wissen, ist Hochaltrigkeit mit rein biologischen Ursachen jedoch nicht zu erklären, sondern Lebensbedingungen, Einflüße des Lebensstils und Persönlichkeitsmerkmale müssen mit ins Kalkül gezogen werden (Franke, 1985; Lehr, 1991).

Es gibt eine Reihe von Theorien, die das biologische Altern zu erklären versuchen. Die meisten Theorien setzen heute auf der *Ebene der Zellen* an. Sie lassen sich grob zwei Gruppen zuordnen: der Gruppe der *stochastischen* Theorien, auch als *Fehlertheorien* bezeichnet, und der Gruppe der *Programmtheorien.* Grundannahme der Fehlertheorien ist, daß Fehler, die bei der Weitergabe von genetischen Informationen in der DNS (Desoxyribonuklein-Säure als Hauptbestandteil der Chromosomen, Träger genetischer Codes) gemacht werden

(Mutationen), im Laufe der Zeit durch sog. Reparatursysteme nicht mehr korrigiert werden können. Das führt dann letztlich zum Zusammenbruch des Systems, damit zum Funktionstod des Organismus. Die Grundannahme der Programmtheorien dagegen lautet, daß die Lebenserwartung einer Spezies im genetischen Programm festgelegt ist, und zwar durch eine Steuerung der Zellgenerationenzahl (genetisch programmiertes Altern). Die Lebensdauer eines Organismus wird, wenn Unfall oder Krankheit sie nicht vorzeitig verkürzen, durch eine „genetische Uhr" gesteuert, die sich nach einer bestimmten Zeit „abschaltet". Beide theoretische Annahmen haben ihre Berechtigung. Sie können sogar in Verbindung gebracht werden und ergänzen sich gut (GEO-Wissen, 1991, S. 81f).

Nachdrücklich ist zu betonen, daß biologisches Altern nicht mit Krankheit verwechselt werden darf. Biologisches Altern ist ein normales und aus Sicht der Evolution ein sinnvolles Geschehen, das durch krankhafte Prozesse beschleunigt werden kann. Biologisches und krankhaftes Altern überlagern sich in aller Regel.

3.2.2 Altern in psychologischer Sicht

Psychologisch gesehen ist Altern der Prozeß der Veränderung und Umstrukturierung des Verhaltens und Erlebens in der zweiten Lebenshälfte. Er bezieht sich vor allem auf Veränderungen im Fähigkeitsbereich. Dazu gehören Sinneswahrnehmung und Psychomotorik, Intelligenz, Lernen und Gedächtnis, Denken und Problemlösen. Es handelt sich hierbei um Fähigkeiten zur Anpassung an veränderte innere und äußere, mit dem Alter verbundene Anforderungen.

Altern in psychologischer Sicht umfaßt außerdem Veränderungen der Persönlichkeit, d.h. von Einstellungen, Motiven und Emotionen sowie des Selbstbildes. Diese Veränderungen sind jedoch nicht als Ergebnis von altersbedingten Abbau- und Rückbildungsprozessen zu interpretieren, sondern in Zusammenhang zu bringen mit der Art und Weise, wie sich das Individuum mit den Anforderungen und Aufgaben der zweiten Lebenshälfte aktiv auseinandersetzt, und zwar entsprechend den psychophysischen und sozialen Ressourcen, die es zeitlebens erworben hat.

Aus psychologischer Perspektive bedeutet Altern auch das Streben nach Persönlichkeitsentwicklung unter den erschwerten Bedingungen der Alterssituation. Dieses Streben hat etwas zu tun mit Sinnerfüllung und möglichst positiver Lebensbilanzierung. Alte Menschen sind in erstaunlichem Maße in der Lage, ihr seelisches Gleichgewicht auch bei zunehmender Erschwerung der Lebensführung im Alltag zu wahren. In der Gerontologie wird für diesen Anpassungsprozeß der Terminus des *erfolgreichen Alterns* verwendet (s. Kap. 5-6).

Altern ist somit nicht nur *Schicksal*, dem das Individuum passiv ausgeliefert ist, sondern ein Geschehen, auf das das Individuum gestaltend einwirken kann. Es gelingt vielen alten Menschen, ihren eigenen Alternsstil zu entwickeln. Eine wichtige Aufgabe des frühen und mittleren Erwachsenenalters besteht darin, sich möglich frühzeitig auf das Altern vorzubereiten und Weichen für ein sinnerfülltes Altern zu stellen.

Nicht übersehen werden darf jedoch die Konfliktträchtigkeit des Alternsprozesses. Rosenmayr (1976, S. 284) weist besonders darauf hin:

> *„Altern ist ... ein Konfliktprodukt zwischen Erscheinungen, die mit Begriffen wie Abbau, Verfall oder Dekompensation umschrieben werden können, und dem Versuch eines Aufbaus im Sinne einer Erfahrungsverarbeitung und eines Entfaltungsprozesses des Selbst".*

Mit anderen Worten sprechen Baltes und Baltes in ihren Schriften über das Altern von der Dialektik, die zwischen *Gewinnen* und *Verlusten* im Leben bestehen und deren Gewicht sich mit zunehmendem Alter immer stärker zur Seite der Verluste neigt.

Thomae (1983) versucht der Ambivalenz des Alterns dadurch gerecht zu werden, daß er von *Alternsstilen* und *Altersschicksalen* spricht. Altersschicksale sind bestimmt vom Grad der Belastetheit älterwerdender Menschen in ökonomischer, familiärer, beruflicher und gesundheitlicher Hinsicht. Alternsstile umschreiben die individuell ausgeformten Interpretations- und Verhaltensweisen, um mit diesen Belastungen und Anforderungen fertig zu werden.

3.2.3 Altern in soziologischer Sicht

Soziologisch bedeutet Altern die Veränderung von Positionen und Rollen im Verlauf des Lebenszyklus. Die Selbsteinschätzuung von Angehörigen verschiedener Altersgruppen, ihr Selbstbild, wird zum Teil mitbestimmt durch gesellschaftlich definierte Norm- und Rollensysteme (Rolle definiert als Insgesamt der Verhaltenserwartungen an den Inhaber einer bestimmten Position innerhalb einer Gruppe, die von Mitgliedern derselben oder anderer Gruppen zugeschrieben werden). In diesem Sinne wird von *Altersrollen* gesprochen, die durch jeweils unterschiedliche Verhaltenserwartungen definiert werden (Schneider 1971). Mitglieder einer Gesellschaft sehen sich, indem sie nacheinander unterschiedliche Altersphasen durchlaufen, entsprechend unterschiedlichen Verhaltenserwartungen und Normen ausgesetzt, deren Einhaltung oder Übertretung positiv oder negativ sanktioniert wird. Altersspezifische Verhaltenserwartungen (Altersrollen) können von Gesellschaft zu Gesellschaft unterschiedlich sein und sich auch innerhalb einer Gesellschaft historisch verändern. Die Verhaltenserwartungen an eine Altersgruppe können in zwei historischen Kontexten sehr verschieden sein, z.B. 60-65jährige zu einem Zeitpunkt im Arbeitsleben sehr gefragt sein, zu einem anderen überflüssig werden. Diese hier vereinfacht dargestellte *funktionalistische* Rollentheorie des Alterns, die besagt, daß das Individuum im Verlauf des Lebens lernt, nacheinander verschiedene Rollen zu übernehmen, ist durch *interaktionistische* Rollenkonzepte ergänzt und verfeinert worden. Während die funktionalistische Rollentheorie dem Individuum kaum Einwirkungsmöglichkeiten auf die Gestaltung und Selbstdefinition von Rollen läßt, betont gerade der Interaktionismus den Austauschprozeß zwischen Individuum, Gruppe und Gesellschaft. Die Definition, Ausfüllung und Ausübung von Rollen wird zum Teil vom Individuum selbst gesteuert. Hier liegt z.B. auch das Potential von Selbsthilfeinitiativen alter und junger Menschen, Rollenklischees zu verändern und Altersrollen neu zu definieren.

Soziologisch wird Altern auch gesehen als ein durch sozialstrukturelle Bedingungen mitverursachter Prozeß. Altern verläuft in den unterschiedlichen sozialen Schichten anders (Stichwort: kumulative Benachteiligung im Alter bei ökonomisch und gesundheitlich belastenden Bevölkerungsgruppen). Ebenfalls gibt es geschlechtsspezifische Unterschiede in den Lebenschancen im Alter. Frauen sind oft im Alter gleich mehrfach benachteiligt.

Rosenmayr und Rosenmayr (1983, S. 46) bringen die sozial-strukturelle Seite des Alterns auf den Punkt:

> *„Altern ist ein in und durch Gesellschaft geformter Prozeß innerhalb bestimmter Sozialstrukturen“.*

Ähnlich pointiert Thomae (1968, zitiert nach Lehr, 1977, S. 300):

> *„Altern ist heute primär soziales Schicksal und erst sekundär funktionelle oder organische Veränderung“.*

Bei fachspezifischen Zugängen, den Alternsprozeß unter speziellen Fragestellungen und mit eigenen Methoden zu erforschen, geht sehr schnell der Überblick über die Vielschichtigkeit und das Zusammenwirken von Teilprozessen im Gesamtprozeß verloren. Es ist deshalb notwendig, sich den Gesamtprozeß Altern immer wieder vor Augen zu führen.

3.2.4 Altern als „mehrdimensionale Veränderungsstruktur"

Thomae (1968, S. 195) weist auf die Notwendigkeit hin, Altern als eine *mehrdimensionale Veränderungsstruktur* zu erfassen. Er unterscheidet sinngemäß mehrere Veränderungsdimensionen, die in unterschiedlicher Gewichtung am individuellen Alternsprozeß beteiligt sind:

- Biologische Veränderungen im Organismus, in den Organen und in den Körperzellen (Biomorphose; Primärprozesse des Alterns).
- Krankhafte Alternsveränderungen, die biologische Alternsprozesse beschleunigen und überlagern können (z. B. Chronische Erkrankungen; Multimorbidität, Demenzen).
- „Normale" Leistungs- und Verhaltensveränderungen (z. B. des Lernens und Gedächtnisses; der Intelligenz; der Psychomotorik; des Denkens und Problemlösens).
- Persönlichkeitsveränderungen im engeren Sinne (z.B. von Einstellungen und Motiven; des Selbstbildes; spezifischer Persönlichkeitsmerkmale; von Reaktionsformen auf Belastungen).
- Soziale Veränderungen durch den Übergang in die Altersphase (z. B. Rollenverluste und Rollenumdefinitionen; Statuseinbußen; Bezugsgruppenwechsel; Veränderungen der Lebenslage).
- Veränderungen des Zeiterlebens und der Zeitperspektive (z.B. Auseinandersetzung mit der Endlichkeit und Endgültigkeit des Daseins; Erfahrung der entrinnenden Zeit; Gerichtetheit des Zeiterlebens).
- Veränderungen auf der Sinnebene (z.B. Fragen nach dem Sinn des eigenen Lebens; Lebensrückblick und Lebensbilanzierung; Auseinandersetzung mit Sterben und Tod; metaphysische Fragen).

Die verschiedenen Veränderungsdimensionen, die den Alternsprozeß insgesamt konstituieren, sind nicht unabhängig voneinander, sondern sie beeinflussen sich wechselseitig. Sie brauchen auch nicht alle gleichzeitig abzulaufen, sondern sie können asynchrone, d.h. zeitverschobene Verlaufsformen annehmen.

Um zusammenfassend den Unterschied zwischen *Alter* und *Altern* noch einmal zu verdeutlichen, wird eine prägnante Formulierung von Baltes und Baltes (1992, S. 9) herangezogen:

> *„Wenn der Begriff Alter benutzt wird, stehen ältere Menschen und das Resultat des Altwerdens im Vordergrund; das Alter als Lebensperiode und die Alten als Teil der Gesellschaft. Wenn dagegen von Altern gesprochen wird,*

liegt der Schwerpunkt auf der Untersuchung von Prozessen und Mechanismen, die zum Alter führen und die dem Altwerden zugrunde liegen".

3.3 Entwicklung

Nachdem auf die Begriffe Alter und Altern näher eingegangen wurde, soll der Begriff der Entwicklung, wie er im Rahmen einer Entwicklungspsychologie der Lebensspanne konzeptualisiert wurde, erläutert werden. Kap. 1.1 nahm bereits kurz auf die entwicklungspsychologische Perspektive der Alternspsychologie bezug.

Im Rahmen traditioneller Entwicklungsmodelle, insbesondere biologisch orientierter Wachstums- und Reifungsmodelle, wurde Entwicklung meistens als Veränderung des Verhaltens und Erlebens mit folgenden Merkmalen beschrieben (Baltes, 1979):

- die Veränderungen zeigen eine natürliche Abfolge,
- sie verlaufen in eine Richtung,
- sie haben ein Ziel oder einen Endzustand,
- ihre Abfolge ist unveränderlich,
- bei den Veränderungen handelt es sich um qualitativ-strukturelle Transformationen,
- sie haben universelle Gültigkeit.

Solche biologisch orientierten Wachstumsmodelle der Entwicklung, die die obigen Merkmale aufweisen, sind aber nur als Spezialfall oder als Unterklasse umfassender Entwicklungsverläufe und -phänomene zu verstehen. Sie dürfen nicht auf die Gesamtentwicklung übertragen werden. Sie haben nur einen begrenzten Anwendungswert.

Der *Entwicklung über die gesamte Lebensspanne* werden nur Konzeptualisierungen der Entwicklung gerecht, die dagegen folgende Merkmale berücksichtigen (Baltes, 1983):

- Interindividuelle Variabilität,
- Intraindividuelle Plastizität und Modifizierbarkeit,
- Multidimensionalität,
- Multiple Gerichtetheit der Entwicklungsverläufe.

Menschliche Entwicklung setzt uns immer wieder wegen der großen Unterschiede in Erstaunen. Sie ist in ihrem Verlauf nicht vorbestimmt oder festgelegt, sondern schließt Kapazitäten zur Veränderung und Gestaltung ein. Entwicklung erfolgt nicht gleichförmig, sondern einzelne Entwicklungsbereiche (z.B. der kognitiven und sozialen Fähigkeiten) unterscheiden sich in der Richtung ihres Verlaufes.

Lebenslange Entwicklung hat zwar biologische Einflußfaktoren in Rechnung zu stellen, ebenso stark sind aber psychische und sozial-kulturelle Determinanten zu berücksichtigen.

In einem grundlegenden Aufsatz von 1990 stellte der bekannte Entwicklungspsychologe und Gerontologe Paul B. Baltes, der in diesem Buch oft zitiert wird, Leitsätze zu einer Entwicklungspsychologie der Lebensspanne auf, hinter die nicht zurückgegangen werden kann. Diese Leitsätze lauten mit einigen Änderungen, die der Verfasser der besseren Verständlichkeit wegen zum Original vorgenommen hat (Baltes, 1990, S. 4):

Lebenslange Entwicklung
Ontogenetische (altersbedingte) Entwicklung ist ein lebenslanger Prozeß. Keine Altersstufe nimmt bei der Bestimmung dessen, was Entwicklung ist, eine Vorrangstellung ein. Während der gesamten Entwicklung (d.h. in allen Phasen der Lebensspanne) können sowohl kontinuierliche (kumulative) als auch diskontinuierliche (innovative) Prozesse auftreten.

Multidirektionalität
Die Richtung der ontogenetischen Veränderungen variiert nicht nur beträchtlich zwischen verschiedenen Verhaltensbereichen (z.B. Intelligenz versus Emotion), sondern auch innerhalb derselben Verhaltenskategorie. In ein und demselben Entwicklungsabschnitt und Verhaltensbereich können manche Verhaltensweisen Wachstum und andere Abbau zeigen.
Entwicklung als Gewinn und Verlust
Entwicklung bedeutet nicht nur einen Zuwachs in der Kapazität oder einen Zuwachs im Sinne einer höheren Effizienz. Über die gesamte Lebenspanne hinweg setzt sich vielmehr Entwicklung immer aus Gewinn (Wachstum) und Verlust (Abbau) zusammen.

Plastizität
Psychologische Entwicklung ist durch eine hohe intraindividuelle Plastizität (Veränderbarkeit innerhalb einer Person) gekennzeichnet. Der Entwicklungsver-

lauf einer Person variiert in Abhängigkeit von ihren Lebensbedingungen und Lebenserfahrungen. Die Hauptaufgabe der entwicklungspsychologischen Forschung liegt darin, das mögliche Ausmaß der Plastizität sowie deren Grenzen zu untersuchen.

Geschichtliche Einbettung
Ontogenetische Entwicklung variiert auch in Abhängigkeit von historisch-kulturellen Bedingungen. Der Ablauf der ontogenetischen Entwicklung ist stark von den vorherrschenden sozio-kulturellen Bedingungen einer geschichtlichen Ära und deren spezifischem Zeitverlauf geprägt.

Kontextualismus
In kontextueller Betrachtung resultiert jeder individuelle Entwicklungsverlauf aus der wechselseitigen Beeinflussung dreier Entwicklungssysteme: des altersbedingten, geschichtlich bedingten und nicht-normativen. Die ersten beiden Entwicklungssysteme stehen in einer geregelten (normativen) Beziehung zum Lebensalter bzw. zu geschichtlich-politisch bedingten Ereignissen Das dritte Entwicklungssystem betrifft nicht-normative (eher zufällige) Ereignisse, die Entwicklung mitprägen können (s. unten).

Multidisziplinäre Betrachtung
Menschliche Entwicklung muß multidisziplinär gesehen werden, also im Kontext sich ergänzender Disziplinen (z.B. Anthropologie, Biologie, Soziologie), die sich mit menschlicher Entwicklung beschäftigen. Die Offenheit der Lebensspannen-Perspektive für eine multidisziplinäre Sichtweise bringt es mit sich, daß die „rein" psychologische Betrachtung der lebensumspannenden Entwicklung diese immer nur ausschnittsweise erfassen kann. Sie muß die Zugänge und Betrachtungsweisen anderer Fachdisziplinen berücksichtigen.

Um die Komplexität der Entwicklungsprozesse zum Ausdruck zu bringen, legte Baltes (1979) ein heuristisches Entwicklungsmodell vor. Dadurch soll das „Gesamtfeld der Einflußsysteme und Entwicklungsdynamik" verdeutlicht werden, die bei Entwicklungsprozessen zu beachten sind.

Das Modell geht von allgemeinen biologischen und umweltbezogenen Grunddeterminanten aus, die sich in unterschiedlicher Gewichtung auf drei Entwicklungssysteme auswirken. Diese wiederum bestimmen zu unterschiedlichen Zeitpunkten und in wechselseitiger Beziehung den Entwicklungsverlauf während des Lebens. Das erste Entwicklungssystem umfaßt *nach Alter gestufte, normative Einflüsse,* d.h. biologische und umweltbezogene Einflüsse, die an das chronologische Alter gebunden sind (z.B. Schulfähigkeit, Eintritt und Ausscheiden aus dem Berufsleben). Das zweite Entwicklungssystem umfaßt *geschichtlich gestufte, normative Einflüsse*, d.h. Einflüsse die mit dem Verlauf der Geschichte und gesellschaftlichem Wandel einhergehen (z.B. Wirtschaftskrisen, Kriegsereignisse). Diese Einflüsse treffen das Individuum als Angehörigen einer Generation. Das dritte Entwicklungssystem umfaßt Einflüsse, die *nicht-normativ* sind, d.h. Einflüsse die nur für den individuellen Entwicklungsverlauf von Bedeutung sind und nicht in einer vorhersehbaren Abfolge auftreten (z.B. früher Tod der Eltern, Scheidung, plötzliche Erkrankung).

Dieses Modell macht deutlich, daß lebenslange Entwicklung durch die kumulativen *und* interaktiven Auswirkungen mehrerer Entwicklungssysteme ihre eigene Dynamik und Ausprägung erhält.

Zum Verhältnis von *Entwicklung und Lebensalter* ist festzustellen, daß Entwicklung im psychologischen Sinne der Zeitdimension Lebenslauf zugeordnet werden muß. Das Lebensalter kann aber nicht zur Erklärung von Entwicklungsveränderungen herangezogen werden. Es dient vielmehr zur beschreibenden Strukturierung dieser Veränderungen. Es dient als „vorläufiger Indikator für das komplexe Beziehungsgefüge sich wechselseitig beeinflussender Faktoren, die im Verlauf der Zeit ihre Wirksamkeit entfalten" (Baltes & Goulet 1979, S. 37).

Über alle inhaltlichen Differenzierungen hinweg lassen sich nach Ulich (1987) *konsensfähige Minimalkriterien* für Entwicklung angeben. Entwicklung ist zu verstehen als

- lebensalterbezogene,
- längerfristige, geordnete bzw. regelhafte Veränderung der menschlichen Persönlichkeit,
- in Interaktion mit der Umwelt.

In der heutigen Entwicklungspsychologie wird das Individuum nicht als passives Objekt von Entwicklungskräften verstanden, sondern als Mitgestalter seiner eigenen Entwicklung. Das „aktionale" Entwicklungsverständnis hat Entwicklungsbegriffe abgelöst, die vor allem innere Reifungs- und Wachstumsprozesse in den Vordergrund stellten. In heutiger Sicht wirken Menschen nach eigenen Vorstellungen, Zielen und Lebensplänen auf ihre Entwicklung ein (z.B. Brandtstädter, 1990; Flammer, 1997; Oerter & Montada, 1995).

Frei nach Montada (1995) können grundlegende Erkenntnisse heutiger Lebenslaufpsychologie auf den Punkt gebracht werden:

- Entwicklung endet nicht im frühen Erwachsenenalter.

- Entwicklung über die Lebensspanne beinhaltet sowohl Gewinne wie Verluste, Wachstum wie Abbau, bei mit Zunahme des Alters drohender negativer Gewinn-Verlustbilanz.
- Eine Strategie zu Anpassung an das Altern, d.h. zur Ausbalancierung von Verlusten und Gewinnen im Alter, ist die selektive Optimierung mit Kompensation (s. Kap. 4.5).
- Verschiedene Entwicklungsdimensionen und Funktionsbereiche weisen unterschiedliche Entwicklungsverläufe auf.
- Im Alter ist von einer begrenzten Plastizität und Reservekapazität kognitiver Fähigkeiten auszugehen.
- Entwicklungsprozesse sind bis ins hohe Alter von einer erstaunlichen interindividuellen Variabilität.
- Individuelle Entwicklung (Ontogenese) erfolgt in Wechselwirkung mit Entwicklungskontexten. Sie wird von historisch-gesellschaftlichen, sozialen und kulturellen Förder- oder Behinderungsbedingungen beeinflußt.
- Nach heutigen anthropologischem Verständnis ist der Mensch der Mitgestalter (Koproduzent) seiner Entwicklung.

3.4 Zusammenfassung

In diesem Kapitel werden die zentralen Begriffe Alter, Altern und Entwicklung in ihrer *lebenslaufbezogenen* Perspektive thematisiert. Hinter der rein kalendarischen Angabe des Lebensalters verbergen sich Bedeutungszusammenhänge, die über die inhaltsleere Aufzählung verflossener Lebenszeit weit hinausgehen.

Das kalendarische Alter ist in mehrfacher Hinsicht nur ein Markierungspunkt für Lebenszusammenhänge: für die Positionierung im individuellen Lebenslauf, für die Einbettung dieses Lebenslaufs in biographische, generationsspezifische und epochal-historische Kontexte sowie für erlebte Zeitstrukturen zwischen Gegenwart, Vergangenheit und Zukunft.

Der zweite zentrale Begriff Altern ist nicht weniger umfassend als der des Alters. Ganz allgemein sind darunter Veränderungen in körperlichen, seelischen, sozialen, ökonomischen und ökologischen Bereichen zu verstehen, die der zweiten Lebenhälfte zuzurechnen sind. Die Vielschichtigkeit des Alternsprozesses ist so evident, daß der Blick darauf durch die Dominanz einzelner Veränderungsbereiche leicht verloren gehen kann. Es entwickelten sich im Verlauf der Gerontologiegeschichte Forschungszugänge zu Alter und Altern über die Biologie, die Psychologie, die Sozialwissenschaften und andere Disziplinen. Für Philosophie, Theologie und Medizin war Alter/Altern schon immer ein vertrautes Thema. Alle Einzelwissenschaften haben ihre Berechtigung und tragen zu unserem Wissen über Alter und Altern bei. Ihre weit fortgeschrittene Spezialisierung läßt jedoch eine Zusammenschau der Befunde und Theorien kaum noch zu. Thomae versucht in seinem Konzept des Alterns als „mehrdimensionaler Veränderungsstruktur“ die Einzelbereiche und ihre Verlaufsebenen, die durch die gerontologischen Einzeldisziplinen weitgehend getrennt wurden, wieder zusammen zu führen.

Entwicklung als dritter Zentralbegriff wird heute allgemein als lebenslange oder lebenslaufbezogene Entwicklung konzeptualisiert. Frühere Modelle der Entwicklung als Reifung und Wachstum, die weitgehend einem inneren Ablaufplan gehorchten, gelten als überholt. Sie wurden abgelöst durch handlungsorientierte Entwicklungsmodelle, die dem Individuum Entwicklungschancen und -optionen zur eigenen Entwicklungsgestaltung eröffnen. Entsprechend unterdeterminiert sind Entwicklungsrichtung und Entwicklungsverlauf. Entwicklung erfolgt im Prozeß der Interaktion zwischen einer handelnden Person und den Anforderungen ihrer Umwelt. In prägnanten Leitsätzen umreißt Baltes (1990) das heutige Verständnis von lebenslanger Entwicklung.

Literatur

Baltes, P.B. (1979). Einige Beobachtungen und Überlegungen zur Verknüpfung von Geschichte und Theorie der Entwicklungspsychologie der Lebensspanne. In: Baltes, P. B. (Hrsg.): Entwicklungspsychologie der Lebensspanne (S. 13-33). Stuttgart.

Baltes, P. B. (1990). Entwicklungspsychologie der Lebensspanne: Theoretische Ansätze. Psychologische Rundschau, 41, S. 1-24.

Baltes, P. B. & Goulet, L. R. (1979). Ortsbestimmung und Systematisierung der Fragen einer Entwicklungspsychologie der Lebensspanne. In: Baltes, P. B. (Hrsg.). Entwicklungspsychologie der Lebensspanne (S. 35-53). Stuttgart.

Baltes, P. B. & Baltes, M. M. (1992). Gerontologie: Begriff, Herausforderung und Brennpunkte. In: Baltes, P. B. & Mittelstraß, J. (Hrsg.). Zukunft des Alterns und gesellschaftliche Entwicklung (S. 1-34). Berlin.

Brandtstädter, J. (1990). Entwicklung im Lebenslauf. In: Mayer, K. U. (Hrsg.). Lebensläufe und sozialer Wandel (S. 322-350). Opladen.

Bürger, M. & Katzschmann, R. (1966). Biomorphose - Methoden, Ergebnisse, Probleme. Zeitschrift für Alternsforschung, 19, 113-124.

Comfort, A. (1964). Ageing - The biology of senescence. London.

Flammer, A. (1997). Entwicklungstheorien. Bern-Stuttgart.

Franke, H. (1985). Auf den Spuren der Langlebigkeit. Stuttgart.

GEO-Wissen (1991). Alten- und Jugendwahn. Hamburg.

Hahn, H. P. von (1979). Das biologische Altern. Nürnberg.
Lehr, U. M. (1977, 1991). Psychologie des Alterns (Kap. 8.3). Heidelberg.
Montada, L. (1995). Fragen, Konzepte, Perspektiven. In: Oerter, R. & Montada, L. (Hrsg.). Entwicklungspsychologie (S. 1-83). Weinheim.
Rosenmayr, L. (1976). Schwerpunkte der Soziologie des Alters. In: König, R. (Hrsg.) Handbuch zur empirischen Sozialforschung. Bd. 7. (S. 218-406). Stuttgart.
Rosenmayr, L. & Rosenmayr, H. (1978). Der alte Mensch in der Gesellschaft. (Kap.1). Hamburg.
Rosenmayr, H. & Rosenmayr, L. (1983). Gesellschaft, Familie, Alternsprozeß. In: Reimann, H. & Reimann, H. (Hrsg.). Das Alter - Einführung in die Gerontologie (S. 45-70). Stuttgart.
Schneider, H. D.(1970). Soziale Rollen im Erwachsenenalter. Frankfurt.
Strehler, B. (1962). Time, cells and aging. New York
Thomae, H. (1968). Persönlichkeit und Altern. In: Schubert, R. (Hrsg.): Herz und Atmungsorgane im Alter, Psychologie und Soziologie in der Gerontologie (S.191-203). Darmstadt.
Thomae, H. (1983). Alternsstile und Altersschicksale. Bern.
Tews, H. P.(1979). Soziologie des Alterns (Kap. 1, 4, und 5). Heidelberg.
Ulich, D. (1987). Krise und Entwicklung (Kap. 3.2). München-Weinheim.

4. Psychologische Modelle der Entwicklung und des Alterns

Im Laufe der entwicklungspsychologischen Forschung gab es immer wieder Bemühungen, die gesamte menschliche Entwicklung in Modellen darzustellen. Dahinter steckte nicht nur die Wißbegier, die Vielschichtigkeit der Entwicklung besser beschreiben und erklären zu wollen, sondern auch der Anspruch, auf Entwicklungsprozesse in den verschiedenen Lebensphasen optimierend einwirken zu können. Aus diesem Anspruch erwuchsen die Aufgabenbereiche der Angewandten Entwicklungspsychologie der Lebensspanne, zu denen auch die Interventionsgerontologie gehört (Oerter & Montada, 1995). Von ihr wird in einem späteren Kapitel die Rede sein.

Aus der Vielzahl heterogener Entwicklungsmodelle muß eine Auswahl getroffen werden. Akzentuiert werden Modelle, die die menschliche Entwicklung aus *psychologischer / sozialwissenschaftlicher* Perspektive beleuchten. Zu den Vorreitern gehören bekannte Phasen- und Stufenmodelle, die bis heute ihre Plausibilität und Anregungskraft nicht eingebüßt haben (Erikson). Daraus leiteten sich handlungsorientierte Entwicklungsvorstellungen ab, die den Menschen als Akteur und Mitgestalter seiner Entwicklung konzeptualisierten (Havighurst). Den inneren Vorgängen der Erfahrungsverarbeitung und Verhaltenssteuerung wenden neuere Modelle ihre Aufmerksamkeit zu (Thomae, Baltes & Baltes). In sozialwissenschaftlichen Denkkategorien entwarf der Soziologe Hurrelmann ein Modell der Persönlichkeitsentwicklung. Soziologisch orientiert ist auch das Modell des normalen Alterns von Kuypers und Bengtson.

4.1 Modell der Entwicklungsphasen und -stufen

In der Entwicklungspsychologie ist wiederholt der Versuch unternommen worden, den gesamten Lebenslauf nach Phasen und Stufen zu gliedern. Dabei wird von einer geregelten Abfolge dieser Phasen ausgegangen. Dem zugrunde liegt eine bestimmte Entwicklungsdynamik, die zu einem bestimmten Entwicklungsziel bzw. Endzustand hinstrebt. Entwicklung bedeutet nun für das Individuum, daß es diese Phasen in einer wünschenswerten Weise durchläuft, um dadurch das Entwicklungsziel zu erreichen. Als Entwicklungsziele sind z.B. die „gesunde" oder „reife Persönlichkeit", die „seelische Gesundheit", „Integrität der Persönlichkeit" oder das „erfolgreiche Altern" definiert worden.

Alle Phasen- und Stufenmodelle stehen jedoch in Gefahr, zu viele normative Vorgaben zu machen und bestimmte gesellschaftstypische Entwicklungen und Lebensentwürfe zu verallgemeinern. Häufig wird ihnen universelle Gültigkeit unterlegt. In ihrer Allgemeingültigkeit sind sie empirisch jedoch kaum zu überprüfen.

Ein bekannter Vertreter von Phasen- und Stufenmodellen der Entwicklung über die Lebensspanne soll kurz behandelt werden.

Das Phasenmodell von Erik H. Erikson

Erikson fußt auf der psychosexuellen Entwicklungstheorie von Sigmund Freud, die grob besagt, daß eine gesunde Libidoentwicklung als Voraussetzung heterosexueller Beziehungen die Stadien der frühkindlichen Sexualität möglichst störungsfrei durchlaufen muß.
Erikson versteht diese Entwicklung als Aufgabe der Bewältigung typischer *Konflikte und Krisen*, die bestimmten Phasen des Lebenslaufs in bestimmter Reihenfolge zugeordnet werden können. Er bezieht aber im Unterschied zu Freud den gesamten Lebenslauf in seine Phasenlehre ein. Er schreibt:

> *„Das menschliche Verhalten soll hier unter dem Gesichtspunkt der inneren und äußeren Konflikte dargestellt werden, welche die gesunde Persönlichkeit durchzustehen hat und aus denen sie immer wieder mit einem gestärkten Gefühl innerer Einheit, einem Zuwachs an Urteilskraft und der Fähigkeit hervorgeht, ihre Sache 'gut zu machen', und zwar gemäß den Standards derjenigen Umwelt, die für diesen Menschen bedeutsam ist" (1973, S. 56).*

Eine Persönlichkeit ist gesund, die
- ihre Umwelt aktiv meistert (nach M. Jajoda),
- eine gewisse Einheitlichkeit zeigt,
- imstande ist, die Welt und sich selbst richtig zu erkennen.

Erikson unterscheidet *acht Stadien der Ich-Entwicklung*, die durch jeweils typische Konfliktkonstellationen gekennzeichnet sind. Seine Stadienlehre basiert nicht auf strengen empirischen Untersuchungen, sondern entstammt der reichen klinischen und kulturanthropologischen Erfahrung und der Intuition. Sie hat Orientierungscharakter und kann zur gezielteren Hypothesenbildung anregen. Entwicklung setzt nach Erikson eine aktive Auseinandersetzung mit den Kernkonflikten in den einzelnen Lebensphasen voraus.

Die Tabelle 1 zeigt die Entwicklungsphasen nach Erikson. Der jeweiligen Altersphase sind die phasentypische Krise und die günstigste Lösung der Krise zugeordnet.

Tabelle 1: Entwicklungsphasen nach Erikson (s. Fisseni, 1984, S. 40f)

Phase Alter		Art der Krise	Günstigste Lösung der Krise
I	Oral Erstes Lebensjahr	Urvertrauen gegen Urmißtrauen	Erwerb von Vertrauen und Optimismus
II	Anal Zweites Lebensjahr	Autonomie gegen Scham und Zweifel	Erlernen von Kontrolle über sich selbst und seine Umgebung
III	Lokomotorisch-genital Drittes-fünftes Lebensjahr.	Initiative gegen Schuldgefühle	Zielgerichtetheit und zweckhaftes Handeln
IV	Latenz Sechstes Lebensjahr Pubertät	Leistungsverhalten gegen Minderwertigkeitsgefühle	Erleben der eigenen Kompetenz
V	Pubertät und Adoleszenz	Identität gegen Rollendiffusion	Integration von früheren, gegenwärtigen und zukünftigen Zielen, Vertrauen
VI	Frühes Erwachsenenalter	Intimität gegen Isoliertheit	Engagement, Teilenkönnen, Nähe und Liebe teilen können
VII	Mittleres Erwachsenenalter	Generativität gegen Rückzug auf sich selbst	Schöpferische Tätigkeit, Zuwendung zur Welt, zur kommenden Generation
VIII	Reifes Erwachsenenalter	Ich-Integrität gegen Verzweiflung	Zukunftsperspektiven, Annahme des eigenen Lebens, Weisheit

Die Stadien werden dargestellt nach Erikson: „Kindheit und Gesellschaft“ (1965), in der deutschen Fassung von „Childhood and Society“ (1963).

Die Grundannahme dieser Stadienlehre liegt darin, daß die Bewältigung der Krisen in früheren Stadien der Entwicklung eine notwendige Voraussetzung für die Bewältigung der Krisen auf den nächst höheren Stadien ist.

Die phasentypischen Konflikte zwischen einem positiven und negativen Pol werden von Erikson anschaulich beschrieben, anders als in der kargen Sprache eines Empirikers (s. auch Montada, 1995, S. 64-65).

4.2 Modell der Entwicklungsaufgaben und -potentiale

Im Modell der Entwicklungsaufgaben wird versucht, die Entwicklungskapazitäten eines Individuums mit gesellschaftlich definierten Anforderungen in einzelnen Phasen des Lebenslaufs in Beziehung zu setzen. Die sukzessive Auseinandersetzung mit den Entwicklungsaufgaben der einzelnen Phasen des Lebenslaufs und ihre möglichst erfolgreiche Bewältigung sind die Voraussetzung für eine optimale Persönlichkeitsentwicklung. Hier ist die Parallele zum Entwicklungsmodell von Erikson zu entdecken.

Im Modell der Entwicklungsaufgaben wird das Individuum als ein lebenslang Lernender gesehen, der sich aktiv mit einer ebenfalls aktiven sozialen Umwelt auseinandersetzt. Es versucht entsprechend seinen wahrgenommenen Leistungskapazitäten Handlungsziele zu setzen, die sich an bestimmten gesellschaftlich definierten Entwicklungsnormen orientieren. Diese Entwicklungsnormen sind phasenspezifisch. Als eine Entwicklungsaufgabe im Vorschulalter hat z.B. der Schuleintritt zu gelten, oder im hohen Alter die Bewältigung des Ausscheidens aus dem Berufsleben. Das Konstrukt der Entwicklungsaufgaben hat bis heute seine Faszination in der Entwicklungspsychologie nicht eingebüßt.

> *„Als Entwicklungsaufgabe wird eine individuelle Setzung festgelegt, die sich sowohl auf die soziokulturelle Entwicklungsnorm wie auf die wahrgenommene Leistungskapazität bezieht" (Oerter, 1978, S. 74).*

Die Setzung von Entwicklungsaufgaben ist mit der Anspruchsniveausetzung zu vergleichen, jedoch mit zwei Besonderheiten:

- sie erstreckt sich auf längere Zeiträume (über Jahre, evtl. Jahrzehnte),
- das Anspruchsniveau verändert sich mit der antizipierten Veränderung der Zielsetzungen, die sich wiederum an den phasentypischen Entwicklungsnormen orientieren.

Die Entwicklungsaufgaben müssen den durchschnittlichen Leistungskapazitäten des Individuums in einzelnen Phasen der Entwicklung entsprechen, damit es nicht zur Über- bzw. Unterforderung kommt.

Bekannt geworden sind die Modelle von Havighurst und Peck, die von Eriksons Denken beeinflußt wurden.

Das Modell von Robert Havighurst

Havighurst (1963), ein amerikanischer Pädagoge und Gerontologe, gliedert den Lebenslauf nach Dekaden und hält die folgenden *dominanten Anliegen* für typisch:

0-10 Erwerb einer unabhängigen Existenz
10-20 Bewußte Personwerdung
20-30 Setzen von Schwerpunkten in der Lebensgestaltung
30-40 Sammlung aller Energien
40-50 Selbstbehauptung
50-60 Entwicklung eines neuen Lebensstils
60-70 Entscheidung, ob und wie man sich aus sozialen Bindungen löst
70-80 Das Beste aus dem Rückzug machen

Für die einzelnen dominanten Anliegen formuliert Havighurst eine Reihe von Entwicklungsaufgaben. Eine Entwicklungsaufgabe in einer bestimmten Altersphase speist sich aus drei Quellen: (1) aus körperlichen Gegebenheiten und Veränderungen, (2) aus kulturellen und gesellschaftlichen Anforderungen und (3) aus individuellen Wertorientierungen, Ansprüchen und Zielen. Einige Entwicklungsaufgaben sind verbindlich vorgegeben, z. B. der Schuleintritt, andere lassen dem Individuum mehr Spielraum und werden weniger streng sanktioniert, z. B. die Gestaltung einer Partnerschaft.

Als Beispiel sollen die Entwicklungsaufgaben für das höhere Alter (60 Jahre und älter) aufgeführt werden (Ruch & Zimbardo, 1974, S. 91):

Tabelle 2: Entwicklungsaufgaben im Alter nach Havighurst

- Anpassung an das Nachlassen der Kräfte und der Gesundheit
- Anpassung an den Ruhestand und an ein vermindertes Einkommen
- Anpassung beim Tod des Partners
- Anpassung an die eigene Altersgruppe
- Fortführung sozialer und gesellschaftlicher Verpflichtungen
- Anpassung an die entsprechenden Wohn- und Lebensbedingungen.

Das Modell von Robert Peck

Peck (1968) entwirft ein Modell der Persönlichkeitsentwicklung für das Erwachsenenalter. Er sieht diese Entwicklung charakterisiert durch phasentypische Konfliktkonstellationen, die ähnlich wie bei Erikson sukzessiv gelöst werden müssen. Im einzelnen beschreibt er folgende Konflikte zwischen jeweils zwei Entwicklungstendenzen:

Tabelle 3: Entwicklungsaufgaben im Erwachsenenalter nach Peck

Mittleres Erwachsenenalter:
- Bewertung der „Weisheit" im Unterschied zur Bewertung der körperlichen Kräfte,
- Sozialisierung im Vergleich zur Sexualisierung in den menschlichen Beziehungen,
- Kathektische Flexibilität im Gegensatz zu kathektischer Verarmung (kathektisch hier im Sinne von emotional, d. Verf.),
- Geistige Beweglichkeit im Gegensatz zu geistiger Starrheit.

Höheres Erwachsenenalter
- Ich-Differenzierung gegenüber Verhaftetbleiben in der Berufsrolle,
- Transzendenz des Körperlichen gegenüber Gefangensein in körperlichen Beschwerden,
- Ich-Transzendenz gegenüber Ich-Befangenheit.

Entwicklung bedeutet nach Peck, wie Erwachsene mit altersbezogenen Veränderungen fertig werden und körperliche, psychische und soziale Einbußen durch Schwerpunktverlagerung in ihrem Wertesystem auszugleichen vermögen. In jüngerer Zeit wird dieser Gedanke wieder von Baltes und Baltes (1989) in ihrem Modell der Selektiven Optimierung und Kompensation aufgegriffen und zur Grundlage empirischer Untersuchungen gemacht (s.u.).

Das Modell der „produktiven Realitätsverarbeitung" von Klaus Hurrelmann

Der Soziologe Hurrelmann (1986) entwirft ein Modell der Persönlichkeitsentwicklung, die eng verzahnt mit gesellschaftlichen und sozialstrukturellen Einflußfaktoren gesehen wird. Der Autor entwirft dieses Modell deshalb auch als eine *Sozialisationstheorie*, die disziplinübergreifend enge Berührungspunkte mit aktuellen psychologischen Entwicklungsmodellen aufweist. Hurrelmann versteht Sozialisation als „produktive Verarbeitung der inneren und der äußeren Realität" (S. 63). Eine seiner entscheidenden Prämissen besteht in der Aufwertung des

Individuums, das sich in einem aktiven Prozeß mit Lebensanforderungen auseinandersetzt und somit seine Persönlichkeitsentwicklung im Kontext gesellschaftlicher Anreizbedingungen mitgestaltet. Dabei entwickelt und differenziert es Fähigkeiten der Realitätsaneignung, -verarbeitung und -veränderung (sog. Handlungskompetenzen).

Unter Sozialisation (im Sinne der Persönlichkeitsentwicklung) wird nach Hurrelmann (1986, S. 14) der Prozeß verstanden,

> *„in dessen Verlauf sich der mit einer biologischen Ausstattung versehene menschliche Organismus zu einer sozial handlungsfähigen Persönlichkeit bildet, die sich über den Lebenslauf hinweg in Auseinandersetzung mit den Lebensbedingungen weiterentwickelt."*

Hurrelmann wendet sich wie die heutigen Entwicklungspsychologen gegen deterministische Entwicklungs- und Sozialisationsmodelle. Zwar sei die Sozialisation nie „gesellschaftsfrei" zu begreifen, das Individuum baue jedoch im Verlauf seiner Entwicklung Handlungskompetenzen auf, um mit den Umweltanforderungen zurechtzukommen. In seinem Modell der „produktiven Realitätsverarbeitung" geschieht Persönlichkeitsentwicklung stets in einem sozialen und ökologischen Kontext. Dieser wird subjektiv aufgenommen und verarbeitet. Als internalisiertes Bezugssystem beeinflußt er das Denken und Handeln der Person, die wiederum auf diesen Kontext gestaltend und verändernd einwirkt. Aus dem Wechselspiel von *assimilativen*, d. h. Umwelteinflüsse aktiv verarbeitenden und *akkomodativen,* d.h. an Umweltanforderungen sich anpassenden Handlungsweisen wird Persönlichkeitsentwicklung allmählich konstituiert.

Dieser *interaktionale* (auch: *transaktionale*) Standpunkt ist heute Standard in der psychologischen und soziologischen Entwicklungsforschung. Er geht auf eine in beiden Disziplinen lange Denktradition zurück, für die zum Beispiel die Namen G. H. Mead, K. Lewin, A. Bandura und U. Bronfenbrenner stehen. Im Zuge der „kognitiven Wende" in der Psychologie wurde den kognitiven Aufnahme- und Verarbeitungskapazitäten als inneres Handlungssteuerungssystem sehr viel mehr Aufmerksamkeit geschenkt. Ein bekannter Vertreter dieser Denkrichtung ist Hans Thomae, der die subjektive Seite von Persönlichkeitsveränderungen im Alter ins Blickfeld rückt.

4.3 Kognitive Persönlichkeitstheorie des Alterns

Thomae (1971) untersucht in einem richtungsweisenden Beitrag die Bedeutung kognitiver Persönlichkeitstheorien für eine psychologische Theorie des Alterns. Zentraler Ausgangspunkt für seine Argumentation ist die „alternde Persönlichkeit". Damit ist ein integrierendes System gemeint, das allen mit dem Altern einhergehenden Veränderungen erst ihre subjektive Bedeutung verleiht. Das Konzept der „alternden Persönlichkeit" erfaßt nach Thomae auch „Vorgänge des Gewahrwerdens und der - sei es bewußten oder unbewußten - Auseinandersetzung mit dem Altern" (S. 9).

Thomae stellt seinen Ansatz der „alternden Persönlichkeit" in den Kontext kognitiv ausgerichteter Persönlichkeitstheorien, die heute in der Persönlichkeitsforschung neben den eigenschaftszentrierten Ansätzen eher den Prozeß und die Dynamik der Persönlichkeitsentwicklung betonen.

Hiernach bestimmen nicht nur innere und äußere Reizbedingungen das Verhalten des Menschen, sondern vor allem *kognitive Zwischenprozesse*, wie Erwartungen, Pläne, Vorsätze und Überzeugungen, die im Laufe der Entwicklung aufgebaut werden. Sie führen dazu, daß Situationen subjektiv wahrgenommen und interpretiert werden. Die Art dieser Situationswahrnehmung, die Art, wie das Individuum die Welt erlebt, wirkt sich auf sein Verhalten aus. Die Erwartungen, Pläne, Vorsätze und Überzeugungen, kurz: das kognitive System wiederum ist nicht unabhängig von dominanten Strebungen und Bedürfnissen des Individuums, dem *motivationalen* System.

Der Prozeß der Persönlichkeitsveränderung ist nach Thomae aus dem Zusammenwirken der folgenden Grundvariablen zu erklären: der objektiven situativen Veränderung, der erlebten Veränderung, der motivationalen Veränderung und letztlich der Verhaltensänderung.

Um das Zusammenwirken dieser Grundvariablen im Hinblick auf die „alternde Persönlichkeit" zu verdeutlichen, stellt Thomae (1971, S. 10f) drei Postulate auf:

Postulat 1

„Verhaltensänderungen gehen stärker mit erlebten Veränderungen einher als mit objektiven Veränderungen in der Lebenssituation."

Zum Beispiel hängt die Anpassung an den „Ruhestand" weniger von den objektiven Begleitumständen ab, als von den Einstellungen und Erwartungen vor Eintritt dieses Ereignisses und von der Art des Erlebens der Begleitumstände.

Postulat 2

„Die Art, in der situative Veränderungen erlebt werden, ist von dominanten Bedürfnissen und Erwartungen des Individuums oder der Gruppe abhängig."

Zum Beispiel kann das Bedürfnis nach möglichst selbständiger Lebensführung im Alter dazu führen, daß viel mehr Chancen in der Alterssituation wahrgenommen werden. Umgekehrt kann das Motiv, bestimmten Altersnormen zu entsprechen, auch dazu führen, die Situation umzudeuten oder verzerrt wahrzunehmen. Dies wiederum birgt die Gefahr der Selbsteinschränkung und des Rückzugs aus Aktivitäten, die als nicht „altersgemäß" bewertet werden.

Postulat 3

„Anpassung an das Altern ist eine Funktion des Gleichgewichts zwischen den kognitiven und motivationalen Systemem des Individuums."

Das bedeutet, daß Altern dann wahrscheinlich sinnvoll erlebt wird, wenn die mit diesem Prozeß einhergehenden Veränderungen in einer Weise wahrgenommen und erlebt werden, die mit den dominanten Bedürfnissen und Strebungen des Individuums in Einklang steht. Dabei ist die Voraussetzung zu machen, daß sich das Individuum über seine ihm eigenen Bedürfnisse im klaren ist.

Eine Schwierigkeit für die „alternde Persönlichkeit" liegt darin, daß das Gleichgewicht zwischen kognitiven und motivationalen Systemen als Bedingung für sinnvolles Altern in vielen Fällen nur dadurch erreicht werden kann, daß Erwartungen, Pläne, Vorsätze (d.h. kognitive Strukturen) revidiert werden, weil Änderungen der objektiven Lebensbedingungen und des Bedürfnissystems schwer zu realisieren sind. Als Beispiel diene die Anpassung an die Heimsituation im Falle der Pflegebedürftigkeit. Die objektiven Lebensumstände, die die Pflegesituation im Heim bestimmen, sind nur in engem Umfang zu beeinflussen. Eigene Ansprüche sind schwer durchzusetzen. Es bleibt die Möglichkeit der begrenzten Einwirkung auf die unmittelbare Umwelt (z.B. durch Organisation und Inanspruchnahme von Hilfe) oder die innere *und* äußere Anpassung an die unveränderbar erlebte Situation (z.B. durch Verzicht oder Einschränkung des Lebensraums).

Die kognitive Persönlichkeitstheorie, die Thomae konsequent auf das Altern anwendet, hat große Resonanz in Wissenschaft und Praxis gefunden, weil sie in der Lage ist, die innere und äußere Realität, die sich mit dem Altern verändert, in ein dynamisches Gleichgewicht zu bringen. Die oft registrierte Diskrepanz zwischen objektiver Realität und subjektiver Verarbeitung dieser Realität läßt sich damit gut erklären.

4.4 Sozialpsychologisches Modell des „normalen Alterns"

Kuypers und Bengtson (1973) versuchen den Alternsprozeß mit Hilfe des in der Soziologie entwickelten Etikettierungsansatzes zu beschreiben. Mit diesem Ansatz wird ein Mechanismus aufgedeckt, der darin besteht, daß unter Bedingungen der Beeinflußbarkeit und Verhaltensunsicherheit soziale Bewertungen und Vorurteile das Selbstbild und die wahrgenommene Kompetenz eines Menschen so schwächen können, daß er Verhaltensauffälligkeiten zeigt, die den sozialen Erwartungen entsprechen. Somit wird ein „Teufelskreis" aufgebaut, den die Autoren das *„Syndrom des sozialen Zusammenbruchs"* (social-breakdown syndrome) nennen.

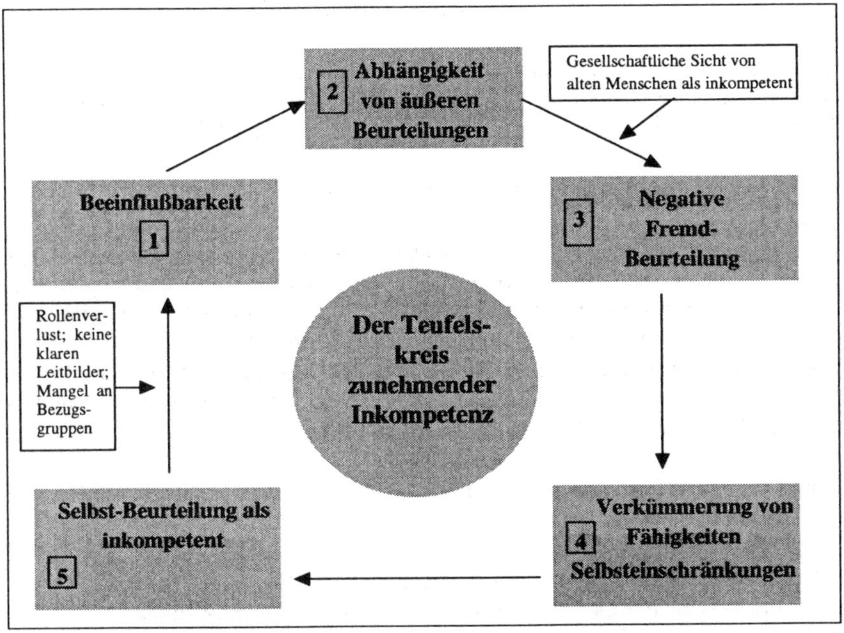

Abbildung 5: Das Modell des „social breakdown syndrome" im Alter mit negativen Einflüssen aus dem äußeren sozialen System (Kuypers & Bengtson, 1973)

Alte Menschen sind für derartige Zuschreibungen (Etikettierungen) aufgrund der Status- und Rollenunsicherheit, vager Altersnormen und des Mangels an Bezugsgruppen besonders anfällig. Sie haben diesen Zuschreibungen häufig kein eigenes stabiles und positives Bezugssystem entgegenzusetzen und geraten somit in den „Teufelskreis" zunehmender Abhängigkeit von externen Bewertungen und damit unter soziale Kontrolle. Dieser „Teufelskreis" verläuft wie folgt (s. Abb. 5).

(1) Vorbedingungen der Anfälligkeit für soziale Etikettierung
(2) Abhängigkeit von äußeren Beurteilungen
(3) Diese Beurteilungen sind überwiegend negativ (alt, inkompetent etc.)
(4) Allmähliche Übernahme der „Altersrolle"
(5) Lernen von Verhaltensweisen, die dieser Rolle entsprechen
(6) Verkümmerung früherer Fähigkeiten und Fertigkeiten
(7) Selbstbeurteilung als alt, verbraucht, hilfsbedürftig etc.

Für diesen Vorgang der Internalisierung zugeschriebener Verhaltensnormen als Bezugssystem für Handeln prägte man in der Soziologie/Sozialpsychologie den Terminus der „Sich selbst erfüllenden Prophezeiung" (Self-fulfilling prophecy).

Eine Durchbrechung dieses „Teufelskreises" ist nach Ansicht der Autoren an mehreren Stellen möglich.

In einem Modell der *sozialen Rekonstruktion* (social reconstruction syndrome) zeigen sie auf, wie durch Veränderung sozialer Wert- und Bewertungssysteme, durch gezielte Interventionen in der Sozialpolitik und Altenhilfe langfristig die Selbsteinschätzung alter Menschen verbessert werden kann. Diese Verbesserung trägt zu selbstbestimmterem und kompetenterem Verhalten im Alter bei, das dazu führen kann, daß alte Menschen ihre eigenen Bewertungssysteme aufbauen (s. Abb. 6).

Kompetenz wird von Kuypers und Bengtson unter drei Gesichtspunkten definiert:

- Kompetenz als erfolgreiche Ausübung sozialer Rollen
- Kompetenz als Fähigkeit zur Anpassung an Umweltveränderungen
- Kompetenz als Gefühl eigener Fähigkeit und internaler Kontrolle.

Das Modell des normalen Alterns von Kuypers und Bengtson eignet sich besonders, um Rückbildungs- und Abbauerscheinungen, die allzu leicht dem Alter als „Ursache" zugeschoben werden, als Ergebnis von Zuschreibungs- und Internalisierungsprozessen zu entlarven. Das Alter schafft zwar besondere Risiken und Gefährdungsmomente, die das Selbst eines Menschen besonders anfällig für äußere Einflüsse machen. Die Art und Weise, wie er diesen äußeren Einflüssen durch Kompetenz und Selbstreferenz zu begegnen vermag, hängt von inneren und äußeren Ressourcen ab, zu denen vor allem das Gefühl gehört, die Kontrolle über sich und die Umwelt nicht zu verlieren.

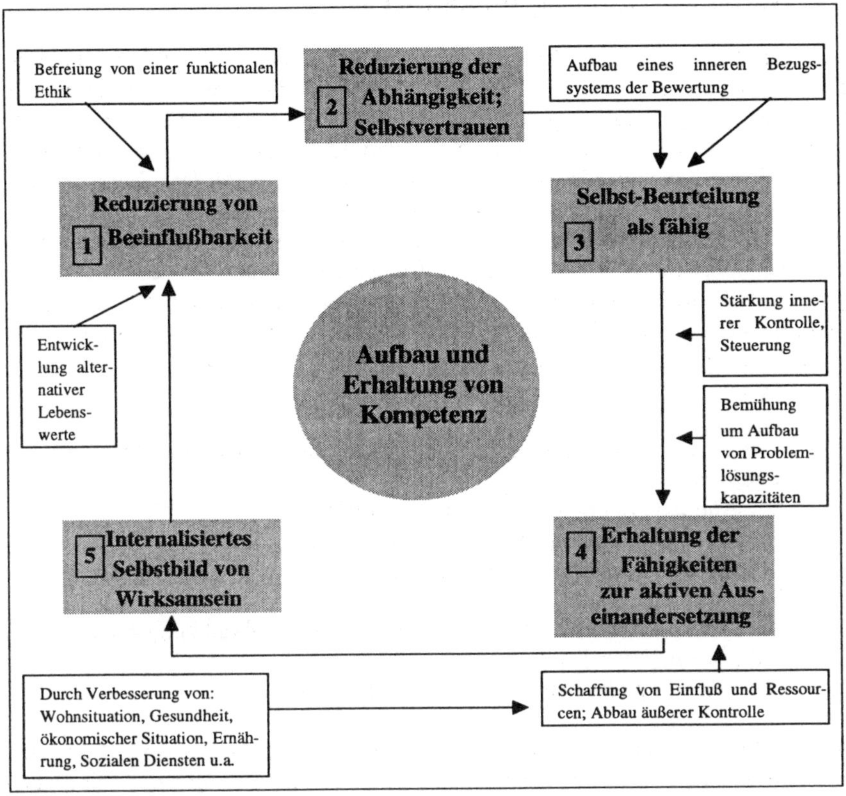

Abbildung 6: Das Modell des „social reconstruction syndrome" durch Stärkung der Kompetenz und Selbstbestimmung im Alter (Kuypers & Bengtson, 1973)

Am Beispiel des „unselbständigen Verhaltens" von Heimbewohnern im Pflegeheim kann gezeigt werden, das diese Verhaltenskategorie nicht alterstypisch sein muß, sondern unter den Umweltbedingungen eines Pflegeheims konditioniert und durch das Streben nach begrenzter Kontrolle über die unmittelbare Umgebung aufrechterhalten wird. Das Modell des normalen Alterns in Verbindung mit lerntheoretischen Annahmen kann dieses Phänomen gut erklären (M. Baltes, 1995).

4.5 Modell des „erfolgreichen Alterns"

Baltes und Baltes legten 1989 ein Modell erfolgreichen Alterns vor, das eine große Resonanz in der internationalen Alternsforschung hervorgerufen hat. In diesem Modell geht es um psychologische Prozesse und Mechanismen, die eine möglichst optimale Anpassung an Veränderungen des Alterns gewährleisten, ohne daß das Wohlbefinden grundlegend beeinträchtigt wird. Das Ziel ist *erfolgreich zu altern.* Kriterien für erfolgreiches Altern können sein: Lebensdauer, körperliche Gesundheit, geistige Gesundheit, psychosoziale Einflußmöglichkeiten, Handlungskontrolle und Lebenszufriedenheit. Hinzu müssen „objektive" günstige Lebensbedingungen kommen. „Subjektive" Indikatoren sind zwar notwendige, aber keinesfalls hinreichende Bedingungen erfolgreichen Alterns. Das Modell von Baltes und Baltes steht auf dem Boden wissenschaftlicher Erkenntnisse, die in sechs Thesen zusammengefaßt werden (S. 88f):

- „Man kann zwischen normalem, optimalem und krankem Altern unterscheiden.
- Der Alternsvorgang ist heterogen (variabel).
- Es gibt eine beträchtliche „stille Reserve" (Plastizität).
- In der Nähe der Leistungsreservegrenzen gibt es einen altersbedingten Verlust.
- Mit fortschreitendem Alter wird die Bilanz von Entwicklungsgewinn und -verlust zunehmend negativ.
- Das Selbstbild bleibt auch im hohen Alter intakt."

Als Strategie für ein erfolgreiches Altern entwickeln Baltes und Baltes das *„Prinzip der Optimierung durch Selektion und Kompensation"*, das seit mehreren Jahren in variierter Formulierung in der gerontologischen Fachwelt große Beachtung findet (s. Abb. 7).

Baltes (1997) spricht in seinen letzten Publikationen von einer Metatheorie mit hohem Generalisierungsgrad, die nicht nur auf Anpassungsstrategien im Alter angewendet werden könne, sondern für den gesamten Entwicklungsverlauf von Bedeutung sei. Über den Lebenslauf komme es zu unterschiedlichen Gewichtungen und Kombinationen von Selektion, Optimierung und Kompensation. Mit zunehmendem Lebensalter spielten in der „Gesamtarchitektur" des Lebenslaufs Prozesse der Selektion und Kompensation eine immer größer werdende Rolle. Insbesondere im hohen und höchsten Alter werde die Alltagsbewältigung in starkem Maße von Kompensationsbemühungen geprägt.

Unter *Optimierung* verstehen Baltes und Baltes das Bestreben von Menschen, ihr Anspruchs- und Lebensniveau möglichst stabil zu halten bzw. dieses noch zu verbessern. *Selektion* ist eine Anpassungsstrategie, sich auf die Lebensbereiche zu konzentrieren, die von hoher subjektiver Bedeutung sind und zur Identität beitragen. In diesen Bereichen werden besondere Leistungen erbracht. *Kompensation* bezieht sich auf das Bemühen um körperliche und psychisch-soziale Gleichgewichtsregulierung. Sie kommt immer dann zum tragen, „wenn bestimmte Verhaltenskapazitäten ausgefallen oder aber unterhalb eines funktionsadäquaten Stellenwertes gesunken sind" (Baltes & Baltes, 1989, S. 96).

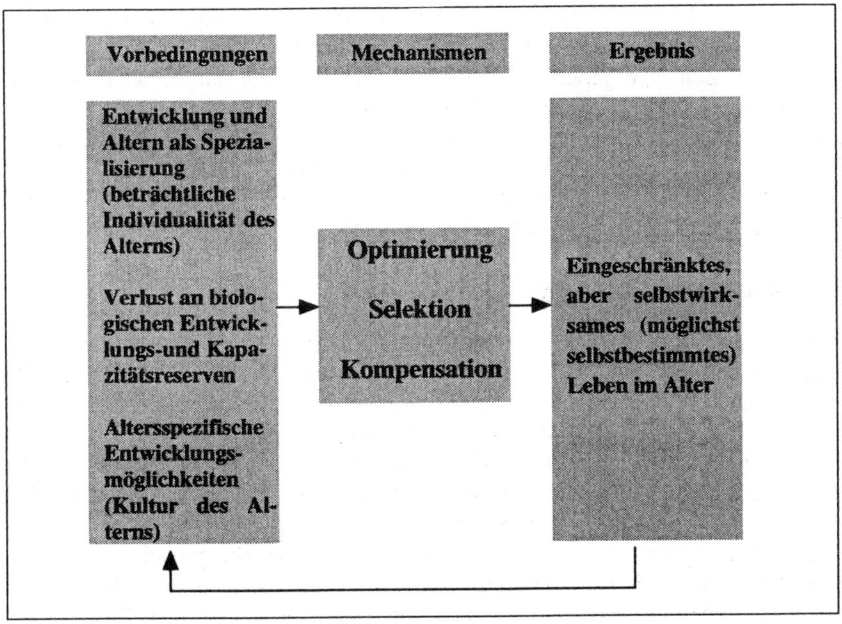

Abbildung 7: Psychologisches Modell erfolgreichen Alterns (nach Baltes & Baltes, 1992, S. 28)

In der neusten Version der Metatheorie der *selektiven Optimierung mit Kompensation (SOK)*, die Baltes (1997, S. 198) nun als „einen allgemeinen Rahmen für jeglichen ontogenetischen Prozeß (individuellen Entwicklungsprozeß, d. Verf.) und deshalb auch jegliche Entwicklungstheorie" versteht, beschreibt *Selektion* „die Richtung, das *Ziel* oder das angestrebte Ergebnis von Entwicklung", *Optimierung* bezeichnet „die *Ressourcen*, die *Mittel*, die das Erreichen von Entwicklungszielen oder Entwicklungsresultaten ermöglichen", und *Kompensation* kennzeichnet eine „adaptive *Reaktion auf den Verlust von Mitteln* (Ressourcen), die dazu dient, den Funktionsstand aufrechtzuerhalten".

Beispiele für die Strategie der Optimierung durch Selektion und Kompensation im Alter lassen sich im Bereich körperlicher, geistiger und kultureller Anforderungen im Alter finden. Die saloppen Redewendungen „Ich muß kürzer treten" oder „Ich konzentriere mich auf das Wesentliche" sind z. B. Ausdruck für diese Strategie. Auch die praktische Altenhilfe beherzigt dieses Prinzip, ohne daß es ihr immer bewußt ist.

Die von Baltes und Baltes (1989) zunächst als Anpassungsstrategie erfolgreichen Alterns formulierte selektive Optimierung mit Kompensation erfuhr im Verlauf der Zeit eine generelle theoretische Ausdehnung auf Entwicklungsprozesse über die Lebensspanne. Auf hohem Abstraktionsniveau soll sie Entwicklungsgesetzmäßigkeiten ins Blickfeld rücken, die sich aus dem lebenslangen Zusammenspiel von biologischen und kulturellen Kräften ergeben. Im Einzelfall muß diese Metatheorie lebenszeit- und bereichsbezogen jedoch auf konkrete Zusammenhänge „heruntertransformiert" werden.

4.6 Zusammenfassung

In der lebenslaufbezogenen Entwicklungspsychologie, einschließlich des mittleren und höheren Alters, sind im Laufe ihrer Geschichte unterschiedliche Modellvorstellungen, wie gesunde, reife, erfolgreiche oder optimale Entwicklung zu verlaufen habe, vorgestellt worden. Modelle dienen dem menschlichen Streben, Erkenntnisse sinnvoll zu ordnen, Zusammenhänge verständlich zu machen und Handlungsmöglichkeiten zu begründen. Traditionelle Phasen- und Stufenmodelle, die die Ablaufdynamik von Wachstum und Reifung biologisch verankert sahen, sind heute allenfalls für die rein körperliche Entwicklung noch von Belang. Anders verhält es sich mit Phasenmodellen, die Entwicklungsfortschritte nicht aus biologischen Gesetzmäßigkeiten, sondern aus der sukzessiven Bewältigung phasentypischer Konflikte (Erikson) oder von Entwicklungsaufgaben (Havighurst) ableiten. Diese Modelle schlagen eine Brücke zu heutigen handlungsorientierten Entwicklungsmodellen, in denen das Individuum weniger bestimmten Entwicklungsnormen zu folgen hat, sondern ihm Spielräume zugebilligt werden, auf die eigene Entwicklung in Richtung und Inhalt einzuwirken. Entwicklungsziele sind nicht allgemein verbindlich vorgeschrieben, sondern können unter günstigen Bedingungen selbst definiert und ausgehandelt werden (z.B. Hurrelmann, 1986). Speziell auf Prozesse der Anpassung an Veränderungen, die mit dem Altern verbunden sind, beziehen sich

- die kognitive Persönlichkeitstheorie des Alterns von Thomae, der Anpassung an das Altern als Gleichgewichtsregulierung zwischen kognitiven und motivationalen Systemen versteht,
- das Modell des „normalen Alterns" von Kuypers und Bengtson, das in einem systemischen Schlußverfahren vom Zusammenspiel innerer Schwächen bzw. Widerstandskräfte und äußeren Einflußnahmen durch Definitionsmacht und Handlungskontrolle ausgeht (Etikettierungsansatz),
- das Modell des „erfolgreichen Alterns" von Baltes und Baltes, das den Bedingungen, Mechanismen und Ergebnissen des Anpassungsprozesses größte Aufmerksamkeit schenkt. Ausgedrückt wird dieser Prozeß einer aktiven Anpassungsleistung an altersbedingte Veränderungen durch die Formel „Optimierung durch Selektion und Kompensation".

Literatur

Baltes, M. M. (1995). Verlust der Selbständigkeit im Alter: Theoretische Überlegungen und empirische Befunde. Psychologische Rundschau, 46, S. 159-170.

Baltes, P. B. (1997). Die unvollendete Architektur der menschlichen Ontogenese: Implikationen für die Zukunft des vierten Lebensalters. Psychologische Rundschau, 48, S. 191-210.

Baltes, P. B. & Baltes, M. M. (1989). Optimierung durch Selektion und Kompensation. Ein psychologisches Modell erfolgreichen Alterns. Zeitschrift für Pädagogik, 35, S. 85-105.

Erikson, E. H. (1973). Wachstum und Krisen der gesunden Persönlichkeit. In: Erikson, E. H. Identität und Lebenszyklus (S. 55-122). Frankfurt.

Fisseni, H. J. (1984). Persönlichkeitspsychologie. Göttingen-Toronto-Zürich.

Havighurst, R. J. (1963). Dominant concerns in the life cycle. In: Schenk-Danzinger, L. & Thomae, H. (Hrsg.): Gegenwartsprobleme der Entwicklungspsychologie (S. 27-37). Göttingen

Hohmeier, J. (1978). Alter als Stigma. In: Hohmeier, J. & Pohl, H. J. (Hrsg.): Alter als Stigma (S. 10-30). Frankfurt.

Hurrelmann, K. (1986). Einführung in die Sozialisationstheorie. Weinheim-Basel.

Kuypers, J. A. & Bengtson, V. L. (1973). Social breakdown und competence: A model of normal aging. Human Development, 16, S. 191- 201.

Montada, L. (1995). Fragen, Konzepte, Perspektiven. In: Oerter, R. & Montada, L. (Hrsg.). Entwicklungspsychologie (S. 1-83). Weinheim.

Oerter, R. (1978). Zur Dynamik von Entwicklungsaufgaben im menschlichen Lebenslauf. In: Oerter, R. (Hrsg.): Entwicklung als lebenslanger Prozeß (S. 66-110). Hamburg.

Peck, R. (1968). Psychologische Entwicklung in der zweiten Lebenshälfte. In: Thomae, H. & Lehr, U. (Hrsg.). Altern - Probleme und Tatsachen (S. 530-544). Frankfurt.

Thomae, H. (1971). Die Bedeutung einer kognitiven Persönlichkeitstheorie für die Theorie des Alterns. Zeitschrift für Gerontologie, 4, S. 8- 18.

5. Psychische und soziale Veränderungen im Alter

In diesem Kapitel werden die psychischen und sozialen Veränderungen, die mit dem Altern einhergehen, behandelt. Zunächst geht es um Veränderungen der kognitiven Leistungsfähigkeit und Kompetenz im Alter, einschließlich der Forschungen zur Weisheit. Es folgen Persönlichkeitsveränderungen, die ein breites Spektrum an inhaltlichen und methodischen Ansatzpunkten und Richtungen umfassen. Im dritten Teil stehen die sozialen Veränderungen, inbesondere die Veränderungen in den familialen Beziehungen im Vordergrund. Themen wie Strukturwandel der Familie, Folgen für das formelle und informelle Hilfesystem sowie soziale Netzwerke im Alter müssen hier zur Sprache kommen.

5.1 Leistungsveränderungen

5.1.1 Lernen und Gedächtnis

Probleme beim Lernen und Behalten neuer Informationen sowie beim Erinnern bekannter Informationen gehören zu den am häufigsten genannten Symptomen zunehmenden Alters. Welchem älteren Menschen ist es nicht peinlich, den Namen eines alten Bekannten, den er auf der Straße trifft, nicht parat zu haben. Werden diese Beschwerden zurecht dem Alter angelastet? Oder sind sie von anderen Einflüssen abhängig? Was ist altersbedingt, was nicht? Auf diese Fragen will dieses Kapitel einige Antworten geben.

Zum Thema Lernen und Gedächtnis sind im Verlauf der gerontologischen Grundlagenforschung sehr viele und ausgefeilte Experimente durchgeführt worden, deren Ergebnisse aber - ähnlich wie bei der experimentellen Lernforschung mit jüngeren Erwachsenen - nicht unmittelbar in die Praxis der Altenarbeit und Altenbildung umgesetzt werden können. Zum Teil sind die Ergebnisse so lebensfern, so stichproben- und methodenabhängig, daß sich eine Generalisierung auf andere, komplexere Lernsituationen verbietet (Weinert, 1995). Erst in jüngerer Zeit hat sich neben der Gedächtnisforschung im Labor ein Forschungszweig etabliert, der die Funktion des Gedächtnisses im Lebensalltag untersucht.

Ohne auf einzelne Experimente hier einzugehen, über die Lehr (1991, S. 103ff) ausführlich berichtet, sollen im folgenden einige *zentrale* Befunde, die sich wiederholt in mehreren Untersuchungen bestätigen ließen, vorgestellt werden.

Zunächst ist aber kurz auf den Zusammenhang von Lernen und Gedächtnis im Kontext eines *Informationsverarbeitungsmodells* einzugehen. Nach diesem Modell müssen drei Phasen unterschieden werden:

- die Phase der Aufnahme/Aneignung von Informationen,
- die Phase der Speicherung und des Behaltens von Informationen,
- die Phase des Erinnerns und Reproduzierens von Informationen.

Der Begriff des *Lernens* bezieht sich vornehmlich auf die erste Phase, in der es um die Aneignung neuer Informationen aufgrund von Übung und Erfahrung geht. Der Begriff des *Gedächtnisses und der Erinnerung* bezieht sich auf die beiden folgenden Phasen, in denen Informationen gespeichert und wieder abgerufen werden. In allen drei Phasen, also bei der Aufnahme, beim Speichern und Erinnern können Leistungsunterschiede zwischen alten Menschen und jüngeren beobachtet werden.

Vom Gedächtnis haben sich Psychologen immer Vorstellungen gemacht. Überholt ist heute eine statische Sichtweise, nach der analog zu einer großen Bibliothek Wissensquanten lediglich geordnet und abgelegt werden. An ihre Stelle ist ein Modell *aktiver Informationsverarbeitung* getreten, nach dem mindestens vier Agenten sich zusammentun müssen, um Informationen aufzunehmen, dauerhaft zu speichern und wieder abrufbar zu machen (s. Schaie & Willis, 1996, S. 330 ff):

- Eigenschaften der Person (z.B. Alter, Wissen, Sinnestüchtigkeit),
- Merkmale des Lern- und Aneignungsprozesses (z.B. Instruktionen, Lerntechniken, Gründlichkeit des Lernens),
- Eigenschaften des Lernmaterials (z.B. Organisationsstruktur, Schwierigkeitsgrad),
- Art und Umstände des Erinnerns (z.B. freie oder gestützte Erinnerung, Wiedererkennen).

Alle vier Einflußfaktoren wirken zusammen. Sie bestimmen im Zusammenspiel die Güte und Effektivität des Lern-, Gedächtnis und Erinnerungsprozesses. Wirken sie nicht in optimaler Weise zusammen, sind Lern- und Gedächtnisprobleme zu erwarten.

Lernprobleme alter Menschen dürften häufig schon in der ersten Phase beginnen, weil sensorische Schwierigkeiten die Aufnahme von Lernmaterial erschweren können. Dadurch bedingt kann auch in den nächsten Phasen der Informationsverarbeitungsprozeß beeinträchtigt sein. Nach dem Drei-

Speichermodell des Gedächtnisses müssen Informationen zunächst ganz kurzzeitig in einem *sensorischen* Speicher präsent sein, um von dort in das Kurzzeitgedächtnis gelangen zu können. Im Arbeitsspeicher als Instanz des Kurzzeitgedächtnisses werden diese Informationen kurzfristig gehalten und so „bearbeitet", daß sie dann auf Dauer in das Langzeitgedächtnis weitergeleitet werden können. Um sich wieder an sie erinnern zu können, müssen sie den Weg zurück ins Arbeitsgedächtnis des Kurzzeitspeichers finden, wo sie mit neuen Informationen konfrontiert werden.

Gedächtnisschwierigkeiten können in allen Instanzen dieses Informations-Transformationsprozesses auftreten, bei alten Menschen insbesondere in der Instanz des Arbeitsgedächtnisses, das für den Transfer von Informationen *in* das und *aus* dem Langzeitgedächtnis sorgt. Sie brauchen deshalb oft mehr Lern- und Organisationshilfen auf der einen und mehr Erinnerungshilfen auf der anderen Seite.

Es folgen einige Ergebnisse zum *Lernen* alter Menschen im Überblick (Lehr, 1991, S. 109f):

- Ältere lernen bei bedeutungsarmem Lernmaterial (z.B. sinnfreien Silben) schlechter als jüngere. Bei sinnhaftem, einsichtigem, alltagsnahem Lernmaterial sind ihre Lernleistungen mit denen jüngerer Menschen vergleichbar (Knopf, 1988).

- Älteren mangelt es häufig an einer effektiven Lernstrategie zum Zwecke der Aufnahme von neuen Informationen („Codierungsschwäche"). Das kann zur Schwierigkeit führen, neues, ungewohntes Lernmaterial mit schon vorhandenen Lerninhalten und Erfahrungen in Verbindung zu bringen.

- Unter Zeitdruck lernen Ältere in der Regel schlechter als Jüngere, d.h. sie machen vor allem mehr Auslassungsfehler. Bei Ausschaltung des Zeitfaktors. d.h. bei selbstgewähltem Lerntempo, erreichen ältere Versuchspersonen ähnliche Leistungen wie ihre jüngeren „Konkurrenten". Starker Zeitdruck behindert Ältere bedeutend stärker als jüngere Menschen.

- Zum Lernen neuer Aufgaben benötigen Ältere in der Regel mehr Zeit und Wiederholungen als Jüngere, weil diese meistens aufgrund einer effektiveren Erfassung der Aufgabenstruktur zu Beginn eine höhere Ausgangsleistung zeigen. Bei Älteren ist die Übungsphase häufig länger.
- Motivationale und emotionale Faktoren können das Lernen von älteren Menschen entscheidend stören. Unsicherheit, zögerndes Verhalten, geringere Risi-

kobereitschaft können dazu führen, daß ihre Lernfähigkeit nicht optimal zur Geltung kommt. Ein Gefühl des Unvermögens und der Inkompetenz, das auf den Prozeß der Selbstzuschreibung von Negativmerkmalen im Alter zurückgehen kann, mag zur Ängstlichkeit und Unsicherheit beitragen, gerade dann, wenn man sich in einer Art „Prüfungssituation“ befindet.

- Ältere lernen leichter, wenn der Lernstoff nicht zu komplex ist, eine klare Gliederung aufweist und übersichtlich und verständlich dargeboten wird. Da der Lernprozeß bei Älteren störanfälliger sein kann, ist es geboten, möglichst optimale Lernarrangements in räumlicher, zeitlicher und didaktisch-methodischer Hinsicht zu treffen.

- Ähnlich wie bei der Intelligenz ist es nicht primär das Alter an sich, das für Lernleistungsdefizite Älterer im Vergleich mit Jüngeren verantwortlich gemacht werden kann, sondern eine Reihe modifizierender biographischer und sozialer Faktoren. Schulbildung, Berufstätigkeit, Anregungsmilieu, Gesundheit beeinflussen nicht nur die Lernfähigkeit, sondern auch die Lernmotivation im Alter.

Die Lernfähigkeit wird mit dem Alter nicht abgebaut, sondern sie wandelt sich. Sie strukturiert sich um, so daß eine Anzahl von Einflüssen, die oben erwähnt wurden, beachtet werden müssen, um das Lerngeschehen im Alter verstehen zu können. Ein wichtiger Faktor ist die lebenslange Übung und Anregung von Lernpotentialen, die nach der „disuse“-These dann verkümmern, wenn sie nicht mehr gebraucht bzw. aktiviert werden.

Lernen und Gedächtnis stehen, wie wir gesehen haben, in einem engen Zusammenhang. Ohne die Fähigkeit, Informationen im Gedächtnis zu speichern, könnte nicht aus Erfahrung gelernt werden. Ohne die Aufnahme von Informationen durch Lernen könnten umgekehrt keine Informationen im Gedächtnis gespeichert und später abgerufen werden. Fleischmann (1983, S. 71) definiert Gedächtnis:

> *„Unter Gedächtnis wird ein Speichersystem verstanden, in dem Informationen über eine bestimmte Zeit hinweg aufbewahrt und ggf. abgerufen werden können“.*

Nach heutigen Modellvorstellungen umfaßt dieses Speichersystem bekanntlich drei Sub-Speicher, einen sensorischen Speicher, einen Kurzzeitspeicher und einen Langzeitspeicher. Eine wichtige Funktion erfüllt dabei ein System als Vermittlunginstanz zwischen Kurz-und Langzeitspeicher, das sog. *Arbeitsgedächtnis* (Schaie & Willis, 1996, S. 326 ff).

Die *Gedächtnisleistungen* sind im Alter in mehrfacher Hinsicht erschwert. Fleischmann (1983, S. 87-88) faßt die Ergebnisse der Gedächtnisforschung in einigen Punkten zusammen:

- „Im Bereich der sehr kurzfristigen Speicherung von Informationen in den sensorischen Registern können im höheren Alter ein rascher Zerfall des sogenannten Echos (als reiznahe Repräsentation eines akustischen Reizes) sowie ein längerer erforderlicher Zeitraum zur Löschung und damit zur Wiederaufnahmebereitschaft des visuellen Registers beobachtet werden.
- Auch für die Spanne der kurzfristigen Merkfähigkeit lassen sich alterstypische Differenzen nachweisen. Man kann von einem deutlich reduzierten Merkumfang im Kurzzeitgedächtnis ausgehen.
- Die Aufnahme-, Enkodierungs- und Abrufgeschwindigkeit aus dem Kurzzeitgedächtnis ist im hohen Alter reduziert.
- Die Prozesse der Verschlüsselung von Informationen im Gedächtnis unterliegen einer Altersabhängigkeit. Es gibt Hinweise auf eine 'oberflächlichere' Verarbeitung von Lerninhalten und ein dadurch bedingtes Behaltensdefizit im hohen Alter.
- Ältere sind in ihren Gedächtnisleistungen insbesondere aufgrund eines erschwerten Abrufs von Informationen aus dem Gedächtnis beein trächtigt.
- Eine vermehrte Interferenzneigung von Gedächtnisinhalten sowie deren beschleunigter Zerfall sind als Erklärungsansätze für geschmälerte Behaltensleistungen strittig.
- Auch in ihrem Erwerb sehr weit zurückliegende Gedächtnisinhalte unterliegen einem Vergessensprozeß
- Erste Hinweise auf Möglichkeiten der Förderung von als defizitär ausgewiesenen Gedächtnisfunktionen liegen vor.“

Einen bemerkenswerten Schritt hat die Gedächtnisforschung in den letzten Jahren getan. Sie hat sich aus dem Labor begeben, um Gedächtnisleistungen im alltäglichen Leben, in natürlicher Umgebung zu studieren. Das Interesse richtet sich nicht nur auf quantitative Unterschiede zwischen Älteren und Jüngeren, sondern *qualitative* Eigenarten des Gedächtnisses kommen ins Spiel.

In einem Versuch, bei dem junge und alte Personen sowohl Inhalte eines Prosatextes zu erinnern als auch in seiner Kernaussage zu interpretieren hatten, erinnerten die jungen Teilnehmer mehr Details der Geschichte als ältere. Ältere gaben dagegen tiefergehende und synthetisierende Interpretationen, während jüngere Teilnehmer eher zu analytischen Interpretationen neigten (Adams, Smith, Nyquist & Perlmutter, 1997).

In diesem Experiment geht es nicht um das Lernen und Erinnern bedeutungsloser Wortlisten, sondern Menschen gehen mit vertrauten und sinnvollen Materialien um. Sie organisieren das Lern- und Gedächtnismaterial nach bestimmten Ordnungsgesichtspunkten und sind besser motiviert, wichtige Dinge zu behalten.

Bei alltagsorientierten Gedächtnisuntersuchungen verschwinden manche Unterschiede zwischen alten und jungen Menschen, die in Laborstudien häufig aufgetreten sind.

Daß das Gedächtnis alter Menschen nicht generell schlechter zu sein braucht als das jüngerer Menschen, zeigen Untersuchungen zum Gedächtnistraining. Wenn zum Beispiel mnemotechnische (gedächtnisstützende) Organisationsprinzipien und Methoden mit alten Menschen eingeübt werden, können sie ihre Gedächtnisleistungen durchaus verbessern. Offen bleibt dabei meistens die Transferwirkung auf ähnlich gelagerte Aufgaben. Weinert und Knopf (1990) kritisieren die „kognitivistischen Einseitigkeiten“ der meisten Gedächtnistrainingsprogramme und betonen die motivationalen Strukturen, die bei Gedächtnisleistungen, vor allem bei alten Menschen, zu beachten sind. Ein *negatives* Bild vom eigenen Gedächtnis wirkt sich störend und leistungsmindernd auf Gedächtnisleistungen aus.

Weinert und Knopf entwickelten deshalb ein Zwei-Stufenmodell zur Förderung des Gedächtnisses bei alten Menschen. In der ersten Stufe, dem sog. Reattribuierungstraining, werden zunächst negative Selbstzuschreibungsmuster korrigiert (z. B. „Das kann ich nicht mehr“, „Mein Gedächtnis ist schlecht“). In der zweiten Stufe erfolgt dann ein Strategietraining im Lernen und Abrufen von Gedächtnisinhalten. Die Trainingsgruppe erzielte gegenüber einer Kontrollgruppe bessere Gedächtnisleistungen, deren Auswirkungen auch nach sechs Jahren noch nachzuweisen waren. Das Reattribuierungstraining wirkte sich dagegen bei den selbstunsicheren Probanden kaum leistungssteigernd auf ihre Lern- und Abrufstrategien aus. Es sind also keine einfachen Ergebnismuster zu erwarten, sondern beim Gedächtnistraining sind vielfache Einflußfaktoren einzukalkulieren.

5.1.2 Intelligenz

Lange Zeit ging man in Wissenschaft und Praxis davon aus, daß die geistige Leistungsfähigkeit des Menschen (insbesondere Intelligenz und Lernfähigkeit) zwischen dem 20. und 30. Lebensjahr ihren Höhepunkt erreicht habe, um danach langsam, aber stetig abzusinken (s. Abb. 8).

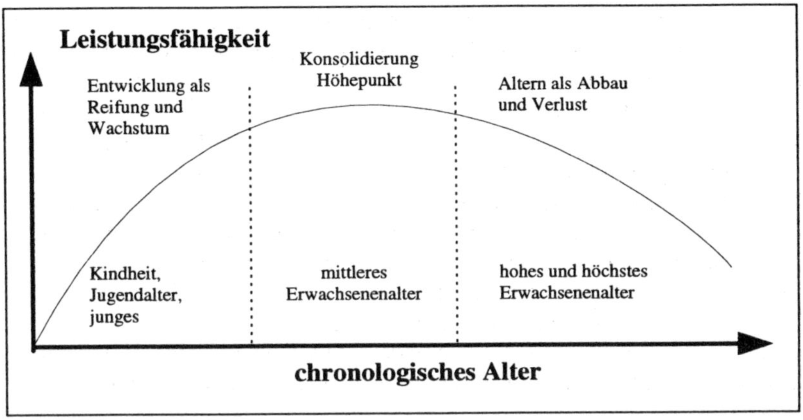

Abbildung 8: Defizitmodell des Alterns

Dieses sog. *Defizit-Modell* der geistigen Entwicklung im Alter hat zu vielen falschen Annahmen im Hinblick auf das Leistungsvermögen alter Menschen und zu deren Abwertung in der Gesellschaft beigetragen. Es ist auch heute noch nicht vollständig überwunden, obwohl zahlreiche Befunde der Alternspsychologie gegen seine Allgemeingültigkeit sprechen. Es hat zwar seine Berechtigung in genau umschriebenen Bereichen kognitiver Leistungsfähigkeit im Alter, darf aber keinesfalls dazu herhalten, alten Menschen in der Praxis der Altenhilfe oder im Alltagsumgang Leistungspotentiale und Fähigkeiten zur Lösung von Problemen abzusprechen.

Zur Entstehung des Defizit-Modells beigetragen haben umfangreiche Querschnittuntersuchungen bei Angehörigen verschiedener Altersgruppen in den USA, die im ersten Weltkrieg und danach durchgeführt wurden (vgl. Lehr, 1991, S. 67ff). Das Defizit-Modell geht in Analogie zur biologischen Lebenskurve von der irrigen Annahme aus, das *chronologische* Alter sei die Hauptursache für den Leistungsabfall im Alter. Diese Annahme übersieht die vielen individuellen Varianten und Verläufe geistiger Leistungsfähigkeit im Alter (differentielles Altern), die auf berufliche, gesundheitliche und soziale Faktoren zurückgehen. Das chronologische Alter wird erst in den hohen Altersgruppen (80 Jahre und älter) zu einer stärkeren Einflußvariablen. Hinzu kommt das methodische Erfassungsproblem: Querschnittuntersuchungen können nur Altersgruppen*unterschied*e und keine Altersveränderungen festellen. Altersgruppen unterscheiden sich jedoch nicht nur durch ihr Alter, sondern auch durch ihre Herkunft aus unterschiedlichen Geburtsjahrgängen. So lassen es die Ergebnisse von Querschnittuntersuchungen nicht zu, eindeutig zwischen dem Einfluß des Alters und dem der Generationszugehörigkeit zu unterscheiden (s. Exkurs 1).

Forschungen der letzten Jahrzehnte, insbesondere Längsschnittuntersuchungen konnten die sekundäre Bedeutung des Alters zur Erklärung von Leistungsveränderungen mit dem Alter nachweisen. Sie trugen damit zur Korrektur des Defizit-Modells bei. Es konnte vielmehr gezeigt werden, daß Einflußfaktoren sozialer und biographischer Art, die stärker mit Generations- bzw. Kohortenunterschieden in Beziehung zu setzen sind, den Großteil der Unterschiede und Veränderungen im kognitiven Bereich zu erklären vermögen (z.B. Baltes, 1984; Kruse & Lehr, 1996; Rudinger, 1976; Schaie, 1993).

Untersucht wurde der modifizierende Einfluß einer Reihe von Faktoren auf die Intelligenzentwicklung im Alter. Zu den einflußreichsten gehören

- Bildungsstand,
- Berufliches Training,
- Gesundheitszustand,
- Lebensstil,
- Anregungsgehalt der Umwelt,
- Motivationslage und leistungsbezogenes Selbstbild.

Alle diese Einflußfaktoren bestimmen in ihrem Zusammenspiel den Verlauf der kognitiven Entwicklung im Alter sehr viel stärker als das chronologische Alter, das erst jenseits des 80. Lebensjahres bemerkenswerte Verschlechterungen anzeigt. Diese können auch mit Verschlechterungen der Sinnestüchtigkeit einhergehen, die im hohen Alter immer gravierender werden. Ob dabei biologisch-organische „Primärprozesse des Alterns" im Spiel sind, läßt sich im „Normalbereich" nicht eindeutig sagen. Bei bestimmten physischen und psychischen Erkrankungen (z.B. Herzkreislauferkrankungen, dementiellen Erkrankungen) setzen kognitive Einbußen meistens jedoch schon früher ein.

Personen mit günstigen Ausgangsbedingungen halten in Längsschnittstudien ihr geistiges Leistungsniveau weitgehend aufrecht, während Personen in ungünstiger Lebenslage und mit gesundheitlichen Schädigungen in ihrem Leistungsvermögen früher abfallen und aus der Längsschnittuntersuchung ausscheiden. Zu den gesundheitlichen Schädigungen gehören vor allem cardiovaskuläre

Erkrankungen, d.h. solche des Herz-Kreislaufsystems. Die Verweildauer in einer Längsschnittuntersuchung über lange Zeiträume des Erwachsenenalters ist also selbst ein Indikator für die Höhe der intellektuellen Leistungsfähigkeit (Rudinger & Reitz, 1995).

Da die meisten Intelligenztests mit Blick auf die Leistungsanforderungen jüngerer Testpersonen entwickelt wurden, ist zu bezweifeln, ob sie den Anforderungen, die das Leben im Alter mit sich bringt, wirklich entsprechen. Ihre sog. *ökologische Validität* zur Überprüfung von praktischen Fähigkeiten zur Alltagsbewältigung ist mit guten Gründen in Zweifel zu ziehen.

Hinzu kommt, daß das, was unter Intelligenz im Alter zu verstehen ist, differenziert werden muß. Es zeigen sich in verschiedenen Intelligenzdimensionen unterschiedliche Leistungsverläufe, so daß von *der* Intelligenz im Alter gar nicht gesprochen werden kann. Die wichtigsten Befunde der Intelligenzforschung im Alter sollen hier kurz zusammengefaßt werden:

- Vom Abbau *der* Intelligenz kann nicht gesprochen werden. Diese ist vielmehr als ein Gefüge verschiedener Fähigkeiten zu verstehen, die in individuell unterschiedlicher Ausprägung und Wirkungsweise am Zustandekommen intellektueller Leistungen beteiligt sind. Einzelne Fähigkeiten zeigen unterschiedliche Veränderungskurven mit dem Alter.
- Es gibt Fähigkeiten, die bis ins hohe Alter hinein nicht nachlassen, vorausgesetzt, es kommt zu keinen krankheitsbedingten Abbauerscheinungen. Man nennt sie *altersbeständig*. Zu ihnen gehören beispielsweise das sprachliche Ausdrucksvermögen, der Wortschatz und das Erfahrungswissen, kurz Fähigkeiten, die mit der Bildungsbiographie und mit lebenslangen Trainingsmöglichkeiten eines Menschen im Beruf und privaten Alltag in Verbindung gebracht werden können. Cattell und Horn sprechen bei diesen kultur- und bildungsabhängigen Fähigkeiten von *„kristalliner Intelligenz"*. Baltes nennt sie die *„Pragmatik"* der Intelligenz. Im Unterschied dazu bilden die Fähigkeiten, die stärker von biologisch-hirnphysiologischen „Primärprozessen" des Alterns abhängig zu sein scheinen, ein eigenes Bündel, das Cattell und Horn *„flüssige Intelligenz"* und Baltes die *„Mechanik"* der Intelligenz nennen. Diese Fähigkeiten, wie z.B. die Aufnahme und Verarbeitung neuer Informationen, das schnelle Erfassen von Zusammenhängen, bei dem man nicht auf Wissen und Erfahrung zurückgreifen kann, lassen mit dem Alter früher und stärker nach als die Fähigkeiten der „kristallinen Intelligenz". Sie werden deshalb auch als *altersabhängige* Fähigkeiten bezeichnet.

- Es muß betont werden, daß die Leistungsunterschiede *innerhalb* höherer Altersgruppen häufig ausgeprägter sind als die Leistungsunterschiede *zwischen* Gruppen verschiedenen Lebensalters. Dieses Ergebnis spricht für eine große Variabilität und für die Auswirkung anderer Faktoren als das chronologische Alter auf die Entwicklung der geistigen Leistungsfähigkeit von alten Menschen. Deshalb sagen Durchschnittsleistungswerte von Altersgruppen wenig aus über die *Streubreite* dieser Werte innerhalb einer Altersgruppe.
- Längsschnittuntersuchungen der letzten Jahrzehnte, z.B. die umfangreiche Seattle Longitudinalstudie von Schaie (1993), haben ganz deutlich zeigen können, daß ein Abfall intellektueller Leistungen im Durchschnitt nicht vor dem 80. Lebensjahr zu erwarten ist, vor allem nicht in den Leistungsbereichen, in denen es auf „kristalline" Fähigkeiten ankommt. Der Leistungsabfall setzt in der Regel bei Fähigkeiten der „flüssigen" Intelligenz früher ein. Er setzt auch früher ein, wenn das Ausgangsniveau, bedingt durch geringere Schulbildung, niedriger war, die berufliche Tätigkeit und andere Lebensumstände wenig Gelegenheit zur geistigen Anregung und Mobilität gaben und der Gesundheitszustand zu wünschen übrig läßt. Längsschnittstudien konnten auch nachweisen, daß sich jüngere und ältere Kohorten (Geburtsjahrgänge) im Verlauf der Zeit in einzelnen Leistungsbereichen unterschieden. So schnitten jüngere Kohorten beim induktiven Denken, in der räumlichen Orientierung und beim Wortschatz besser ab, ältere Kohorten dagegen beim Umgang mit Zahlen und bei der Wortflüssigkeit (Schaie, 1993).
- Die Erkenntnis, daß sich die intellektuelle Leistungsfähigkeit im Alter nicht generell verschlechtert, sondern ihre Veränderung stark von Anregungs- und Trainingsbedingungen in der Lebenswelt abhängt, gab Anlaß für eine Reihe von Trainingsprogrammen, die im Rahmen der sog. Interventionsgerontologie durchgeführt wurden. Diese Trainingsprogramme gehen von der Prämisse aus, daß Lern- und Leistungspotentiale bis ins hohe Alter vorhanden und unter günstigen Bedingungen zu fördern sind. Besonders Baltes und sein Arbeitskreis am Max-Planck-Institut für Bildungsforschung in Berlin haben in gezielten Trainingsstudien nachgewiesen, daß durch geeignete Methoden Kapazitätsreserven zu erschließen und kognitive Fähigkeiten im Alter zu modifizieren sind. Diese Studien haben jedoch auch gezeigt, daß alte Menschen unter Leistungsdruck eher an ihre Kapazitätsgrenzen geführt werden als jüngere Personen. In diesem speziellen Falle ist das chronologische Alter durchaus ein Indikator für Leistungsunterschiede (Baltes, Lindenberger & Staudinger, 1995).

Nach neueren Forschungen kann unter für alte Menschen günstigen Übungsbedingungen von einem bemerkenswerten Grad an Plastizität und Aktivierbarkeit geistiger Fähigkeiten im Alter ausgegangen werden. Das Vorgehen bei Trainingsstudien soll an einem Beispiel verdeutlicht werden.

Dittmann-Kohli (1986) führte bei 204 Personen (Männern und Frauen) im Alter von 65 bis 85 Jahren ein kognitives Trainingsprogramm mit anschließender Wirkungsüberprüfung durch. Nach einem Vortest bei allen Teilnehmern, in dem die kognitiven Ausgangsleistungen festgestellt wurden, verteilten sich die Teilnehmer nach Zufall auf eine Trainings- oder Kontrollgruppe. Die Trainingsgruppe erhielt in zehn Stunden ein ausgeklügeltes Übungsprogramm vorgelegt. Bei der Kontrollgruppe geschah das nicht. Geübt wurden in der Trainingsgruppe Aufgaben des figuralen und schlußfolgernden Denkens, die der „flüssigen" Intelligenz zuzurechnen sind. Ebenfalls wurden Lösungswege demonstriert und eingeübt.

In den Nachtests nach Durchführung des Übungsprogramms zeigte sich in der Trainingsgruppe ein erheblicher Übungsgewinn in trainingsnahen Leistungsbereichen. Auch schätzte sich die Trainingsgruppe in ihrer leistungsbezogenen Selbstbewertung positiver ein als die Kontrollgruppe. Aber auch diese zeigte bereits nur aufgrund der Wiederholung der Testaufgaben einen leichten Übungsgewinn. Die Übungsgewinne hielten jedoch nur mittelfristig an, längerfristig müßte das Übungsprogramm mehrmals wiederholt werden.

5.1.3 Kompetenz und Weisheit

Kompetenz

Dem Defizitmodell der geistigen Entwicklung im Alter wird in der heutigen Gerontologie das Kompetenzmodell entgegengesetzt. Es wird davon ausgegangen, daß die meisten Menschen bis in hohen Jahren selbständig und eigenverantwortlich ihr Alltagsleben meistern und sich kompetent mit den Anforderungen im Alter auseinandersetzen. In einem ersten Zugang kann Kompetenz nach Kruse und Lehr (1996, S. 5/11) definiert werden

> *„als die Fähigkeiten und Fertigkeiten des Menschen zur Aufrechterhaltung eines persönlich zufriedenstellenden, selbständigen und selbstverantwortlichen Lebens".*

Kompetent kann man sich jedoch nicht in allen Lebensbereichen verhalten, sondern in denen ein Vorrat an Wissen und Erfahrung vorhanden ist. Diese differenzierte Betrachtungsweise erfordert auch einen *differenzierten* Kompetenzbegriff.

Kruse (1989) und Olbrich (1987) verdeutlichen die verschiedenen Facetten des recht vagen Kompetenzbegriffes. Sie kommen zu dem Schluß, daß Kompetenz als ein Gefüge von Fähigkeiten, Einstellungen und Selbstwahrnehmungen mit situationsbezogenenen Anforderungen korrespondiert. Deshalb ist es besser von Kompetenz für bestimmte Aufgaben in bestimmten Lebensbereichen zu sprechen. Einflußfaktoren, die auf kompetentes Verhalten einwirken, sind einerseits auf der Personseite zu suchen (z.B. Bildungsstatus, Gesundheitszustand, Selbstbild eigener Fähigkeiten), andererseits aber auch auf der Seite der materiellen und sozialen Umwelt (z.B. Wohnlage und Wohnqualität, Haushaltsform, soziale Unterstützung). Einen Überblick über diese Einflußfaktoren geben Kruse und Lehr (1996, S. 5/13). Diese müssen, um sich kompetent verhalten zu können, zusammenwirken und mit Umweltanforderungen zur „Passung" gebracht werden.

Wie stark der Grad der kompetenten Alltagsgestaltung von soziodemographischen und gesundheitlichen Faktoren abhängig sein kann, zeigt eine Untersuchung von Kruse (1996) bei Personen zwischen 68 und 103 Jahren. Personen mit einem hohen und breiten Aktivitätsgrad hatten einen höheren Bildungsstand, eine eher gute Gesundheit und eine bessere materielle Absicherung. Bei denen mit geringem und engem Aktivitätsradius war das Gegenteil der Fall.

Die Berliner Altersstudie erbrachte aber auch, daß die Alltagskompetenz jenseits von 70 Jahren abnimmt und die eingeschätzte Hilfsbedürftigkeit in Alltagsverrichtungen zunimmt. Es ist auch zu einfach, von *der* Alltagskompetenz zu reden. Vielmehr ist von einem mehrdimensionalen Konstrukt auszugehen, das *basale* Tätigkeiten zur Bewältigung des täglichen Lebens und *erweiterte* Aktivitäten wie Ausflüge machen, Hobbys nachgehen etc. umfaßt (Zweikomponentenmodell der Kompetenz). Die erweiterte Alltagskompetenz setzt in einem gewissen Maße basale Alltagskompetenz voraus, die wiederum mit gesundheitlichen Indikatoren in Zusammenhang steht (Baltes, M. et al., 1996).

Aber auch wenn Einschränkungen zu machen sind, gelingt es der Mehrheit alter Menschen, mit den Anforderungen des Lebens einigermaßen zurechtzukommen. Die Anpassungsleistungen, die dabei zu erbringen sind, werden heute nach einem Prozeßmodell von Baltes und Baltes (1989) beschrieben, das sich „Optimierung durch Selektion und Kompensation" nennt. Danach gelingt es alten Menschen, ihr Wohlbefinden durch Ausbalancierung von Kompetenzen und Anforderungen weitgehend aufrechtzuerhalten, d.h. Überforderung zu vermeiden (s. Kap. 4.5.). Erinnert wird an dieser Stelle an das „Doppelgesicht" des Alterns, das Seiten des persönlichen Wachstums wie Seiten des Abbaus und des Verlustes zeigt. In diesem Spannungsfeld suchen sich Menschen im hohen Alter zurechtzufinden (s. Abb. 9).

Förderung und Erhaltung von Kompetenzen im Alter gelten heute als *das* Hauptziel der praktischen Gerontologie und Altenhilfe, auch unter erschwerten Bedingungen. Nicht die Defizite werden herausgekehrt, sondern die Kompetenzen, Ressourcen und Kapazitäten, die alte Menschen zur möglichst eigenständigen Lebensgestaltung brauchen, betont, angesprochen und so weit wie möglich unterstützt und gefördert. Es sind für verschiedene Kompetenzbereiche (kognitive Fähigkeiten, soziale und kommunikative Fähigkeiten, alltagspraktische Fähigkeiten) mittlerweile Interventionsverfahren entwickelt worden, die durch Anleitung, Übung oder Selbstinstruktion Kompetenzen alter Menschen möglichst in ihrer alltäglichen Umwelt zu erhalten helfen. Einen Überblick über den gegenwärtigen Stand dieser Verfahren zur Kompetenzförderung im Alter geben Gunzelmann und Oswald (1990), ferner Olbrich (1990) und Rupprecht et al. (1991).

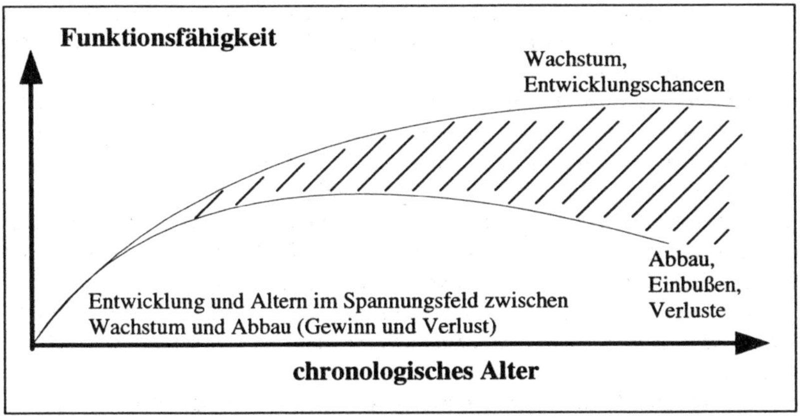

Abbildung 9: Heutiges Modell lebenslanger Entwicklung

Weisheit

In neuerer Zeit wurden Ansätze zur begrifflichen Präzisierung und methodischen Erfassung der *Weisheit* (als Expertenwissen in grundlegenden Lebensfragen) im Arbeitskreis von P. B. Baltes in Berlin ausgearbeitet (Baltes & Smith, 1990; Staudinger & Baltes, 1996). Damit soll ein besserer Zugang zu den spezifischen Fähigkeiten alter Menschen gefunden werden als über die herkömmliche Intelligenzforschung. Die herkömmlichen Intelligenzaufgaben sind für jüngere Altersgruppen entwickelt worden, die sich in der Schule, im Studium oder im Beruf bewähren müssen. Für sie haben die Intelligenzaufgaben eine andere Lebensnähe und Relevanz als für alte Menschen. Man spricht in diesem Zusammenhang von der *ökologischen Validität* eines Tests.

Für alte Menschen spielt diese Art von Leistungsanforderungen eine geringere Rolle. Diese werden ihren spezifischen Fähigkeiten, die sie sich im Laufe des Lebens als Erfahrungswissen angeeignet haben, wahrscheinlich nicht gerecht. Ihre Motivation, sich auf herkömmliche Intelligenzaufgaben einzulassen, wird in vielen Fällen geringer sein als bei jüngeren Menschen. Damit erreichen alte Menschen auch nicht ihr optimales und je eigenes Leistungsniveau.

Um das spezifische Repertoire an Erfahrungswissen und Urteilsfähigkeit alter Menschen ins Blickfeld der gerontologischen Forschung zu rücken, wurde das aus der Philosophie entlehnte Konstrukt der Weisheit oder des weisen Menschen neu aufgelegt. Weisheit wird von Staudinger und Baltes (1996, S. 59) definiert

> *„als Expertise (im Sinne von Expertentum) im Umgang mit schwierigen Fragen des Lebens, wie zum Beispiel Fragen der Lebensplanung, Lebensgestaltung und Lebensdeutung".*

Weisheit könne als „fundamentale Pragmatik des Lebens", als „Einsicht und guter Rat bei schwierigen Lebensproblemen" verstanden werden. Irrig sei jedoch die Annahme, hohes Alter an sich mache schon „weise".

Es muß ein System günstiger Eigenschaften und Umstände zusammenkommen, damit Wissensäußerungen und Urteile das Prädikat „weise" erhalten. Personeigenschaften wie geistige Gesundheit und Einfühlungsvermögen, experten-spezifische Faktoren wie intensive Lernerfahrungen und Umgang mit Menschen sowie begünstigende Erfahrungskontexte wie Ausbildung, Berufstätigkeit und Alter begünstigen weisheitsbezogenes Handeln und Urteilen. Das Alter ist dabei nur ein Faktor.

Das Berliner Modell zur Erfassung weisheitsbezogenen Wissens und Urteilens umfaßt fünf Bewertungskriterien, nach denen Weisheit näher charakterisiert werden kann (s. Abb. 10). Sie haben sich in vergleichenden Materialanalysen immer wieder identifizieren lassen. Diese Weisheitskriterien sollen auch dazu dienen, entsprechende Fähigkeiten empirisch zugänglich zu machen. Die fünf Bewertungskriterien (nach Baltes, Lindenberg & Staudinger, 1995, S. 58) lauten:

Basiskriterien

- Reiches *Faktenwissen* in grundlegenden Fragen des Lebens,
- Reiches *Strategiewissen* in grundlegenden Fragen des Lebens,

Metakriterien

- Wissen um *Kontexte* des Lebens und des gesellschaftlichen Wandels,

- Wissen um die *Relativität* von Werten und Lebenszielen,
- Wissen um die *Ungewißheit* des Lebens.

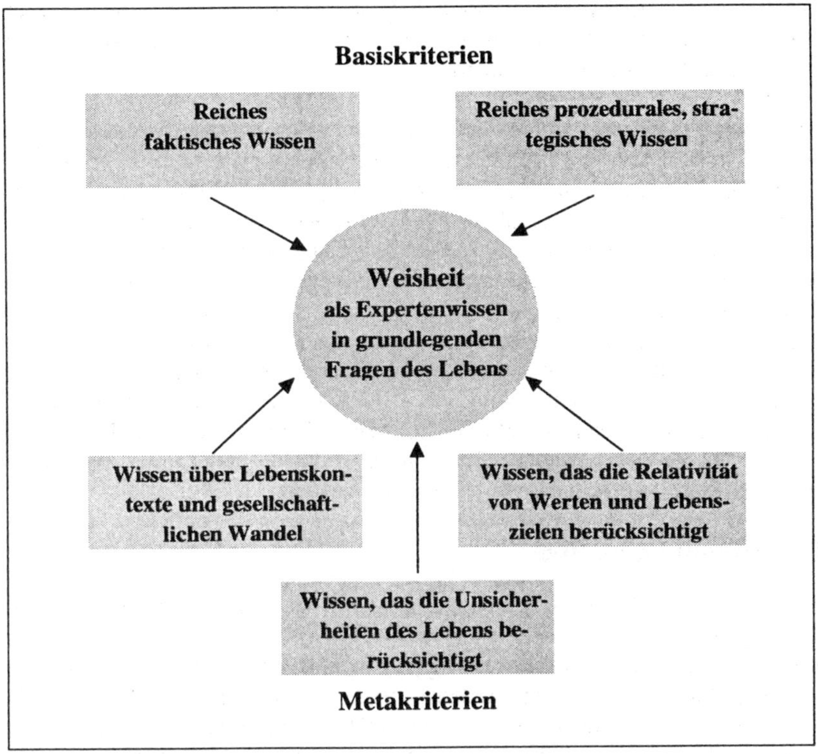

Abbildung 10: Fünf-Facettenmodell der Weisheit (nach Baltes und Mitarbeitern)

Empirisch erfaßt wird „weises" Handeln und Urteilen über die Reaktionen von Untersuchungsteilnehmern auf vom Untersucher vorgegebene Lebensprobleme folgender Art: „Stellen Sie sich vor, jemand erhält einen Anruf von einem guten Freund, und dieser sagt, er habe es sich gut überlegt, er würde nicht mehr zurechtkommen und wolle sich das Leben nehmen. Was sollte man in einer solchen Situation bedenken und tun?" Die auf Tonträger aufgenommenen Einlassungen der Untersuchungsteilnehmer werden dann von geschulten Auswertern nach den fünf Bewertungskriterien eingestuft und der Grad der „Weisheit" durch kombinierte Werte festgestellt. In einem weiteren Schritt werden dann in Studien die

Merkmale identifiziert, die mit dem Grad der Weisheit in Zusammenhang stehen. Das Lebensalter spielte dabei alleine keine entscheidende Rolle, wohl aber im Zusammenhang mit bestimmten Berufserfahrungen (klinische Psychologen) oder besonderen Lebensleistungen (Persönlichkeiten des öffentlichen Lebens). Unter diesen Bedingungen finden sich Ältere häufiger in der Gruppe der weisheitsbezogenen „Hochleistungen" als Jüngere.

In der *vorläufigen* Bewertung ist die neue Forschungsrichtung, die die alten Pfade der herkömmlichen Intelligenzforschung verlassen hat, sehr zu begrüßen. Es werden Fähigkeiten und Qualitäten angesprochen, die weit über kognitive Leistungen in eng definierten Aufgabensituationen eines Tests hinausgehen. Es muß sich aber erst noch zeigen, ob das Weisheits-Paradigma und die neue Weisheitsforschung in der Lage ist, das mögliche Expertenwissen alter Menschen in grundlegenden Lebensfragen aufzudecken. Die bisherige Intelligenzforschung konnte diesem Anspruch jedenfalls nicht genügen. Die Alternativen, die sich in der Kompetenz- und Weisheitsforschung aufgetan haben, müssen weiter verfolgt werden, inbesondere in längsschnittlicher Betrachtung. Nicht zu übersehen ist aber auch, daß krankheitsbedingte Leistungseinbußen im Alter (z.B. Demenzen) einer anderen wissenschaftlichen Bearbeitung bedürfen und somit von Kompetenz- und Weisheitsforschung nicht abgedeckt werden (s. Exkurs 4).

5.1.4 Zusammenfassung

Forschungen zur geistigen Leistungsfähigkeit im Alter hatten und haben in der Alternspsychologie einen hohen Stellenwert. Mit ihren experimentellen Durchführungs- und statistischen Auswertungsmethoden ist sie nicht nur in der Lage, ausgefeilte Untersuchungen zu Veränderungen von Lernen, Gedächtnis und Intelligenz vorzulegen, sondern sich auch der Untersuchung von kompetenten Verhalten alter Menschen in alltäglichen Lebenssituationen oder der Expertise in grundlegenden Lebensfragen (Weisheit) zuzuwenden. Zu all diesen Untersuchungsgegenständen liegt ein umfangreiches, kaum noch zu überblickendes empirisches Material vor.

Lernen und Gedächtnis gehören zum Prozeß der Informationsaufnahme, -verarbeitung und -wiedergabe, der als Drei-Speicher-System modelliert wird. Es besteht aus einem sensorischen Speicher, der visuelle und akustische Reize nur sehr kurz halten kann. Sie müssen dann in den Kurzzeitspeicher enkodiert und von dort, sollen sie auf Dauer behalten werden, in den Langzeitspeicher gebracht werden. Von besonderer Bedeutung ist das Arbeitsgedächtnis im Kurzzeitspeicher, das mehrere Informationen für aktuelle Entscheidungs- und Handlungsprozesse simultan bereithalten kann. Lern- und Gedächtnisprobleme alter Menschen liegen vor allem im Encodieren von Informationen, das oft nicht so rasch und vertieft erfolgt wie bei jüngeren Menschen. Sie benutzen weniger Hilfen und Hinweise zur Organisation des Lernmaterials als Jüngere und werden durch Störeinflüsse auch schneller abgelenkt. Bei gezielter Übung im Gebrauch von Lernhilfen heben sich die Unterschiede zwischen älteren und jüngeren Lernern zum Teil wieder auf. Ältere Menschen zeigen bessere Lern- und Gedächtnisleistungen bei alltags- und wissensnahen Aufgaben als bei für sie bedeutungsarmen Lernmaterial. Dieser Unterschied ist bei jüngeren Menschen nicht so groß. Lern- und Gedächtnisprobleme alter Menschen sind nicht zuletzt motivationalen Ursprungs. Sie sprechen sich selbst oft ein „schlechtes Gedächtnis" zu und „verbauen" sich damit gegenläufige Erfahrungen.

Von einem allgemeinen Abbau der *Intelligenz* im Alter kann nicht die Rede sein. Das Defizit-Modell der geistigen Entwicklung muß in seinem generalisierenden Anspruch zurückgewiesen werden. Leistungsunterschiede zwischen jüngeren und älteren Personen sind nicht ursächlich auf den Einfluß des Alters zurückzuführen, sondern vielmehr auf generationsbedingte unterschiedliche Bildungsbiographien und lebenslange Anregungs- und Förderungsbedingungen. Leistungspotentiale können bis ins hohe Alter vorhanden sein und unter günstigen Bedingungen aktiviert werden. Nicht zu übersehen ist aber auch, daß es im Alter von ca. 80 Jahren und darüber zu verbreiteten Leistungseinbußen kommt, die beide Facetten der Intelligenz, die „kristalline" wie die „flüssige", betreffen. Bemerkenswert sind weiterhin die großen individuellen Unterschiede in den Leistungen, die nicht auf das chronologische Alter zurückzuführen sind. Die Berliner Altersstudie (BASE) an Hochbetagten hat gezeigt, daß Bildungsstatus, Sozialprestige, Einkommen und soziale Schicht die Leistungsfähigkeit bis ins höchste Alter positiv beeinflussen. Von Bedeutung sind aber auch biologische Faktoren wie z.B. Sehschärfe und Gehör. Wichtig ist auch der Zusammenhang zwischen kognitiver Leistungsfähigkeit und der Fähigkeit zur Bewältigung von Alltagsanforderungen (Reischies & Lindenberger, 1996).

Die neueren Forschungen zur *Kompetenz und Weisheit* im Alter weichen in wichtigen Punkten von der herkömmlichen experimentellen Lern- und Gedächtnisforschung, sowie der Erfassung der Intelligenz durch traditionelle Intelligenztests, die nur bestimmte „richtige" Lösungen akzeptieren, ab. Sie weisen in andere Richtung und versuchen, den besonderen Erfahrungsgehalten und Leistungsschwerpunkten alter Menschen möglichst lebensnah gerecht zu werden. Die bisherigen Ergebnisse der Berliner Gruppe um Paul Baltes sind sehr ermutigend. Sie zeigen, daß mit angemessenen Forschungsstrategien Fähigkeitsbereiche im Alter stimuliert werden, die nicht bloß isolierte Wissensbestände überprüfen, sondern diese als Teil der Erfahrungsbildung und Erfahrungsnutzung im Lebenslauf verstehen.

Literatur

Adams, C., Smith, M. C., Nyquist, L. & Perlmutter, M. (1997). Adult age-group differences in recall for the literal and interpretive meanings of narrative texts. The Journals of Gerontology, 52 B, S. P187-P195.

Baltes, M. M. et al. (1996). Alltagskompetenz im Alter. In: Mayer, K. U. & Baltes, P. B. (Hrsg.). Die Berliner Altersstudie (BASE) (S. 525-544). Berlin.

Baltes, P. B. (1984). Intelligenz im Alter. Spektrum der Wissenschaft, Heft 5, S. 46-61.

Baltes, P. B. & Baltes, M. M. (1992). Optimierung durch Selektion und Kompensation. Zeitschrift für Pädagogik, 35, S. 85-105.

Baltes, P. B. & Smith, J. (1990). Weisheit und Weisheitsentwicklung: Prole--gomena zu einer psychologischen Weisheitstheorie. Zeitschrift für Ent--wicklungspsychologie u. Pädagogische Psychologie, 22, S. 95-135.

Baltes, P. B., Lindenberger, U. & Staudinger, U. (1995). Die zwei Gesichter der Intelligenz im Alter. Spektrum der Wissenschaft, Heft 10, S. 52-61.

Dittmann-Kohli, F. (1986). Die trainingsbedingten Veränderungen von Leistungsselbstbild und kognitiven Fähigkeiten im Alter. Zeitschrift für Gerontologie, 19, S. 309-322.

Fleischmann, U. M. (1982). Gedächtnistraining im höheren Lebensalter - Ansatzpunkte und Möglichkeiten. Zeitschrift für Gerontologie, 15, S. 53-62.

Fleischmann, U. M. (1983). Leistungspsychologische Aspekte des höheren Lebensalters. In: Oswald, W. D. & Fleischmann, U. M. Gerontopsychologie (S. 69-102). Stuttgart.

Gunzelmann, T. & Oswald, W. D. (1990). Aspekte der Erhaltung von Kompetenz im Alter. Ein Überblick über Konzepte und Materialien. Zeitschrift für Gerontopsychologie und -psychiatrie, 3, S. 25-42.

Knopf, M. (1988). Die Rolle des Wissens für das Gedächtnis älterer Menschen. Zeitschrift für Gerontopsychologie und -psychiatrie, 1, S. 117- 126.

Kruse, A. (1989). Psychologie des Alterns. In: Kisker, K.P. et al. (Hrsg.). Psychiatrie der Gegenwart. Bd. 8. Alterspsychiatrie (S. 42-53). Berlin-New York.

Kruse, A. (1996). Kompetenz im Alter in ihren Bezügen zur objektiven und subjektiven Lebenssituation. Darmstadt.

Kruse, A. & Lehr, U. (1996). Reife Leistung. Psychologische Aspekte des Alterns. In: Funkkolleg Altern, Studienbrief 2, Studieneinheit 5 (S. 5/1-52). Tübingen.

Lehr, U. (1991). Psychologie des Alterns (Kap. 4.3., S. 67 ff). Heidelberg. 7. Auflage.

Olbrich, E. (1987). Kompetenz im Alter. Zeitschrift für Gerontologie, 20, S. 319-330.

Olbrich, E. (1990). Zur Förderung von Kompetenz im höheren Lebensalter. In: Schmitz-Scherzer, R., Kruse, A. & Olbrich, E. (Hrsg.). Altern - Ein lebenslanger Prozeß der sozialen Interaktion (S. 7-27). Darmstadt.

Reischies, F. M. & Lindenberger, U. (1996). Grenzen und Potentiale kognitiver Leistungsfähigkeit im Alter. In: Mayer, K. U. & Baltes, P. B. (Hrsg.). Die Berliner Altersstudie (BASE) (S. 351-377). Berlin.

Rudinger, G. & Rietz, C. (1995). Intelligenz - Neuere Ergebnisse aus der Bonner Längsschnittstudie des Alterns (BOLSA). In: Kruse, A. & Schmitz-Scherzer, R. (Hrsg.). Psychologie der Lebensalter (S. 185-199). Darmstadt.

Rupprecht, R., Olbrich, E., Gunzelmann, T. & Oswald, W. D.(1991). Erhaltung und Förderung von Kompetenzen im höheren Lebensalter. In: Deutsches Zentrum für Altersfragen (Hrsg.). Expertise zum ersten Teilbericht der Sachverständigenkommission zur Erstellung des ersten Altenberichts der Bundesregierung (S. 235-300). Berlin.

Schaie, K. W. (1993). The Seattle Longitudinal Studiy: A thirty-five year inquiry of adult intellectual development. Zeitschrift für Gerontologie, 26, S. 129-137.

Schaie, K. W. & Willis, S. L. (1996). Adult development and aging. (Kap. 11 und 12, S. 326-408). New York.

Staudinger, U. & Baltes, P. B. (1996). Weisheit als Gegenstand psychologischer Forschung. Psychologische Rundschau, 47, S. 57-77.

Weinert, F. E. (1995). Gedächtnisdefizite und Lernpotentiale: Diskrepanzen, Differenzen und Determinanten des geistigen Alterns. In: Kruse, A. & Schmitz-Scherzer, R. (Hrsg.). Psychologie der Lebensalter (S. 209-215). Darmstadt.

Weinert, F. E. & Knopf, M. (1990). Gedächtnistraining im höheren Lebensal-ter-Lassen sich Gedächtnisleistungen verbessern, während sich das Gedächtnis verschlechtert? In: Schmitz-Scherzer, R., Kruse, A. & Olbrich, E. (Hrsg.). Altern - Ein lebenslanger Prozeß der sozialen Interaktion (S. 91-102). Darmstadt.

5.2 Persönlichkeitsveränderungen

In diesem Kapitel geht es um die Persönlichkeitsveränderungen im Erwachsenenalter. Zur Einführung müssen die Leitbegriffe Persönlichkeit und Persönlichkeitsentwicklung geklärt werden. Zu unterscheiden sind dann Forschungsergebnisse, die auf strukturzentrierten Persönlichkeitsmodellen aufbauen, von denen, die in der Tradition prozeßzentrierter Persönlichkeitsmodelle stehen. Zu thematisieren sind auch die Diskrepanzen zwischen Ergebnissen aus Querschnitt- und Längsschnittuntersuchungen. Abschließend wird auf das integrierende Selbst und Selbstkonzept im Alter eingegangen.

5.2.1 Persönlichkeit und Persönlichkeitsentwicklung: Begriffsklärungen

Die Persönlichkeitspsychologie ist diejenige Teildisziplin der Psychologie, die sich mit der Beschreibung, Erklärung und Vorhersage von *Besonderheiten* im „normalen" Verhalten und Erleben von Menschen beschäftigt. Besonderheiten können empirisch stets nur im Vergleich zwischen Personen, Objekten oder Ereignissen festgestellt werde. So muß sich die Persönlichkeitspsychologie für die *individuellen Unterschiede* zwischen Menschen innerhalb einer bestimmten Population interessieren.

Die Erforschung allgemeiner Gesetzmäßigkeiten im Verhalten und Erleben, die die gesamte Population betreffen, sind im Unterschied dazu der Gegenstand der Allgemeinen Psychologie. Geht es um Fragen der Persönlichkeitsentwicklung und -veränderung über den Lebenslauf, ist die Entwicklungspsychologie gefragt.

Der Zweig der Psychologie, der sich im besonderen mit der Struktur und Veränderung von Persönlichkeitsmerkmalen befaßt, ist die Psychologische Diagnostik. Sie hat, von den verschiedensten Fragestellungen ausgehend, eine Vielzahl von Methoden und Instrumenten hervorgebracht, um Struktur und Veränderung von Persönlichkeitsmerkmalen möglichst zuverlässig und zutreffend zu erfassen (Tests, Fragebögen, Beurteilungsskalen, biographische Interviews u.a.). Dieses Instrumentarium dient auch dazu, Persönlichkeitsveränderungen im mittleren und höheren Erwachsenenalter zu erforschen.

Persönlichkeitsveränderungen im Alter wurden in der Vergangenheit häufig in widersprüchlicher Weise beschrieben. In alterspsychiatrischen Darstellungen der Vergangenheit wurde die sog. Alterspersönlichkeit meistens im Sinne des Defizit-Modells pathologisiert. Auf der anderen Seite wurden der alternden Persönlichkeit oft Merkmale wie Reife, Lebensklugheit, Güte, Gelassenheit u.ä. zugeschrieben. Wie schon beim Thema Altersbilder divergieren die Ansichten zwischen einem negativen und positiven Pol.

Die psychologische Erforschung von Persönlichkeitsveränderungen im Alter, die nicht in den relativ gut abgrenzbaren Bereich der Leistungsveränderungen (s. Kap. 5.1) fallen, hat immer eine Reihe theoretischer und methodologischer Probleme aufgeworfen. Die Definition von Persönlichkeitsveränderungen im Kontext bestimmter Persönlichkeitstheorien, zudem die Problematik der Meßbarkeit und der zu diesem Zwecke geeigneten Meßverfahren (z.B. psychometrische Tests und/oder Befragungs- und Selbsteinschätzungsmethoden) machen die Persönlichkeitsforschung im Erwachsenenalter zu einem schwierigen und aufwendigen Unternehmen. Eine ganz entscheidende Frage richtet sich auf das *Forschungsdesign*: Sind die Ergebnisse im Querschnittvergleich zwischen Altersgruppen oder in Längsschnittuntersuchungen mehrerer Altersgruppen über eine längere Zeitspanne gewonnen worden? Nur im letzten Fall kann von Veränderungen gesprochen werden (s. Exkurs 1).

Es liegen zwar zahlreiche Untersuchungen zur Frage der Persönlichkeitsunterschiede/-veränderungen vor, jedoch sind sie in ihren Befunden und Aussagen häufig so schwer vergleichbar, daß generelle und gültige Erkenntnisse über Verläufe und Bedingungen von Persönlichkeitsentwicklung im Alter nur schwer zu gewinnen sind. Das wird ganz deutlich am heterogenen Forschungsstand auf diesem Gebiet, der zudem unter einem Theorien- und Methodenpluralismus zu leiden hat, dessen Ende nicht abzusehen ist (Hetherton & Weinberger, 1994; Lehr, 1991, 132f; Olbrich, 1994).

Der Begriff *Persönlichkeit* wird im Alltagssprachgebrauch meistens in *wertender* Bedeutung verwendet. Als „Persönlichkeit" wird eine Person bezeichnet, die besondere, in der Regel positive Eigenschaften besitzt, die eine exponierte Stellung innehat und Prestige in der Gesellschaft aufweist. Der Begriff der Persönlichkeit trifft in diesem engen Sinne nur eine Minderheit von Menschen mit ausgezeichneten Merkmalen.

Die Persönlichkeitspsychologie kann als empirische Wissenschaft diesen wertgeladenen Begriff nicht zum Zwecke ihrer Gegenstandsbestimmung übernehmen. Sie bemüht sich hingegen um einen allgemeinen und möglichst wertneutralen Persönlichkeitsbegriff, der *beschreibend* Bestimmungsstücke von Persönlichkeit festlegt. Es hängt nun von der anthropologischen Perspektive des Persönlichkeitsforschers ab, welchem Konstrukt von Persönlichkeit er zuneigt. Es gibt folglich unterschiedliche Persönlichkeitsdefinitionen, die stets auf dem Hintergrund der zugehörigen Persönlichkeitstheorien zu sehen sind.

Unterscheiden lassen sich grob zwei Richtungen in der Persönlichkeitspsychologie, die jeweils ihre eigene wissenschaftstheoretische Tradition haben. Die eine Richtung, die *nomothetisch* genannt wird, fühlt sich naturwissenschaftlichem Gesetzesdenken verpflichtet; die andere Richtung, die sich *idiographisch* nennt, leitet sich aus geisteswissenschaftlichen Traditionen ab. Sie betont mehr die Einzigartigkeit des Menschen, die nur aus seinem Lebenskontext zu verstehen ist, während die nomothetische Richtung nach kausalen Erklärungen menschlichen Verhaltens und Erlebens sucht. Die nomothetische Richtung bevorzugt experimentell-erklärende Methoden (Gruppenvergleiche), die idiographische Richtung eher beschreibend-verstehende Vorgehensweisen (Einzelfallanalysen). Neuere Persönlichkeitstheorien, z.B. von Walter Mischel, Hans Thomae u.a., versuchen, nomothetische und idiographische Grundprinzipien integrativ zu berücksichtigen, d.h. sie wollen individuellen Eigenarten gerecht werden, bei gleichzeitiger Tendenz, vom Einzelfall zu abstrahieren, um Gemeinsamkeiten zwischen Menschen herauszufinden. Sie wählen dabei ein mittleres Abstraktionsniveau, um die Besonderheiten des Einzelfalls nicht verschwinden zu lassen. Vor jedem generalisierenden Vergleich hat eine genaue Erfassung und Beschreibung des Einzelfalles zu stehen, jeder Einzelfall gewinnt auf der anderen Seite erst im Vergleich mit anderen seine Besonderheit (Asendorpf, 1995).

Thomae (1988, S. 15) faßt den integrativen Ansatz in der Persönlichkeitspsychologie prägnant zusammen. Dabei sind nomothetische und idiographische Prinzipien in Einklang zu bringen. Eine biographisch fundierte Persönlichkeitsforschung richtet sich auf das Studium alltäglichen Verhaltens, insbesondere auf die Art, „wie Menschen mit Problemen des Alltags, aber auch mit größeren Krisen fertig werden". Dabei zeigt sich ein beträchtliches Maß an Variabilität in den Reaktionsformen auf Belastungen, zieht man verschiedene Lebensbereiche wie Familie, Gesundheit oder Wirtschaft in Betracht. Die Reaktionsformen dürfen dabei nicht einem a priori festgelegtem Kategoriensystem entstammen, sondern müssen in nachprüfbaren Schritten aus dokumentierten Gesprächsverläufen gewonnen worden sein.

Vereinfacht gesprochen, gibt es in der Persönlichkeitspsychologie zwei grundlegende Richtungen in der Theoriebildung: *strukturzentrierte* und *prozeßzentrierte* Persönlichkeitstheorien

Strukturzentrierte Persönlichkeitstheorien

Die erste Richtung versteht unter Persönlichkeit die *Struktur (das Gefüge) von meßbaren Eigenschaften (traits)* eines Menschen. Man nennt diese Richtung deshalb auch eigenschaftszentriert. Eine bekannte Persönlichkeitsdefinition, die den Strukturaspekt betont, stammt von Guilford (1964, S. 4):

„Die Persönlichkeit eines Individuums ist seine einzigartige Struktur von Persönlichkeitszügen (traits) ... Ein Trait ist jeder abstrahierbare und relativ konstante Persönlichkeitszug, hinsichtlich dessen eine Person von anderen unterscheidbar ist".

Eine Strukturtheorie der Persönlichkeit vertreten vor allem die sog. „Faktorenanalytiker" (Verdienstvolle Namen: Cattel, Guilford, Eysenck), die mit Hilfe eines mathematisch-statistischen Verfahrens, der Faktorenanalyse, eine überschaubare Zahl stabiler „Grundeigenschaften" (Faktoren) der Persönlichkeit berechneten, die die Vielfalt menschlichen Verhaltens und Erlebens möglichst objektiv und ökonomisch repräsentieren sollen.

In der heutigen Persönlichkeitsforschung geht die Diskussion um ein *Fünf-Faktoren-Modell* der Persönlichkeit („Big Five") (Borkenau & Ostendorf, 1989). Diese, durch die sog. Faktorenanalyse empirisch gewonnenen Faktoren, die als *grundlegende Dimensionen* der Persönlichkeit angesehen werden, lauten: Neurotizismus, Extraversion, Offenheit für Erfahrung, Verträglichkeit und Gewissenhaftigkeit. Dabei muß man sich jeweils einen negativen und positiven Pol vorstellen, der durch bestimmte Persönlichkeitsattribute markiert wird. Zur Erfassung der fünf Faktoren wurde eigens ein Fragebogen konstruiert, das sog. NEO-Fünf-Faktoren-Inventar nach Costa und McCrae (Borkenau & Ostendorf , 1993). Die Ergebnisse dieses Fragebogens beruhen in der Regel auf Selbstbeurteilungen.

Prozeßzentrierte Persönlichkeitstheorien

Die zweite Hauptrichtung in der Persönlichkeitsforschung betont mehr den *prozessualen* Aspekt von Persönlichkeit, d. h. die Persönlichkeitsentwicklung und -veränderung über die Zeit. Danach entwickelt sich Persönlichkeit in der aktiven Auseinandersetzung mit Anforderungen im Verlauf des Lebens (vgl. die Entwicklungsmodelle von Havighurst, Hurrelmann in Kap. 4.2.). Die Annahme eines stabilen Gefüges von Persönlichkeitseigenschaften trägt nach Ansicht der Prozeßtheoretiker wenig zur Erklärung der Variabilität im Verhalten von Menschen in verschiedenen Situationen und zu verschiedenen Zeitpunkten bei.

Menschen werden durch sog. „Umweltkräfte" beeinflußt und umgekehrt wirken sie aktiv und selektiv handelnd auf diese „Umweltkräfte" ein. Dieser Prozeß der Wechselwirkung zwischen Person und Umwelt, bei dem kognitive Zwischenprozesse auf seiten der Person wie Wahrnehmen, Deuten, Bewerten, Antizipieren und Planen eine große Rolle spielen, steht heute im Mittelpunkt *transaktionistischer* Forschungsansätze in der Persönlichkeitspsychologie. Ein prominenter Vertreter dieser Richtung ist Mischel (1973, S. 278), von dem die folgende Persönlichkeitsdefinition stammt:

> *„Personen beeinflussen ständig die 'Situationen' ihres Lebens, genauso wie sie durch sie beeinflußt werden, und zwar in einer wechselseitigen Interaktion. Diese Interaktionen spiegeln nicht nur die Reaktionen von Personen auf bestimmte Bedingungen wider, sondern auch die aktive Auswahl und Veränderung von Bedingungen durch die Kognitionen und Handlungen dieser Personen".*

Persönlichkeit als Oberbegriff für individuelle Besonderheiten ist danach das Ergebnis einer Transaktion zwischen Person und Umwelt. Potentiell bringt die Person auf dispositioneller Ebene Fähigkeiten zur Selbstregulation und Entwicklungskontrolle in diesen Prozeß ein. Damit Persönlichkeitsentwicklung aber gelingen kann, müssen auf seiten der Umwelt Entwicklungsanreize und Entwicklungsspielräume vorhanden sein. Persönlichkeitsentwicklung ist nicht als gradliniges und konfliktfreies Geschehen zu idealisieren, sondern sie ereignet sich nach Schneewind (1994) immer zwischen den Polen des passiven Ausgeliefertseins und der aktiven Einflußnahme.

Prozeßzentrierte Persönlichkeitstheorien stellen den Menschen als handlungsfähiges Subjekt in den Vordergrund, das sich mit Entwicklungsanforderungen zeitlebens auseinandersetzen muß, das daran wachsen, aber auch scheitern kann. Nach Brandtstädter und Grewe (1992, S. 53) stellt sich Entwicklung aus Sicht des Handelnden dar

> *„als eine Abfolge von teils erwarteten, teils unerwarteten Veränderungen, die vor dem Hintergrund persönlicher Ziele und Lebenspläne eine Bilanz von Gewinnen und Verlusten konstituieren".*

Ein Einwicklungsziel ist es dabei, diese Bilanz für sich möglichst positiv zu gestalten (s. das Modell erfolgreichen Alterns von Baltes & Baltes, 1989; Kap. 4.5)

Erkenntnisse der prozeßorientierten Persönlichkeitsforschung fließen auch ein in Thomae's Entwurf einer kognitiven Persönlichkeitstheorie des Alterns (s. Kap. 4.3). Diese Theorie postuliert, daß nicht so sehr die äußeren (objektiven) Veränderungen das Verhalten alter Menschen bestimmen, sondern vielmehr die Art und Weise, wie diese äußeren Veränderungen subjektiv erlebt und verarbeitet werden. Persönlichkeitsveränderungen im Alter sind nach Thomae nur unzulänglich durch die Messung isolierter Persönlichkeitsmerkmale im Sinne traitorientierter Ansätze zu erfassen, sondern sie können nur angemessen durch die „biographische Methode", d.h. durch Lebenslaufexplorationen eruiert werden. Dabei spielt die Art und Weise der individuellen Auseinandersetzung mit bestimmten Belastungssituationen, die nach Thomae in bestimmten „Daseinstechniken" (in neuerer Terminologie: Reaktionsformen auf Belastungssituationen) zum Ausdruck kommt, eine wichtige Rolle. Diese können nur durch intensive Analysen biographischen Materials erfaßt werden, kaum dagegen durch Tests und standardisierte Fragebögen.

Im folgenden sollen ausgewählte Forschungsergebnisse zu Persönlichkeitsveränderungen im Alter, jeweils vor dem Hintergrund der entsprechenden theoretischen Ausrichtung, vorgestellt werden. Eine unabweisbare Frage taucht dabei immer wieder auf: *Sprechen die Ergebniss der Studien eher für Stabilität oder Veränderung der Persönlichkeit im Erwachsenenalter?* Die Antwort fällt wie so oft salomonisch aus: Sowohl für Stabilität wie Veränderung lassen sich gute Argumente finden. Abhängig ist die Antwort vom jeweiligen theoretischen und methodischen Ansatz der Forscher (Pervin, 1994; Weinberger, 1994).

5.2.2 Strukturzentrierte Persönlichkeitsveränderungen

Trotz der grundlegenden Kritik, die gegen eigenschaftszentrierte Persönlichkeitskonzeptionen erhoben werden kann, ist nicht zu übersehen, daß ein großer Teil der Untersuchungen zu Persönlichkeitsveränderungen im Alter auf der Messung von einzelnen Persönlichkeitsmerkmalen oder Merkmalsbündeln beruht, die mit Hilfe standardisierter Verfahren wie Tests, Fragebögen und Verhaltens-Ratings gewonnen wurden. Außerdem stammen viele Ergebnisse zur Frage von Persönlichkeitsveränderungen im Alter aus Querschnittstudien, die Aussagen über „echte" Veränderungen gar nicht zulassen. In neuerer Zeit stehen jedoch auch einige Längsschnittstudien zur Verfügung, bei denen neben psychometrischen Verfahren auch biographische Interviews zur Anwendung kamen. Einige der wichtigsten und mehrfach belegten Ergebnisse werden an dieser Stelle kurz zusammengefaßt, ohne daß ihre Aussagekraft und praktische Bedeutung im einzelnen diskutiert werden kann:

- Im *Querschnittvergleich* mit jüngeren Altersgruppen zeigten ältere Personen im Durchschnitt einen höheren Grad an Introversion und Beschäftigung mit dem eigenen Selbst (Ego-Zentrismus), außerdem höhere Werte beim Merkmal Dogmatismus und Konformität, stärkere Ausprägungen von Rigidität, Vorsicht und Riskovermeidung.
- Auch eine Abnahme von Aktivität in verschiedenen Verhaltensbereichen und allgemein restriktive Tendenzen wurden in Querschnittsuntersuchungen konstatiert. Ebenfalls geringer im Alter war die Ausprägung des Leistungsmotivs.

Diese querschnittlichen Untersuchungsbefunde festigen eher das negative Bild vom Alter, das auch bei Leistungsvergleichen zwischen jüngeren und älteren Personen oft bestätigt wurde. Alle diese Ergebnisse beruhen auf sehr zweifelhaften theoretischen und methodologischen Grundannahmen, durch die kohortenbedingte *Altersunterschiede* schnell zu *Alternsveränderungen* uminterpretiert werden. Außerdem wird nicht bedacht, daß Anzeichen für Introvertiertheit und Risikovermeidung im Alter durchaus eine sinnvolle Anpassungsfunktion an tatsächliche oder vermeintliche Altersveränderungen haben können.

Längsschnittstudien zur Frage der Persönlichkeitsveränderungen, in der Tradition der eigenschaftzentrierten Forschung, zeigen ein differenzierteres Bild als die Querschnittstudien. In wichtigen Persönlichkeitsbereichen wie der Aktivität, der Einstellungen, der Selbsteinschätzung u.a. zeigten wiederholte Messungen im Erwachsenenalter kaum nennenswerte Veränderungen. Viele Persönlichkeitsmerkmale und zu Persönlichkeitsstilen zusammengefaßte Persönlichkeitsmerkmale erwiesen sich in der Längsschnittbetrachtung als auffallend stabil. Einige Beispiele für die bemerkenswerte *Stabilität* von Persönlichkeitsmerkmalen im Längsschnitt sollen als Beleg dienen:

Die Bonner Gerontologische Längsschnittstudie (BOLSA) spricht in zentralen Befunden für eine weitgehende Stabilität von Persönlichkeitsmerkmalen während des Älterwerdens (Lehr & Thomae, 1987; Thomae, 1976). Die Persönlichkeitsmerkmale Aktivität, Stimmung, Anregbarkeit, Sicherheit, die nach Abschluß der einwöchigen Untersuchung in jedem Untersuchungsjahr von den Untersuchungsleitern auf einer Skala eingeschätzt wurden, zeigten über einen Zeitraum von sieben Jahren bei den Untersuchungsteilnehmern kaum Veränderungen. Ähnliches gilt von dem Persönlichkeitsmerkmal Rigidität, das mit Hilfe von Fragebogenskalen erfaßt wurde. Es zeigte sich zwar ein leichter Anstieg in der Rigiditätsform, bei der Fragen in der Ich-Form beantwortet werden mußten (z.B. „Wenn ich verreisen könnte, führe ich am liebsten zu einem Ort, an dem ich schon früher einmal war"), der Einfluß des zunehmenden Alters war aber insgesamt gering. Andere Variablen wie Gesundheitszustand und sozioökonomischer Status zeigten größere Effekte auf die Ausprägung der Rigidität als das zunehmende Alter (Angleitner, 1976).

Die Berkeley Older Generation Studie, eine Studie, die in Kalifornien als Berkeley Guidance Study 1928 begann, konnte die Mütter und Väter der Kinder, die an der Berkeley Guidance Study teilnahmen, bis ins hohe Alter wiederholt untersuchen. Sie umspannt insgesamt 55 Jahre des Erwachsenenalters und schließt Hochbetagte („oldest-old") mit ein. In dieser Studie ging es vor allem um Persönlichkeitsveränderungen vom jungen zum hohen Erwachsenenalter, die mit Hilfe von Selbst- und Fremdeinschätzungsmethoden erfaßt wurden. Zwei der untersuchten fünf Persönlichkeitsdimensionen, „Intellect" (Verstandestätigkeit) und „Satisfaction" (Zufriedenheit), zeigten eine deutliche Stabilität über einen Untersuchungszeitraum von 14 Jahren, der zwischen den letzten beiden Meßzeitpunkten 1968/69 und 1982/83 lag. Die geringste Stabilität wies das Persönlichkeitsmerkmal „Energetic" (Aktivität, Tatkraft) auf. Es nahm vor allem bei den sehr alten Personen stärker ab. Abnehmende Tendenz zeigten auch die Persönlichkeitsmerkmale „Extraversion" (Außengerichtetheit) und „Agreeableness" (Freundlichkeit) (Field & Millsap, 1991). Ein Absinken des Aktivitätslevels im hohen Alter zeigen auch andere Längsschnittstudien (Costa & McCrae, 1994).

Schaie und Willis (1996) fassen die Ergebnisse von *eigenschaftszentrierten* Quer- und Längsschnittstudien zur Persönlichkeit im Erwachsenenalter zusammen. Das erste wichtige Ergebnis lautet: Die Altersunterschiede in Persönlichkeitsmerkmalen, die in Querschnittstudien nachzuweisen sind, gehen hauptsächlich auf generationsspezische Einwirkungen zurück. Die zweite Schlußfolgerung sieht so aus: Längsschnittstudien zeigen bei den meisten Persönlichkeitsmerkmalen eine erstaunlich hohe Stabilität über das Erwachsenenalter, auch wenn in nachfolgenden Generationen eine Zunahme oder Abnahme in einzelnen Merkmalen zu beobachten ist. So ist beispielsweise das Merkmal „zurückhaltend-weniger aus sich herausgehend" bei älteren Jahrgängen stärker ausgeprägt als bei jüngeren.

Die erstaunliche Stabilität in der Persönlichkeitsstruktur des Erwachsenenalters ist jedoch nicht so auszulegen, daß kein Wandel mehr möglich sei. Einschneidende (kritische) Lebensereignisse, erfreuliche wie belastende, können einen Menschen in vieler Hinsicht ändern. Langdauernde Krankheit oder Arbeitslosigkeit können aus einem früher selbstsicheren und lebenslustigen Menschen eine verunsicherte und depressive Persönlichkeit machen. Erfolge im Leben eines Menschen werden umgekehrt zur Selbstsicherheit und Lebensfreude beitragen. So ist neben aller Stabilität und Kontinuität der Erwachsenenpersönlichkeit immer auch Wandel und Diskontinuität zu erwarten (Filipp & Schmidt, 1995; Weinberger, 1994).

5.2.3 Prozeßzentrierte Persönlichkeitsveränderungen

Neben zahlreichen eigenschaftszentrierten Untersuchungen zur Frage der Persönlichkeitsveränderungen im Alter, die sich für *strukturelle* Aspekte interessierten, gab es schon immer Ansätze in der Persönlichkeitspsychologie, individuelle Formen der aktiven Auseinandersetzung mit den besonderen Anforderungen des

Lebens zu erforschen. Sie stellen den *Prozeß* der Persönlichkeitskontinuität und des Persönlichkeitswandels in den Mittelpunkt ihrer Betrachtung.

Aus methodischer Sicht standen nicht durch Tests und Fragebögen zu messende Persönlichkeitsmerkmale im Vordergrund, sondern sogenannte *Persönlichkeits- und Verhaltensstile*, die in der Interaktion mit Umweltanforderungen herausgebildet werden. Erfaßt wurden diese Persönlichkeits- und Verhaltenssstile vor allem durch Lebenslaufexplorationen, die Thomae als „biographische Methode" bezeichnete. Dabei ist zu beachten, daß, wenn sich die Umweltanforderungen wandeln, sich diese Persönlichkeits- und Verhaltensstile im Verlauf des Erwachsenenalters und Alterns ebenfalls wandeln können. Diese intraindividuellen Veränderungen in Abhängigkeit von veränderten Anforderungen und Lebensbedingungen können nur durch longitudinale Forschungsmethoden erfaßt werden.

Im Mittelpunkt einer längsschnittlichen, prozeßzentrierten Persönlichkeitsforschung steht also die Erfassung unterschiedlicher Verlaufsformen der Persönlichkeitsentwicklung und die Erfassung innerer und äußerer Bedingungen, unter denen diese Entwicklung erfolgt. Entwicklung ist hier zu verstehen als das Ergebnis der aktiven Auseinandersetzung einer Person mit Umweltanforderungen (s. Kap. 3.3).

Im folgenden wird vor allem auf den Forschungsansatz von Thomae und seinem Mitarbeiterkreis (Thomae, 1983, 1988) eingegangen. Dabei können aus den umfangreichen Forschungsdaten der Bonner Gerontologischen Längsschnittstudie (BOLSA) lediglich einige Ergebnisse ausgewählt werden, die die große Variabilität und den Prozeßcharakter der Persönlichkeitsentwicklung im Alter dokumentieren.

Thomae entwickelte im Rahmen seiner Persönlichkeitstheorie eine Methodik, bei der es darum ging, Formen der Auseinandersetzung mit bestimmten Belastungssituationen im Erwachsenenalter zu erkunden. Als Verfahren wählte er ausgiebige, leitfadengestützte Lebenslaufexplorationen. Ein wichtiges Thema dabei waren Belastungen, die in verschiedenen Lebensbereichen (Wirtschaft, Familie, Gesundheit, Wohnen) zu bestimmten Zeitpunkten des Lebens erfahren wurden, außerdem die Formen der Reaktion auf diese erlebten Belastungen. Diese Formen der Reaktion auf Belastungen (früher von Thomae *„Daseinstechniken"* genannt) wurden mit Hilfe inhaltsanalytischer Methoden aus ausführlichen Gesprächsprotokollen gewonnen. Sie wurden von Thomae wie folgt kategorisiert und in Untergruppen aufgegliedert (s. Tab. 4).

Thomae interessierten auch die kognitiven Zwischenprozesse, die zur subjektiven Einschätzung und Auswahl bestimmter Daseinstechniken führen. Eine solche kognitive Zwischenvariable ist z.B. die generalisierte Einstellung der *„erlebten Veränderbarkeit bzw. Unveränderbarkeit“* der Lebenssituation. Diese generalisierte Einstellung wird sich auf die Form der Auseinandersetzung mit Belastungen dergestalt auswirken, daß „erlebte Veränderbarkeit“ sich im Sinne einer aktiven, konstruktiven Bewältigungsform und „erlebte Unveränderbarkeit“ sich im Sinne einer passiven, resignativen Bewältigungsform im Falle von Belastung auswirken kann. Ein in seiner Bedeutung vergleichbarer Terminus spielt in der Persönlichkeitsforschung heute ebenfalls eine wichtige Rolle: der des „Locus of control“ (zu deutsch: Kontrollüberzeugung).

In einer Untersuchung fanden Thomae und Kranzhoff (1979) enge Zusammenhänge zwischen erlebter Unveränderbarkeit von gesundheitlicher und ökonomischer Belastung im Alter und bestimmten „Daseinstechniken“. War der Grad der erlebten Unveränderbarkeit hoch, wurden eher passive und resignative Formen der Auseinandersetzung mit den Belastungssituationen praktiziert, bei geringerer Ausprägung eher aktive und konstruktive Reaktionsweisen.

Bei den Untersuchungen zur Frage der Persönlichkeitsveränderungen im Erwachsenenalter, die von Thomae und seinem Arbeitskreis durchgeführt wurden, ging es darum, die Eigenarten und Einflußbedingungen von Persönlichkeits- und Reaktionssstilen zu erhellen. Diese sind nur im Kontext des Lebenslaufs angemessen zu eruieren. Ihre Entwicklung und Veränderung weist einen hohen Grad an Variabilität auf. Dieser Variabilität in den Verlaufsformen gerecht zu werden, ist ein vordringliches Ziel der prozeßzentrierten Persönlichkeitsforschung.

Thomae und sein Arbeitskreis konnten nachweisen, daß alte Menschen variabel und situationsadäquat auf Belastungen reagieren. Das heißt, daß die Reaktionsformen nicht nur von Belastungsbereich zu Belastungsbereich (Gesundheit, Familie, Wirtschaft) variierten, sondern auch im Zeitverlauf. Die Jahre nach Ende des 2. Weltkriegs stellten zum Beispiel ganz andere Anforderungen, die zu bewältigen waren, als die Jahre des Wirtschaftswunders in der Adenauer/Erhard-Ära. Entsprechend unterschiedlich waren die Reaktionsformen (Daseinstechniken). In allen Belastungsbereichen und zu verschiedenen Zeitpunkten nahmen aber aktivere Reaktionsformen einen höheren Rangplätze ein als diejenigen, die Resignation und Passivität erkennen lassen. Alte Menschen versuchen zunächst aus eigener Kraft mit Lebensproblemen fertig zu werden und nehmen nur in besonderen Notlagen die Hilfe anderer in Anspruch. Sie sind durchaus in der Lage, sich auf veränderte Umweltanforderungen und Lebenslagen einzustellen (Lehr, 1991, S. 164f).

Auch die Berliner Altersstudie (BASE) zeigt, daß bis ins hohe Alter hinein Menschen einen erstaunlichen Grad an „psychischer Widerstandsfähigkeit" (resilience) aufbringen, um sich trotz erschwerter Lebensbedingungen einen möglichst hohen Grad an Zufriedenheit und innerem Gleichgewicht zu bewahren. Selbst im hohen Alter sind „regressive Bewältigungsstile" (Laufen lassen, Sinnverlust, Verantwortung abgeben) relativ selten vertreten, während kognitiv-aktive Verarbeitungsstile (Vergleich mit früher, Vergleich mit anderen, Nicht aufgeben, Wunsch nach Information, Humor) häufiger vorkommen. Diese tragen in besonderem Maße zur Alterszufriedenheit bei (Staudinger et al., 1996).

Das System der Reaktionsformen auf Belastungen, das Thomae und sein Arbeitskreis entwickelt haben, um Persönlichkeitsentwicklung möglichst im Kontext konkreter Lebensvollzüge aufdecken zu können, hat bei der Durchführung vieler Forschungsarbeiten Pate gestanden. Häufig ging es dabei um die Frage, wie Menschen mit besonders schweren Belastungen und einschneidenden Lebensereignisse zurechtzukommen versuchen.

So erforschte Kruse (1989) durch eingehende Gespräche die psychische Situation von Personen, die vier bis sechs Jahre zuvor einen Schlaganfall erlitten hatten. Es ging um die *erlebten* Belastungen und um die psychischen Reaktionen auf diese Belastungen. Ein zentrales Ergebnis dieser Untersuchung war die große Bandbreite von Reaktionen auf den Schlaganfall, der wegen seiner physischen und psychischen Folgen als sehr belastend erlebt wurde. Kruse konnte vier Bewältigungsstile ermitteln, die in einem engen Zusammenhang mit anderen Persönlichkeitsmerkmalen und Unterstützungspotentialen der psychosozialen Umwelt standen. Die Bewältigungsstile wurden wie folgt charakterisiert:

Intensives Bemühen um weitere Verbesserung der gesundheitlichen, psychischen und sozialen Situation.

- Bemühen um eine Neubewertung der Situation und um Hinnahme oder Annahme der Krankheitsfolgen, bei einigen Untersuchten verbunden mit dem Bemühen um weitere Verbesserung der gesundheitlichen, psychischen und sozialen Situation.
- Ausgeprägte Tendenz zur Resignation und Passivität, geringe Aktivität in der Gestaltung des Alltags, geringes Engagement in sozialen Rollen.

Starke Aggressionen gegen andere Menschen (vor allem gegen Angehörige), Konflikte in sozialen Beziehungen, negatives Selbstbild

Tabelle 4: Reaktionen auf Belastungen in den Lebensbereichen: Beruf, Wohnen, Familie und Gesundheit nach Hans Thomae (1988, S. 86-100)

Die folgenden Kategorien wurden aus Interviewmaterial gewonnen und auf einem mittleren Abstraktionsniveau sprachlich verankert.

Situationsübergreifende Reaktionsformen

1. Leistung
2. Anpassung an die institutionellen Aspekte der Situation
3. Anpassung an die Eigenarten und Bedürfnisse anderer
4. Stiftung und Pflege sozialer Kontakte
5. Akzeptieren der Situation
6. Positive Deutung

Situationsspezifische Reaktionsformen

7. Aufgreifen von Chancen
8. Bitte um Hilfe
9. Widerstand
10. Identifikation mit Zielen und Schicksalen anderer
11. Hoffnung auf Wende
12. Korrektur von Erwartungen
13. Selbstbehauptung
14. Aggression / Kritik
15. Sichverlassen auf andere
16. Zurückstellen eigener Bedürfnisse

Emotionale und evasive Reaktionsformen

17. Depressive Reaktion
18. Situation den Umständen überlassen
19. Evasive Reaktion

Auffallend war, daß die Art der psychischen Verarbeitung des Schlaganfalls mit früher praktizierten Formen der Belastungsbewältigung korrespondierten. Es bestand somit eine persönlichkeitseigene Disposition, sich mit Belastungen auseinanderzusetzen. Diese Disposition erleichterte oder erschwerte den Umgang mit Belastungen über weite Strecken des Erwachsenenlebens.

Ähnliche Denkansätze, die den Prozeß der Persönlichkeitsentwicklung als Transaktion zwischen Person und Umwelt verstehen, finden sich auch in den Forschungen zum Streß und zur Streßbewältigung (z.B. von Lazarus und seiner Gruppe) und im Konzept der Auseinandersetzung mit „kritischen Lebensereignissen" (Filipp, 1981), auf die an dieser Stelle nur verwiesen werden kann. Enge Bezüge finden sich auch zur kognitiv-sozialen Lerntheorie (z.B. von Bandura, Mischel). Ein Überblick über die Streß-und Streßbewältigungsforschung im Alter findet sich bei Saup (1990).

5.2.4 Veränderungen des Selbstbildes im Alter

Eines der erstaunlichsten Ergebnisse der Sozialen Gerontologie ist die Tatsache, daß die Lebenszufriedenheit trotz objektiver Verschlechterungen im Gesundheitszustand und zunehmender sozialer Einschränkungen bei den meisten alten Menschen bis ins hohe Alter nicht abnimmt. Näheres dazu findet sich in Kapitel 7. Dem Vorurteil, ältere Menschen seien mit ihrem Leben weniger zufrieden als jüngere, wird also der Boden entzogen. Dieses *Zufriedenheits-Paradox* hat den Forschern schon immer Rätsel aufgegeben, und sie haben nach den Gründen geforscht, die zu der Diskrepanz zwischen objektiven Lebensumständen und deren subjektiver Verarbeitung führen. Es muß offensichtlich eine Instanz geben, ein psychisches Regulationssystem, das zum inneren Gleichgewicht beiträgt, d.h. objektive Ereignisse und Veränderungen im Leben eines Menschen mit seinen Motiven, Bedürfnissen und Erwartungen in Einklang bringt. Dieses psychische Regulationssystem wird als *Selbst* bezeichnet, von dem das *Selbstkonzept* als Unterkategorie zu betrachten ist.

Dem weiten Begriff des Selbst sind verwandte Begriffe zuzuordnen, z. B. Identität, Selbstdefinition, Selbstkonzept und Selbstwertgefühl, die jeweils unterschiedliche inhaltliche Akzente setzen (zur Begriffsvielfalt: Freund, 1995, S. 31). Die begriffliche Präzisierung des Selbst ist nicht einfach und hat in Entwicklungs-, Persönlichkeits- und Sozialpsychologie zu unterschiedlichen Konzepten, Standpunkten und theoretischen Einbindungen geführt. Einen Überblick über die verschiedenen Konzeptualisierungsversuche des Selbst geben Staudinger und Greve (1997). Zunächst ist der Begriff Selbst als integrierende Oberkategorie für Forschungsansätze zu sehen, die sich zwei Richtungen zuordnen lassen.

Die erste Richtung befaßt sich mit Fragen des Selbstkonzepts, der Selbstdefinition und Selbstbeurteilung. Ihnen geht es mehr um die *Inhalte* des Selbst. Die andere Richtung sieht das Selbst eher als ein dynamisches System, das verschiedene psychische Prozesse zu integrieren vermag und als eine psychische Regulationsinstanz fungiert. Die Aufmerksamkeit richtet sich besonders auf die

„Leistung" des Selbst, Einheitlichkeit der Person (persönliche Identität) zu sichern und sich auf innere Stabilisierung einzupendeln. Das Selbst hat folglich nicht nur eine inhaltlich-strukturelle (Selbstkonzept), sondern auch eine dynamisch-prozessuale Seite (Selbstregulation).

Die inhaltlich-strukturelle Seite des Selbst, das Selbstkonzept, ist schon häufig Gegenstand alternspsychologischer Forschung gewesen, weniger dagegen die dynamisch-prozessuale Seite. Schon 1970 konnte Theissen im Rahmen der Bonner Gerontologischen Längsschnittstudie (BOLSA) zeigen, daß das Selbstbild im Alter im wesentlichen stabil und überwiegend positiv getönt ist. (Erinnert sei an den Satz von Paul Baltes, der in seinen Schriften immer wieder unterstrichen wird: „Das Selbstbild bleibt auch im hohen Alter intakt".). Bei Verschlechterung des Gesundheitszustandes kommt es jedoch immer häufiger zu negativen Selbstbeschreibungen. Interessant ist in der Studie von Theissen auch die Abhängigkeit des Selbstkonzeptes vom jeweiligen Erfassungsmodus. Freie, expressive Formen der Selbstbilderfassung liefern reichere und differenziertere Informationen als standardisierte Selbstbildmethoden.

Wenn in gerontologischen Untersuchungen immer wieder die erstaunliche Fähigkeit alter Menschen auffällt, sich an veränderte Lebensbedingungen anzupassen und ihr inneres Gleichgewicht möglichst zu wahren, dann können wir als regulierendes System das Selbst ins Spiel bringen. Es geht aus entwicklungspsychologischer Perspektive dann um die Frage,

> *„welche Mechanismen sicherstellen, daß wir unsere Vorstellungen von uns selbst und unsere Zufriedenheit auch über längere Zeiträume und Krisensituationen hinweg aufrechterhalten und wie sich diese Mechanismen mit dem Alter verändern" (Staudinger & Greve, 1997, S. 6).*

Im Entwicklungsprozeß ist das Selbst nicht nur als „Produkt" der Entwicklung zu sehen, sondern auch als dynamisches Moment, als Potential, das Entwicklung steuert und in Gang hält. Es ist wandelbar über die Lebensspanne und, hat es sich erst stabilisiert, widerstandsfähig in dem Sinne, daß auch irreversible Veränderungen im Alter „verkraftet" werden können und die Lebenszufriedenheit nicht ins Wanken gerät. Die Adaptations- und Widerstandsfähigkeit des Selbst ist eine Voraussetzung für ein gelingendes Altern.

Wie dieser Prozeß des gelingenden Alterns vonstatten gehen kann, zeigen die beiden Modelle von Brandtstädter sowie von Baltes und Baltes. Im Modell von Brandtstädter wird dem Selbst eine eigene adaptive Funktion zugewiesen, bei Baltes und Baltes ist die Stabilität des Selbst eher ein Ergebnis des gelingenden Anpassungsprozesses (s. Kap. 4.5).

Nach Brandtstädter und Greve (1992) stellt der Alternsprozeß besondere Anforderungen an die Aufrechterhaltung persönlicher Kontinuität und Identität. Biologische, psychische und soziale Veränderungen stellen erhöhte Anforderungen an die Anpassungsfähigkeit des bio-psycho-sozialen Systems. Dem Selbst als integrierende und regulierende Instanz kommt erhöhte Bedeutung zu. Wie gelingt dem Selbst die Gleichgewichtsregulierung unter der besonderen Beanspruchung des Alterns?

Der Beantwortung dieser Fragen ist zunächst eine Definition des Selbst vorzuschieben. Brandtstädter und Greve (1992, S. 270) sehen im Selbst ein „selbstreflexives System“, das danach strebt, sich selbst zu stabilisieren und zu schützen. Es ist involviert in die Bewertung, aktive Steuerung und emotionale Bewältigung von Entwicklungs- und Alternsprozesse, gerade auch dann, wenn es zu Krisen oder Gefährdungen kommt. Eine wichtige Komponente des Selbst ist das *Selbstkonzept*. Es beinhaltet solche Vorstellungen, die die Person von sich hat, die nicht nur relativ dauerhaft und für sie wesentlich sein müssen, sondern die auch Unterscheidungen zwischen sich und anderen zulassen. Kurz: Attribute, die zur Selbstbeschreibung (zum Selbstkonzept) tauglich sind, müssen eine identitätsstiftende Funktion besitzen. Brandtstädter und Greve (1992, S. 273) postulieren:

> *„Destabilisierungen des Selbst im Sinne von Identitätsdefiziten oder -krisen sind ... insbesondere dann zu erwarten, wenn festgelegte Selbstbildannahmen durch interne oder externe Widersprüche problematisiert, wenn kontinuitätsstiftende Sinnzusammenhänge zerrissen und übergreifende Lebenspläne in Frage gestellt werden, oder wenn als dauerhaft gedachte Eigenschaften verlorengehen oder ihre individuierenden Bedeutungen verlieren.“*

Es ist einleuchtend, daß derartige Gefährdungen des Selbst vor allem bei Umbrüchen, unerwarteten Ereignissen, in Lebenskrisen und Grenzsituationen wie Verlust des Arbeitsplatzes, bei Trennung vom Partner, in schwerer Krankheit etc. zu erwarten sind.

Auch im höheren Lebensalter liegen bedingt durch körperliche Einbußen, soziale Verluste und schwindende Chancen, in seinem Leben noch etwas zu verändern, Risiken für die Stabilität des Selbst und des Selbstkonzeptes. Vom alternden Menschen werden Anpassungsleistungen gefordert, die unter Umständen die Diskrepanz zwischen seinem idealen Selbst (Dem, der er gerne sein möchte) und seinem realen Selbst (Dem, der er ist) vergrößern können. So ist es zum Beispiel für einen ausgesprochenen „Tatmenschen“ schwer zu verkraften, daß er nun in den Ruhestand entlassen werden soll. Der Einstieg in den Ruhestand könnte gelingen, wenn entweder sinnvolle Alternativen zur Berufstätigkeit gefunden werden oder das innere Anspruchssystem, die „Machermentalität", sich ändert. Eine Kombination von beiden ist ebenfalls denkbar.

Die beiden Anpassungsvarianten an altersbedingte Veränderungen, die das Ziel verfolgen, das Selbst und die persönliche Identität möglichst unbeschädigt zu lassen, nennen Brandtstädter und Greve (in Anlehnung an Piaget) den assimilativen und akkommodativen Modus zur „Sicherung einer positiven Identität und Lebensperspektive im Alter". Beide Modi bieten einen Erklärungszugang zu dem eingangs benannten „Zufriedenheit-Paradox", das ja darin besteht, daß über weite Strecken des Alternsprozesses das subjektive Wohlbefinden relativ stabil bleibt, trotz objektiv feststellbarer Lebensveränderungen.

Bei der *assimilativen* Form der Verarbeitung von Belastungen wird das Selbstbild im wesentlichen nicht angetastet. Man versucht, aktiv auf die Lösung von Problemen einzuwirken oder die Umstände dem Selbstbild anzupassen. Ist das Selbstkonzept eines Menschen z. B. vom Merkmal „Ich kann gut organisieren" geprägt, so wird er gemäß dem assimilativen Modus nach Gelegenheiten suchen, um diese selbstzugeschriebene Fähigkeit umzusetzen.

Der *akkommodative* Modus der Selbstwertstabilisierung und Identitätssicherung setzt beim selbstreferentiellen System, dem Selbst, an. Da die gegebenen oder künftig zu erwartenden Lebensumstände wahrscheinlich nicht mehr zu verändern sind, kommt es zu Korrekturen am Selbstbild. Ansprüche werden zurückgeschraubt, Erwartungen gesenkt oder Ereignisse in einem neuen Licht interpretiert, kurz: es kommt zu Anpassungen und Umstrukturierungen im Selbstkonzept. Wenn das obige Beispiel auf diesen Modus angewendet wird, ändert sich etwas in der Selbstdefinition: nicht „Ich kann gut organisieren", sondern „Ich konnte gut organisieren. Heute überlasse ich das anderen".

Ein dritter Modus, das Selbstwertgefühl zu schützen und relatives Wohlbefinden zu wahren, besteht in der Tendenz, sich gegen selbstbild- und selbstwertgefährdende Einflüsse zu *immunisieren,* indem zentrale Elemente des Selbstbildes gegen anderslautende Informationen abgeschirmt oder solche verleugnet werden. Eine weitere Möglichkeit besteht darin, selbstwertgefährdende Situationen zu vermeiden. In unserem Beispiel hält sich der „gute Organisator" auch dann noch für gut, wenn der Seniorenausflug daneben geriet. Es lag eben an den Leuten oder am Wetter. Oder er organisiert nicht mehr und zehrt von den Erfolgen in der Vergangenheit.

Beim assimilativen Modus geht es mit den Worten von Brandtstädter und Greve also um „Stabilisierung einer positiven Identität durch aktive Beinflussung von Lebens- und Entwicklungsbedingungen" (S. 279), beim akkommodativen Modus um „Stabilisierung einer positiven Identität durch Akkomodation normativer Selbstentwürfe" (S. 281). Der dritte Modus schließlich meint

„Stabilisierung einer positiven Identität durch Immunisierung von Identitätskomponenten und Selbstbildhypothesen“ (S. 287).

Auf das Alter bezogen, gibt es empirische Hinweise, daß akkommodative Formen der Problembewältigung zunehmen, assimilative dagegen geringer werden. Rothermund, Dillmann und Brandtstädter (1994) konnten dieses Ergebnis in einer neueren Studie erhärten. Akkommodative Bewältigungsformen traten in höheren Altersgruppen häufiger auf als in jüngeren. Aber nicht das Alter allein war für diese Unterschiede verantwortlich, sondern auch eine bestimmte Einstellungsvariable. Personen mit „flexibler Zielanpassung“ neigten eher zum akkommodativen Stil, Personen mit „hartnäckiger Zielanpassung“ eher zum assimilativen Stil.

Im Sinne der Selbstwertstabilisierung erscheint dieser Wandel im Problembewältigungsverhalten älterer Menschen durchaus sinnvoll zu sein, reflektiert er doch die realistische Einschätzung vieler alter Menschen, daß sie mit irreversiblen Veränderungen der Gesundheit und im sozialen Lebenskreis werden leben müssen. Die Chancen, Entwicklung selbst aktiv zu beeinflussen, schwinden. Es müssen immer mehr Anpassungs- und Umorientierungsleistungen erbracht werden, um im seelischen Gleichgewicht bleiben zu können. Die Gewinn-Verlustbilanz der Entwicklung neigt sich immer mehr zur Verlustseite. Die Aufrechterhaltung des subjektiven Wohlbefindens im Alter fordert ihren Preis, den viele alte Menschen zu zahlen bereit sind, indem sie sich realistisch auf diese Veränderungen einstellen. Akkommodative Bewältigungsformen sind also gegenüber assimilativen nicht geringer in ihrer sinnvollen Anpassungsfunktion einzuschätzen.

Das „Modell des erfolgreichen Alterns“, das Baltes und Baltes (1989) vorgelegt haben und das große Resonanz in der Gerontologie gefunden hat, geht von einem anderen Ausgangspunkt, nicht direkt vom Selbst im Alter aus. Indirekt ist das Selbst jedoch als integrierende und regulierende Instanz am Prozeß der „Optimierung durch Selektion und Kompensation“ beteiligt, denn letztlich trägt dieser sinnvolle Anpassungsmechanismus zu Stabilität des Selbst und damit zum subjektiven Wohlbefinden im Alter bei (s. Kap. 4.5).

5.2.5 Zusammenfassung

Das Forschungsgebiet der Persönlichkeitsveränderungen im Alter ist sehr breit gestreut und deshalb auch nicht leicht zu systematisieren. Ähnlich den unterschiedlichen Persönlichkeitsdefinitionen und -modellen lassen sich die Ergebnisse nur schwer unter eine Überschrift bringen.

Persönlichkeitsdefinitionen fokussieren entweder stärker die *strukturelle* Organisation von Persönlichkeitseigenschaften (traits), die im Einzelfall jeweils ihre individuelle Ausprägung erhalten, oder die Persönlichkeits*entwicklung* als Folge *und* Ergebnis von Interaktionen zwischen Person und Umwelt. Im ersten Falle geht es mehr um Persönlichkeit als Struktur, im zweiten Falle mehr um Persönlichkeit als Prozeß. Diese Unterscheidung darf jedoch nicht zu ausschließlich verstanden werden, denn Persönlichkeitsforschung ohne die Annahme von strukturellen *und* dynamischen Komponenten ist gar nicht möglich.

In der Persönlichkeitspsychologie lassen sich in Anlehnung an die o.g. Persönlichkeitsdefinitionen grob zwei Richtungen der Modellbildung unterscheiden: *Strukturmodelle* und *Prozeßmodelle* der Persönlichkeit. Einer dieser Modellrichtungen können auch die Ergebnisse der gerontologischen Persönlichkeitsforschung zugeordnet werden, wenn man sie auf ihre zentralen Ausgangsbedingungen hin befragt.

In der Tradition der eigenschaftszentrierten Strukturmodelle der Persönlichkeit stehen vor allem Quer- und Längsschnittstudien, bei denen Persönlichkeitsfragebögen, halbstandardisierte Befragungsmethoden und Einschätzskalen zur Anwendung kommen. Die meisten Studien zeigen eine beachtliche Stabilität der erfaßten Persönlichkeitseigenschaften im mittleren und hohen Erwachsenenalter. Gegen das Stabilitätsphänomen wird jedoch kritisch eingewendet, daß es sich dabei gar nicht um „echte" Stabilität von Persönlichkeitseigenschaften handle, sondern um Stabilität in der Persönlichkeits*beurteilung*, weil Menschen versuchen, sich treu zu bleiben.

Ergebnisse von Längsschnittstudien, die stärker dem Modell der Persönlichkeitsveränderung als Ergebnis der aktiven Auseinandersetzung einer Person mit Umweltanforderungen verpflichtet sind, zeigen ein differenzierteres Bild als die der „Strukuralisten". Es geht dabei weniger um die Stabilität von Eigenschaftsstrukturen, sondern um persönliche Stile und Varianten bei der Auseinandersetzung mit Belastungen oder kritischen Lebensereignissen, die Persönlichkeit im Verlauf der Zeit formen. Es bilden sich zwar bestimmte Muster oder Hierarchien von Reaktionsformen auf Belastungen aus, die jedoch nicht starr eingesetzt, sondern den jeweiligen situativen Bedingungen angepaßt werden. Ein gutes Beispiel für diese Richtung der Persönlichkeitsforschung liefert der Ansatz der „thematischen Analyse der Persönlichkeit" von Hans Thomae (1968, 1988) und seinem Arbeitskreis, der als Methode die „psychologische Biographik" favorisiert (s. Kap. 7.4.4).

Das besondere Interesse der gerontologischen Persönlichkeitsforschung richtete sich immer wieder auf das Selbst und Selbstkonzept im Alter. Die Ergebnisse sprechen dafür, daß ein stabiles Selbst und differenziertes Selbstkonzept ein wichtiges Element in der Erhaltung von Wohlbefinden und Lebenszufriedenheit sind. Menschen versuchen, durch assimilative oder akkommodative Strategien ihr Selbst möglichst intakt zu halten und ein positives Bild von sich zu wahren. Wenn sie durch innere oder äußere Stressoren in diesem Streben überfordert sind, kann es zu Selbstwerteinbrüchen und negativen Selbstzuschreibungen kommen, die in der kognitiven Verhaltenspsychologie als Symptome „erlernter Hilflosigkeit" (Seligman) angesehen werden.

Literatur

a) Grundlegende Literatur zur Persönlichkeitspsychologie:

Asendorpf (1995). Persönlichkeitspsychologie: Das empirische Studium der individuellen Besonderheit aus spezieller und differentieller Perspektive. Psychologische Rundschau, 46, S. 235-237.

Borkenau, P & Ostendorf, F. (1989). Untersuchungen zum Fünf-Faktoren-Modell der Persönlichkeit und seine diagnostische Erfassung. Zeitschrift für Differentielle und Diagnostische Psychologie, 10, S. 239 - 251.

Fisseni, H. J. (1984). Persönlichkeitspsychologie. Göttingen.

Guilford, J. P. (1964). Persönlichkeit. Weinheim.

Mischel, W. (1976). Introduction to personality. New York

Pervin, L. A. (1987). Persönlichkeitstheorien. München-Basel.

Schneewind, K. A. (1984). Forschungsleitende Konzepte der Persönlichkeitspsychologie. In: Amelang, M. & Ahrens, H. J. (Hrsg.). Brennpunkte der Persönlichkeitsforschung (S. 11-29). Göttingen.

b) Persönlichkeitsentwicklung im Erwachsenenalter

Angleitner, A. (1976). Changes in personality observed in questionnaire data from the Riegel Questionnaire on Rigidity, Dogmatism, and Attitude toward Life. In: Thomae, H. (ed.). Patterns of aging (S. 68-80). Basel.

Brandtstädter, J. (1990). Entwicklung im Lebenslauf. In: Mayer, K. U. (Hrsg.). Lebensverläufe und Sozialer Wandel (S. 322-350). Opladen.

Brandtstädter, J. & Grewe, W. (1992). Das Selbst im Alter: adaptive und protektive Mechanismen. Zeitschrift für Entwicklungspsychologie und Pädagogische Psychologie, 24, S. 269-297.

Costa, P. T. & McCrae, R. R.(1980). Still stable after all these years: Personality as a key to some issues in adulthood and old age. In: Baltes, P. B. &

Brim, O. G. (ed.). Life-span development and behavior. Vol.3 (S. 65-102). New York.

Costa, P. T. & McCrae, R. R. (1994). Set like plaster? Evidence for the stability of adult personality. In: Heatherton, T. F. & Weinberger, J. L. (Eds.). Can personality change? (S. 21-40). Washington, DC.

Field, D. & Millsap, R. E. (1991). Personality in advanced old age: Continuity or change? Journal of Gerontology: Psychological Sciences, 46, P 299-308.

Filipp, S. H. (1981). (Hrsg.). Kritische Lebensereignisse. München.

Filipp, S. H. & Schmidt, K. (1995). Mittleres und höheres Erwachsenenalter. In: Oerter, R. & Montada, L. (Hrsg.). Entwicklungspsychologie (S. 439-486). Weinheim.

Freund, A. M. (1995). Die Selbstdefinition alter Menschen. Berlin.

Kogan, N. (1990). Personality and aging. In Birren J. E. & Schaie, K. W. (Eds.). Handbook of the psychology of aging (S. 330-346). New York.

Kruse, A. (1986). Die Auseinandersetzung mit chronischer Krankheit. Zeitschrift für Allgemeinmedizin, 62, S. 85-93.

Lehr, U. (1991). Psychologie des Alterns (Kap. 4.7, 5.1). Heidelberg.

Lehr, U. & Thomae, H. (1987). (Hrsg.). Formen seelischen Alterns. Stuttgart.

Olbrich, E. (1982). Die Entwicklung der Persönlichkeit im menschlichen Lebenslauf. In: Oerter, R. & Montada, L. (Hrsg.). Entwicklungspsychologie (S. 91-123). München.

Olbrich E. (1994). Konstanz oder Veränderung der Persönlichkeit im Alter? Befunde und Diskussion einer Kontroverse. Zeitschrift für Gerontologie, 27, S. 83-95.

Pervin, L. A. (1994). Personality stability, personality change, and the question of process. In: Heatherton, T. F. & Weinberger, J. L. (Eds.). Can personality change? (S. 315-330). Washington, DC.

Rothermund, K., Dillmann, U. & Brandtstädter, J. (1994). Belastende Lebenssituationen im mittleren und höheren Lebensalter: zur differentiellen Wirksamkeit assimilativer und akkommodativer Bewältigung.Zeitschrift für Gesundheitspsychologie, 2, S. 245-268.

Saup, W. (1990). Formen der Lebensbewältigung im Alter. In: Mayring, P. & Saup, W. (Hrsg.). Entwicklungsprozesse im Alter (S. 185-200). Stuttgart-Berlin-Köln.

Schaie, K.W. & Willis, S. L. (1996). Adult development and aging. New York.

Schneewind, K. A. (1994). Persönlichkeitsentwicklung im Kontext von Erziehung und Sozialisation. In: Enzyklopädie der Psychologie. Bd. Psychologie der Erziehung und Sozialisation (S. 197-225). Göttingen.

Staudinger, U. M. & Greve, W. (1997). Das Selbst im Lebenslauf: Brückenschläge und Perspektivenwechsel zwischen entwicklungs- und sozialpsychologischen Zugängen. Zeitschrift für Sozialpsychologie, 28, S. 3-18.

Staudinger, U. M., Freund, A. M., Linden, M. & Maas, I. (1996). Selbst, Persönlichkeit und Lebensgestaltung im Alter: Psychologische Widerstandsfähigkeit und Vulnerabilität. In: Mayer, K. U. & Baltes, P. B. (Hrsg.). Die Berliner Altersstudie (S. 321-350). Berlin.

Theissen, A. K. C. (1970). Untersuchungen zum Selbstbild älterer Menschen. Phil. Diss. Universität Bonn.

Thomae, H. (1983). Alternsstile und Altersschicksale. Ein Beitrag zur Differentiellen Gerontologie. Bern.

Thomae, H. (1968, 1988). Das Individuum und seine Welt. Göttingen.

Thomae, H. (1976). (Hrsg.). Patterns of aging: Findings from the Bonn Longitudinal Study of Aging. Basel.

Thomae, H. & Kranzhoff, H.E. (1979). Erlebte Unveränderbarkeit von gesundheitlicher und ökonomischer Belastung. Zeitschrift für Gerontologie, 12, S. 439 - 459.

Weinberger, J. L. (1994). Can personality change ? In: Heatherton, T. F. & Weinberger, J. L. (Eds.). Can personality change? (S. 333-350). Washington, DC.

5.3 Veränderungen sozialer Beziehungen

Im folgenden Kapitel werden schwerpunkthaft die Familienbeziehungen älterer Menschen, insbesondere in Form des intergenerativen Austausches und der wechselseitigen Hilfebeziehungen behandelt. Bei der Weite des Begriffsfeldes sind zunächst wichtige Begriffsklärungen angezeigt. Danach wird auf strukturelle Veränderungen der Familie eingegangen. Es folgen empirische Daten über die soziale Aktivität (Art und Umfang der Sozialkontakte) alter Menschen. Das Kapitel schließt mit der Organisation von Hilfen im sozialen Netzwerk alter Menschen ab. Kurz eingegangen wird dabei auch auf das soziale Netzwerk von älteren Migranten.

5.3.1 Begriffsklärungen

Wenn es um die sozialen Beziehungen von Menschen geht, bewegen wir uns im Überschneidungsbereich von Psychologie und Soziologie. Das gilt auch für die sozialen Beziehungen alter Menschen. Die Komplexität sozialer Beziehungen macht es notwendig, sozial-strukturelle Aspekte des Beziehungsgefüges eher in der Soziologie zu verorten, während die individuelle Beziehungsgestaltung und deren Wirkungen auf die Beziehungspartner eher im Blickpunkt der Psychologie stehen.

- Der Begriff der *sozialen Beziehungen* soll als Oberbegriff verwendet werden, und zwar für Interaktionen zwischen Personen oder Personengruppen, die von einer bestimmten Dauer sind, die auf Wechselseitigkeit beruhen und in denen es nicht nur um funktionale, sondern auch um emotionale Austauschprozesse geht. Die Partner in einer Beziehung sind in wichtigen Belangen ihrer Persönlichkeit und für ihr Wohlbefinden auf diese Beziehungen angewiesen.

- Wenn wir von *Sozialkontakten* sprechen, braucht die Dauer und die emotionale Bedeutung der Beziehung keine ausschlaggebende Rolle zu spielen. Der Begriff Sozialkontakte ist neutraler und eher einer quantitativen, weniger einer qualitativen Erschließung zugänglich. Eine bekannte Definition stammt von Townsend (1957, S. 167, zit. nach Tews, 1979, S. 358):
  „Mit Kontakt ... wird ein Treffen mit einer anderen Person - gewöhnlich vorher arrangiert und gewöhnlich zu Hause oder außerhalb des Hauses - gemeint, der mehr als einen gelegentlichen Austausch von Grüßen, beispielsweise von zwei Nachbarn auf der Straße, umfaßt“.

- In den heutigen Sozialwissenschaften ist der Begriff des *Sozialen Netzwerks* sehr gebräuchlich. Dieser ist zunächst sehr neutral formuliert und bezeichnet schlicht die Anzahl der Personen, zu denen eine Zentralperson Kontakte pflegt. Hurrelmann (1988, S. 113) definiert in diesem Sinne:
  „Unter sozialem Netzwerk kann das Gefüge von sozialen Beziehungen verstanden werden, in das eine Person einbezogen ist. Das Netzwerk bildet sich aus dem Gesamt der Kontakte, die eine Person zu anderen Personen besitzt“.

- Bei Hurrelmann kommen bereits qualitative Momente ins Spiel, wenn er von einem „Gefüge sozialer Beziehungen“ spricht. Soziale Netzwerke werden nicht nur nach Größe, Dichte und Häufigkeit der Kontakte analysiert, sondern auch nach der Nähe, Intensität und emotionalen Tönung der Kontakte. Die Personen in einem sozialen Netzwerk stehen der Zentralperson nicht nur räumlich oder verwandtschaftlich mehr oder weniger nahe, sondern vor allem in ihrer emotionalen Bedeutsamkeit.

- Eine wichtige Funktion sozialer Netzwerke kann darin bestehen, *soziale Unterstützung* zu bieten. Soziale Unterstützung ist als das Ausmaß zu verstehen, in dem grundlegende materielle, psychische und soziale Bedürfnisse einer Person durch ihr soziales Netzwerk befriedigt werden. Deshalb ist nicht jedes soziale Netzwerk automatisch von unterstützendem Wert. Baumann und Pfingstmann (1986, S. 686) verstehen unter sozialer Unterstützung folglich die „positiv bewertete, erlebte oder erhoffte Funktion sozialer Netzwerke". Soziale Unterstützung, mag sie auch noch so gut gemeint sein, wirkt erst als solche, wenn sie unterstützend, aufwertend oder entlastend *erlebt* wird. Sie kann auch das Gegenteil bewirken, wenn sie unangemessen, zur unrechten Zeit oder ohne Rücksicht auf die Bedürfnislage des Empfängers erfolgt.

- Angemessene soziale Unterstützung kann nach dem heutigen Forschungsstand erstens einen belastungsvermeidenden oder -reduzierenden Effekt haben und zweitens dazu beitragen, bei eingetretener Belastung deren Auswirkungen abzumildern oder erträglich zu machen (Puffer-Effekt). Es sind mehrere Formen sozialer Unterstützung zu unterscheiden, die, um wirksam zu werden, auf die Situation und Bedürfnislage der Empfänger abgestimmt sein müssen. Grob ist zwischen instrumentellen und emotionalen Formen zu unterscheiden. Instrumentelle soziale Unterstützung kann z. B. durch materielle oder informative Hilfen gewährt werden, emotionale soziale Unterstützung durch verständnisvolles Zuhören oder personale Wertschätzung wirken. Kernstück der sozialen Unterstützung ist neben ihrer faktischen Wirkung vor allem ihr wahrgenommener emotionaler Gehalt.

- Zwei Begriffe gehören in der sozialwissenschaftlichen Forschung sehr eng zusammen: *Soziale Isolierung* und *Einsamkeit.* Ein besonderes Gewicht erhalten diese Begriffe bei der Untersuchung sozialer Beziehungen im Alter, weil nach einem verbreiteten Vorurteil Alter nicht selten mit sozialer Isolierung und Vereinsamung assoziiert wird. Daß das nur partiell stimmt, wird später noch belegt. Das Vorurteil nährt sich auch aus der Gleichsetzung von sozialer Isolierung und Einsamkeit. Beide Begriffe meinen jedoch Unterschiedliches. Nach Bungard (1975) handelt es sich bei der *sozialen Isolierung* um eine *objektiv* feststellbare Minderung von Sozialkontakten unter ein vorher festgelegtes Minimalkriterium. Der Grad der soziale Isolierung ist also von einer Definitionsnorm abhängig. *Einsamkeit* ist dagegen nach Bungard (1975) ein meist unangenehm erlebter Zustand, der als eine *subjektive* Reaktion auf den Mangel an Sozialkontakten und sozialer Unterstützung verstanden wird. Der Grad der Einsamkeit kann folglich nur subjektiv eingeschätzt werden. Die

Unterscheidung zwischen sozialer Isolierung und Einsamkeit läßt auch Personen zu, die objektiv als isoliert zu kennzeichnen sind, sich subjektiv aber nicht einsam fühlen, und umgekehrt Personen mit zahlreichen Sozialkontakten, die sich trotzdem einsam fühlen. Es kommt also mehr auf die Qualität als die Quantität der Kontakte an.

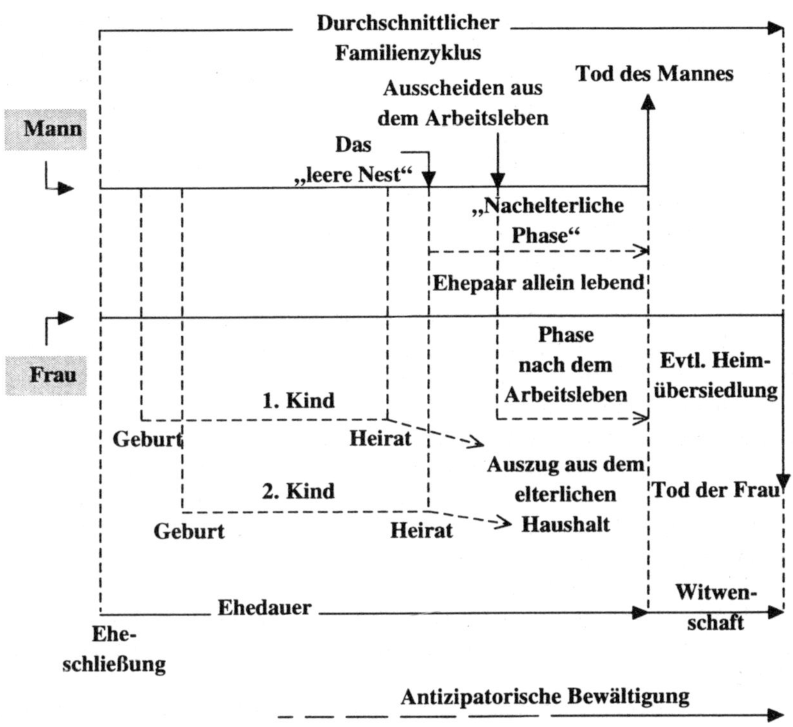

Anmerkung: Durchschnittlicher Familienzyklus bedeutet, daß statistisch gesehen die genannten Ereignisse zu erwarten sind. Daneben gibt es viele Abweichungen vom durchschnittlichen Familienzyklus

Abbildung 11: Durchschnittlicher Familienzyklus

- Ein Begriff, der im folgenden des öfteren auftaucht, muß in diesem Zusammenhang noch geklärt werden: der der *Familie.* Unter Familie soll ganz allgemein „ein soziales Gebilde von miteinander verwandten Personen verstanden werden, die nicht notwendigerweise in einer Haushaltsgemeinschaft leben" (Arbeitsgruppe Fachbericht über Probleme des Alterns, 1982, S. 358). In der Regel kommt Familie unter der Voraussetzung der Eheschließung zustande. Nach Rosenmayr und Rosenmayr (1978, S. 205) ist sie „als Organisationsform (Institution) für intergenerative Übermittlung, für Transfer und wechselseitige Unterstützung und Sensibilisierung (zu) bestimmen, die mit Hilfe von kulturell und sozialstrukturell verschiedenen Dominanz- und Austauschmustern erfolgen." Im intergenerativen Beziehungsgefüge übernimmt die Familie folgende Funktionen:
  - Befriedigung von Kontakt- und emotionalen Bedürfnissen,
  - Gegenseitige materielle und praktische Hilfeleistungen,
  - Versorgung und Pflege im Krankheitsfall,
  - Sozialisierungsaufgaben zwischen den Generationen.

Nicht nur für ihre jüngeren Mitglieder, sondern auch für alte Menschen stellt die Familie eine zentrale, sinnstiftende und auf wechselseitige Solidarbeziehungen angewiesene Institution dar. Zu unterscheiden sind mehrere Familienformen: (a) Die *Kernfamilie* als Primärgruppe von Eltern mit ihren unverheirateten Kindern. Die Kernfamilie kommt am häufigsten unter der Voraussetzung der Eheschließung zustande (Gattenfamilie). Mehrere Kernfamilien können einen erweiterten Familienverband bilden. (b) Die *Kleinfamilie* als Lebensgemeinschaft von Mann, Frau und wenigen Kindern. Die Kernfamilie braucht also nicht unbedingt eine Kleinfamilie zu sein. (c) Die *erweiterte Familie* als Familienform, in der eine größere Anzahl von Verwandten den Familienverband bilden (also nicht nur Vater, Mutter, Kinder), indem entweder mehrere Generationen oder generationsgleiche erwachsene Verwandte (Geschwister, Vettern, usw.) zur Familie gehören.

- Wohnen mehrere Generationen, Verwandte oder auch nichtverwandte Personen unter einem Dach, spricht man auch heute noch salopp von der „Großfamilie", in moderner Terminologie vom „Mehr-Generationenhaushalt". Dieser ist wiederum zu unterscheiden von der „Mehr-Generationenfamilie", deren Mitglieder heute in aller Regel nicht einen Haushalt bewirtschaften. Die meisten Mehr-Generationenfamilien wählen die Interaktionsform der „Intimität auf Abstand" (s.u.).

- Zu klären ist noch ein Begriff, der in seiner Allgemeingültigkeit heute jedoch an Bedeutung verliert: der *Familienzyklus*. Der Familienzyklus ist ein Ausschnitt aus dem Lebenszyklus von Menschen. Er umspannt die Ereignisse zwischen „Erstheirat" von Mann und Frau bis zum Tode beider Ehegatten. Der Lebenszyklus ist die kontinuierliche und geordnete Folge von Ereignissen, die bestimmte Phasen im Lebenslauf eines Individuums von der Geburt bis zum Tode abgrenzen. Im „normalen" Familienzyklus koinzidieren gesellschaftlich-normierte Erwartungen mit ontogenetisch (entwicklungs-) bedingten Prozessen und Ereignissen im Leben von Eltern und Kindern (s. Abb. 11).

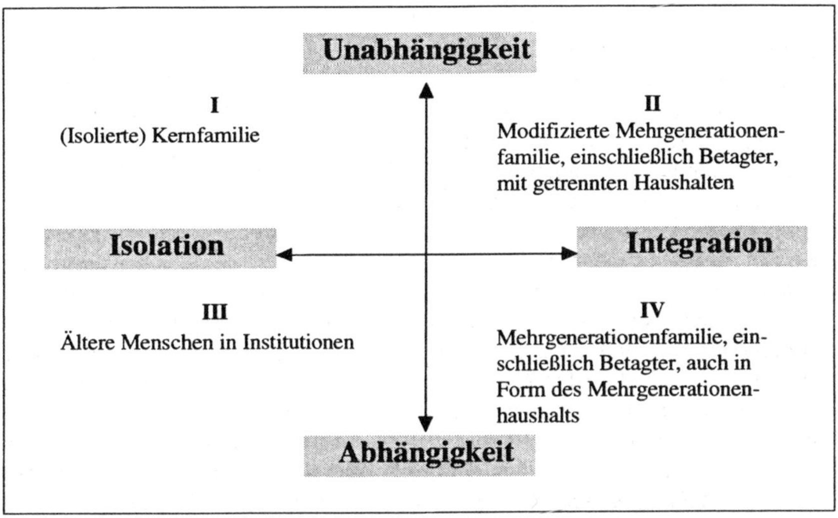

Abbildung 12: Formen familialer Beziehungen im Alter

5.3.2 Strukturen innerfamilialer Beziehungen

Die Abbildung 12 (Stehouwer, zit. nach Tews 1979, S. 131) soll vier Formen von Familienbeziehungen im Alter verdeutlichen, die auf den Achsen Integration vs. Isolation und Unabhängigkeit vs. Abhängigkeit eingeordnet werden können.

Nach dem internationalen Forschungsstand ist der Typus der *erweiterten Familie*, zu der also mehrere Generationen gehören, die einen regen intergenerativen Austausch pflegen, dabei aber nicht in einer Haushaltsgemeinschaft zusammenleben, in den Industrieländern heute am stärksten verbreitet (Typus II).

Die intergenerativen Beziehungen in der Familie lassen sich nach Sichtung der einschlägigen Forschungsliteratur (insbesondere: Höhn & Roloff, 1994) wie folgt zusammenfassen:

- 97 % der *über 60jährigen* lebten 1991 in Privathaushalten, davon 35 % in Ein-Personen- und 51 % in Zwei-Personenhaushalten. Für ältere Menschen stellt also der Ein- und Zwei-Personenhaushalt die häufigste Haushaltsform dar. Der größere Teil der Männer lebt in Zwei-Personenhaushalten, überwiegend mit Ehefrauen. Die Ein-Personhaushalte sind dagegen überwiegend Haushalte von verwitweten oder ledigen Frauen. Seit Jahren läßt sich eine Zunahme von Ein-Personhaushalten im Alter, insbesondere auch bei Hochbetagten, registrieren (Stichwort: Singularisierung als Auswirkung der Hochaltrigkeit und höheren Lebenserwartung von Frauen). Dieser Trend wird sich nach allen Prognosen in Zukunft noch verstärken.

- Rd. 14 % der über 60jährigen wohnen in Zwei-Generationenhaushalten mit Kindern oder Enkeln zusammen. Drei- und Mehr-Generationenhaushalte machen bei den über 60jährigen lediglich 3 % aus. Mehr-Generationenhaushalte sind häufiger in ländlichen Gebieten anzutreffen. Es besteht auch ein schwacher Trend, daß alte Menschen im hohen Alter bei schlechtem Gesundheitszustand häufiger in den Haushalt der Kinder (vor allem der Tochter) eintreten. Auch nach dem Tode des Ehepartners besteht (stärker bei Frauen) die Tendenz, als Alternative zur Heimunterbringung zu den Kindern zu ziehen. Keinesfalls möchte man aber „den Kindern zur Last fallen". Nicht zuletzt können auch ökonomische Gründe für ein Zusammenleben mit Kindern/Enkeln beitragen. Nach wie vor leben aber mit 66 % die meisten der über 60jährigen allein oder in Ein-Generationhaushalten.

- Neuere Untersuchungen zeigen, daß es innerhalb der Familienstruktur zu einer stärkeren Überlappung der Generationen gekommen ist. Neben der Drei-Generationenfamilie gibt es immer häufiger den Typ der Vier- und sogar Fünf-Generationenfamilie. Untersuchungen in Österreich ergaben, daß noch 7 % der 60-65jährigen lebende Eltern haben. 12,5 % der über 60jährigen besitzen Urenkel. Diese Veränderungen, resultierend aus der höheren Lebenserwartung, können zu einer neuen Funktionsbestimmung der „Großelternrolle" führen. Relativ junge und rüstige Großeltern übernehmen Unterstützungsfunktionen für ihre hochbetagten Eltern und „Pflichten“ im Rahmen von Haushaltsführung und Kinder-(Enkel-, Urenkel)betreuung. Sie sind damit aber nicht selten einer Doppelbelastung, einem Druck von zwei Seiten ausgesetzt. Deshalb wurde der saloppe Begriff der „Sandwich-Generation“ geprägt. Durch die enge Generationenfolge in einer Familie können sich auch neue Rollenmuster herausbilden, beispielsweise für die Großeltern, deren Rolle mit mehr Funktionen als früher verbunden sein kann (Berater für die Kinder, Ansprechpartner der Enkel, Betreuer der hochbetagten eigenen Eltern).

- Der Wunsch, zusammen mit den Kindern eine Haushaltsgemeinschaft zu bilden, ist bei alten Menschen im allgemeinen nicht stark ausgeprägt. Die Wahrung von Unabhängigkeit und Selbstbestimmung ist für die meisten alten Menschen ein hohes Gut. Die Untersuchungsergebnisse sprechen für die Vermeidung der beiden Extreme:
  - Leben in einer Wohnung mit Kindern/Verwandten
  - Leben in zu weiter wohnmäßiger Distanz zu Kindern/Verwandten.

  Internationale Daten über die interfamiliale Kontaktgestaltung bestätigen immer wieder die bekannten Formeln, die auf Rosenmayr und Köckeis zur Kennzeichnung optimaler intergenerativer Beziehungen zurückgehen: *„Innere Nähe bei äußerer Distanz“* oder in anderer Formulierung *„Intimität auf Abstand“*. Die Daten sprechen dafür, daß ein reger Austausch von Kontakten und Hilfen zwischen Kindern / Enkeln und den alten Eltern / Großeltern stattfindet. Ein Großteil der Älteren sieht ihre engeren Verwandten, aber auch Freunde recht häufig und regelmäßig. Am intensivsten jedoch ist der Kontakt zu den Kindern. Der Wunsch nach einem *Zusammenleben* mit den Kindern ist in der Tendenz dann stärker, wenn
  - der Ehepartner gestorben ist,
  - eine chronische Erkrankung eintritt,
  - ein hohes Lebensalter erreicht ist,
  - man in kleinen/ländlichen Gemeinden wohnt.

In Konflikt mit diesem Wunsch kann das Streben geraten, den Kindern nicht zur Last fallen und die eigene Unabhängigkeit bewahren zu wollen.

5.3.3 Familiale Netzwerke im Alter

Das Studium der sozialen Beziehungen im Alter hatte lange Zeit gegen einige „soziale Mythen“ anzukämpfen. Dazu gehörte die These von der „isolierten Kernfamilie“ und damit verbunden die Romantisierung der „Großfamilie“ als

Form eines integrierten und harmonischen Zusammenlebens der Generationen. Beide Mythen konnten aufgrund historischer Detailforschung in Europa und den USA durch fundiertere Erkenntnisse in Frage gestellt werden.

Die „isolierte Kernfamilie" (Vater, Mutter, Kinder) wurde in der amerikanischen Soziologie (z. B von Parsons) als das Produkt der Industrialisierung und Urbanisierung dargestellt. Im Zuge der Umstrukturierung der vorindustriellen, bäuerlichen Großfamilie als Lebens-, Produktions- und Solidargemeinschaft zum Typus der heutigen, städtischen Kleinfamilie habe die Familie eine Reihe von Funktionen eingebüßt, und zwar in dreifacher Hinsicht: (a) Personenverlust, (b) Funktionsverlust, (c) Autonomieverlust.

Die räumliche Trennung der Generationen und die Auflösung der Familie als Produktionsgemeinschaft habe besonders zur Ausgliederung und zum Funktionsverlust ihrer alten Mitglieder geführt. Dadurch, daß der Staat zunehmend Ersatzfunktionen für die Familie übernommen habe, seien alte Menschen immer stärker in die Abhängigkeit von staatlichen Einrichtungen und Dienstleistungen geraten; die Familie sei aus ihrer Verantwortung für ihre alten Mitglieder immer mehr entlassen worden. Auch als Übermittler von Traditionen und Werten seien die alten Familienmitglieder in einer mobilen Gesellschaft wenig gefragt. Ihr Status habe sich in modernen Industriegesellschaften grundlegend verschlechtert, wichtigen Rollenfunktionen, wie die des Ratgebers oder des Weisen, hätten sie aufgeben müssen. Das Alter sei durch Rollenverlust bzw. Rollenlosigkeit zu charakterisieren.

Diese Behauptungen können jedoch in dieser Pauschalität den Fakten nicht standhalten. Die Gegenargumente lauten:

- Die Behauptung, die Kernfamilie sei ein Produkt des Industriezeitalters, kann nicht bestätigt werden. Es gab sie auch vor der Industrialisierung in der agrarisch-handwerklich organisierten Gesellschaft. Umgekehrt war die Großfamilie nicht schlechthin eine Einrichtung vorindustrieller Gesellschaften, sondern in Europa und den USA eine regionale Besonderheit, die bestimmter geographischer und struktureller Voraussetzungen bedurfte (Borscheid, 1992; Ehmer, 1990). Die harmonisch-interagierende Großfamilie ist größtenteils eine Fiktion von „Sozialromantikern". Sie garantierte keinesfalls immer die Integration ihrer alten Mitglieder in den Familienverband, sondern bewirkte im Gegenteil oft vertraglich sanktionierte Ausgliederung.

- Die Mehr-Generationenfamilie ist heute als Mehr-Generationen*haushalt*, d.h. als Haushaltsform, bei der mehrere Generationen unter einem Dach wohnen, bedeutend seltener geworden. Im Durchschnitt waren in der Bundesrepublik 1982 nur 2 % aller Haushalte Mehr-Generationenhaushalte, d.h. Haushalte mit drei oder mehr Generationen. Nur knapp 3 % der über 60jährigen lebten 1991 in Drei- oder Mehr-Generationenhaushalten. Faktoren wie Lebensalter, Gesundheitszustand der Elterngeneration, Stadt-Landregion u.a modifizieren diesen Prozentsatz nur geringfügig. Der Mehr-Generationenhaushalt ist heute keine Größe, mit der als Alternative zu formell und professionell ausgebauten Versorgungsstrukturen im privaten Lebensfeld gerechnet werden kann.

- Zahlreiche Untersuchungen der Kontakte und Beziehungen zwischen den Generationen im internationalen Vergleich zeigen eindeutig, daß
  - etwa 80 % der Kinder in erreichbarer Nähe zu ihren alten Eltern wohnen,
  - etwa zwei Drittel der Betagten ihre Kinder mindestens einmal die Woche treffen,
  - der Kontakt mit den Kindern bedeutend häufiger ist als mit anderen Verwandten und Bekannten,
  - über zwei Drittel zumindest zu Verwandten, Freunden oder Nachbarn häufig Kontakt haben,
  - in Befragungen zwei Drittel der älteren Befragten ihre Kontaktmöglichkeiten als „gut" einschätzen,
  - wechselseitige Hilfen zwischen alten Eltern, Kindern und Enkeln weitverbreitet sind (Neuere Daten von Pinquart, 1996; Reichenwallner, Glatzer & Bös, 1991; Wagner, Schütze & Lang, 1996).

Alte Eltern helfen im Haushalt der Kinder und bei der Betreuung der Enkel, die jüngere Generation hilft der älteren im Haushalt, beim Einkaufen, im Krankheitsfall und bei Hilfe- und Pflegebedürftigkeit, als Berater und Vermittler in Behördenangelegenheiten. Hinzu kann finanzielle Unterstützung von der einen oder anderen Seite kommen. Der Wunsch alter Menschen nach Pflege durch die Kinder führt unter Umständen zur Belastungsprobe für die Kindfamilie, wenn diese sich durch die Pflege überfordert sieht. Die Organisation institutioneller, flankierender Hilfen ist in diesen Fällen erforderlich.

- Der Wunsch nach „Intimität auf Abstand" bzw. „Austausch auf Distanz" wird nach den vorliegenden Befunden wahrscheinlich am besten durch den Typus der*erweiterten Familie* realisiert, wobei für die familialen Beziehungen jedoch nicht nur die Kontakthäufigkeit entscheidend ist, sondern die emotionalen und kommunikativen Inhalte der intergenerativen Beziehungen, d.h. die Kontaktqualität, von größter Bedeutung sind. Die qualitativen Aspekte dieser Beziehungen sind jedoch bisher kaum untersucht worden, nicht zuletzt aufgrund der forschungspraktischen und methodischen Schwierigkeiten, die sich dabei immer auftun.

- Wenngleich die Mehrheit der alten Menschen einen regen Kontakt innerhalb ihrer sozialen Netzwerke pflegt, ist nicht zu übersehen, daß es auch isolierte und sich einsam fühlende alte Menschen gibt. Verschiedene Erhebungen sprechen von einem Anteil von ca. 20% der alten Menschen, die wegen Mangel an Sozialkontakten als isoliert zu bezeichnen sind. Nach der Studie von Reichenwallner, Glatzer und Bös (1991) sind vor allem Personen über 75 Jahre, die mit ihrem Ehepartner zu Hause leben, mit 42% besonders isoliert, d.h. sie haben kaum Kontakt zu Personen außerhalb der eigenen Zweisamkeit. Gefühle der Einsamkeit äußern ca. 10% der älteren Bevölkerung. Der Prozentsatz steigt bei alleinstehenden alten Menschen auf 20 - 26% an. Auch die Berliner Altersstudie bei Hochbetagten (BASE) schließt Einsamkeit im hohen Alter nicht aus. Einsamkeitsgefühle steigern sich mit zunehmendem Alter; sie treten bei Verwitweten häufiger auf als bei Verheirateten und sind von der Quantität und *Qualität* der sozialen Beziehungen abhängig. Sie treten besonders dann auf, wenn man wenig Menschen hat, mit denen man zusammensein kann, und wenn der Austausch von Zärtlichkeiten nicht möglich ist.

- Festzuhalten ist, daß ein großer Teil alter Menschen in ein soziales Netz eingebunden ist und Kontakte zu Kindern/Enkeln, weiteren Verwandten, Freunden und Nachbarn gegeben sind. Daneben gibt es jedoch rund ein Viertel alter Menschen, die als sozial isoliert zu bezeichnen sind. Der Anteil der subjektiv Vereinsamten streut um 10 %. Den sozial isolierten und vereinsamten alten Menschen muß die besondere Aufmerksamkeit der sozialen Dienste und der ehrenamtlichen Sozialarbeit im Gemeinwesen gelten.

5.3.4 Unterstützung bei Hilfe- und Pflegebedürftigkeit im Alter

Eine Reihe neuerer Untersuchungen zeigt, daß Familienmitglieder bzw. Verwandte im Falle der Krankheit oder Pflegebedürftigkeit alter Familienangehöriger die Hauptlast der häuslichen Hilfe und Pflege tragen, soweit keine Verlegung in ein Alten- bzw. Pflegeheim erfolgt ist oder ansteht.

Die oft als Ausdruck eines negativen Altersbildes aufgestellte Behauptung, daß alte Menschen häufig von ihren Familien im Stich gelassen bzw. in ein Heim „abgeschoben“ würden, entbehrt jeder empirischen Grundlage. Daraus kann jedoch nicht der Schluß gezogen werden, die häuslichen Pflegebeziehungen seien immer frei von Spannungen und Konflikten. Das Thema Gewalt in der Pflege hat in den letzten Jahren an Aktualität immer mehr zugenommen (Rückert, 1997).

Die amerikanische Gerontologin Shanas (1979) kam in einer Untersuchung zu dem Ergebnis, daß alte Menschen in Privathaushalten im Falle von Krankheit überwiegend Hilfe vom Ehepartner bzw. von den Kindern erhalten, häufig zusätzlich unterstützt durch bezahlte Helfer. Die sozialen Dienste der Wohlfahrtsorganisationen spielten dagegen eine ziemlich untergeordnete Rolle.

> *„Alte Menschen wenden sich zunächst an ihre Familien um Hilfe, dann an Nachbarn und schließlich an bürokratische Ersatzinstitutionen für die Familie, d.h. an Sozialarbeiter, Geistliche, Gemeinschaftseinrichtungen u.a., weil sie im Bedarfsfalle Hilfe von den Familien erwarten" (S. 174).*

Neuere Daten der Versorgungsforschung können diese frühen Ergebnisse von Shanas im wesentlichen bestätigen.

In einer Untersuchung mit dem Titel „Bewältigung von Hilfebedürftigkeit älterer Menschen im Privathaushalt", die von Stiefel (1981) bei 270 über 70jährigen alten Menschen in Stuttgart durchgeführt wurde, zeigte sich, daß fast 50 % aller Hilfen von Familienangehörigen bzw. Verwandten geleistet wurden, gefolgt von den privaten Hilfsdiensten (z.B. Haus- und Putzhilfe) mit rd. 24 % und Freunden, Bekannten und Nachbarn mit rd. 21 %. Das Angebot offener professioneller Hilfen spielte auch in dieser Untersuchung als Hilfesystem eine ziemlich untergeordnete Rolle (rd. 6 %). Erst wenn familiale Hilfen nicht zur Verfügung standen, griffen alte Menschen im Krankheitsfall bzw. bei Pflegebedürftigkeit auf die organisierten Hilfen zurück.

Jedoch auch umgekehrt gab rund ein Viertel der befragten Personen an, selbst Hilfe für andere zu leisten, sei es innerhalb der Familie oder im Rahmen von Nachbarschaftshilfe (z.B. Babysitten, Unterstützung der Kinder oder anderer alter Menschen bei der Hausarbeit). Alleinstehende alte Menschen, die mit den Kindern zusammen im Haushalt lebten, übernahmen zu rd. 38% Tätigkeiten im Haushalt.

Einen regen Austausch von Unterstützungsleistungen instrumenteller und emotionaler Form mit Personen des sozialen Netzwerkes dokumentiert auch die Studie von Minnemann (1994). Familienmitglieder gehörten auch hier zu den bevorzugten Netzwerkpartnern.

Zur aktuellen Situation von Hilfe- und Pflegebedürftigen und Behinderten in privaten Haushalten in Deutschland wurde vom Infratest-Institut in München 1992 eine Repräsentativerhebung bei fast 26.000 Haushalten vorgelegt.

Auftraggeber war das Bundesministerium für Familie und Senioren. Diese Daten wurden 1993 nach den vom Pflegeversicherungsgesetz vorgegebenen Beurteilungskriterien umgerechnet (Schneekloth, 1996). Danach besteht bei rund 1,2 Millionen Bundesbürgern (1,4 % der Gesamtbevölkerung), die in Privathaushalten leben, ein erheblicher, d.h. mindestens täglicher Pflegebedarf. Dazu kommt eine Zahl von rd. 500.000 Pflegebedürftigen in stationären Einrichtungen der Alten- und Behindertenhilfe. Die Gesamtzahl beträgt somit 1,7 Millionen Pflegebedürftige, von denen ca. 71 % häuslich gepflegt werden. Zusätzlich ist von 2,1 Millionen (2,7 % der Gesamtbevölkerung) Personen mit hauswirtschaftlichem Hilfebedarf auszugehen. Dazu kommen rund 240.000 Bewohnerinnen und Bewohner in stationären Einrichtungen mit einem ähnlichen Hilfebegarf.

Der Hilfe- und Pflegebedarf steigt mit dem Alter deutlich an. Insgesamt sind 790.000 Personen (7,6 %) im Alter ab 65 Jahren pflegebedürftig. Ab 80 Jahren sind es 480.000 (16,4 %). 1,47 Millionen Personen (12,5 %) sind im Alter ab 65 Jahren hilfebedürftig, ab 80 Jahren 670.000 (22,7 %). Mit 77 % in Privathaushalten und 84 % in Heimen ist die überwiegende Mehrheit der Pflegebedürftigen 60 Jahre und älter. 47 % der Pflegebedürftigen zu Hause und 63 % in Heimen sind hochbetagt, d. h. 80 Jahre und älter. Bei den Frauen gibt es insgesamt einen höheren Anteil von Hilfe- und Pflegebedürftigen als bei den Männern.

Auf die Gesamtgruppe der 60jährigen und älteren bezogen ist der Bedarf an Pflege jedoch erstaunlich gering. Bei den 60-79jährigen betrifft der Pflegebedarf nur 1,9 % in Privathaushalten und 0,3 %, die in Heimen gepflegt werden müssen. Bei den 80jährigen und älteren sind 17,2 % in Privathaushalten von Pflege betroffen und weitere 9,5 % sind auf Heimpflege angewiesen. Auch wenn man die Personen mit hauswirtschaftlichem Hilfebedarf dazu rechnet, „gilt immerhin für jede zweite hochbetagte Person in Deutschland, daß sie weitgehend ohne fremde Hilfe ihr Leben völlig selbständig gestalten kann" (Schneekloth, 1996, S. 13). Es ist also falsch, hohes Alter mit Gebrechlichkeit und Pflegebedürftigkeit gleichzusetzen. Unterschätzt werden dürfen aber auch nicht die zunehmenden Mobilitäts- und Sinneseinschränkungen im Alter, die die Bewältigung des Alltagslebens oft erschweren, ohne daß schon Fremdhilfebedarf vorliegt. Auf der anderen Seite wissen wir, daß alte Menschen wohl in der Lage sind, sich an veränderte Lebensbedingungen, die mit dem Alter einhergehen, kompetent anzupassen.

Die meisten Hauptpflegepersonen im Haushalt alter Menschen werden nach wie vor von der Familie gestellt. Das ist bei 77 % aller Personen mit regelmäßigem Pflegebedarf der Fall. Bei 83 % aller Pflegebedürftigen mit einer

Hauptpflegeperson sind das Frauen in der Familie, die die Pflegeleistungen erbringen (Ehefrauen, Töchter, Schwiegertöchter). Die Studie kommt zu dem Schluß: „Die Pflege durch die Familie stellt nach wie vor das Rückgrat der Versorgung von Personen mit regelmäßigem Pflegebedarf im Haushalt dar“ (Infratest, 1992, S. 43).

78 % der Hauptpflegepersonen, die Personen mit ständigem Pflegebedarf versorgen, fühlen sich sehr stark belastet, weitere 19% eher stark. 77 % der Hauptpflegepersonen sind nicht erwerbstätig. 46 % davon waren bereits zu Beginn der Pflege nicht erwerbstätig.

Bei ca. 9 % der Personen mit regelmäßigem Pflegebedarf ist keine Person aus Familie oder Nachbarschaft als Hauptpflegeperson beteiligt, d.h. sie sind vollständig auf Hilfen der ambulanten Pflegedienste angewiesen.
Rund 33 % der Personen mit regelmäßigem Pflegebedarf nehmen soziale Dienste in Anspruch. Über alle Pflegestufen hinweg bleibt jedoch ein Anteil von 25 - 30 % der Pflegebedürftigen, die trotz verfügbarer sozialer Dienste diese nicht in Anspruch nehmen.

Prognosen über den zukünftigen Hilfe- und Pflegebedarf im Alter sind mit vielen Unsicherheitsfaktoren behaftet. Und doch müssen solche Prognosen gewagt werden, um mit dem sozial- und versorgungspolitischen Instrumentarium vorausschauend darauf reagieren zu können. Nach Berechnungen des Kuratoriums Deutsche Altershilfe in Köln wird sich die Zahl der erheblich pflegebedürftigen über 65jährigen in Privathaushalten von 1,3 Millionen in 1995 bis zum Jahre 2020 auf 1,8 Millionen erhöhen. Das ist eine Steigerung um 43 % in 25 Jahren. Beim hauswirtschaftlichen Hilfebedarf ist eine Steigerung um 45 % zu erwarten, von 1,8 Millionen in 1995 auf 2,5 Millionen im Jahre 2020. Die Steigerung der Pflegebedürftigen, die potentiell in Heimen leben werden, wird dagegen mit ca. 84 % erheblich größer ausfallen. Zuzuschreiben ist diese Zunahme vor allem dem wachsenden Anteil von Hochbetagten an der Altenbevölkerung (Rückert, 1997, S. 18/14f).

Wichtig ist zu erwähnen, daß Pflege und Betreuung alter Eltern oft mit großen Belastungen und Einschränkungen aufseiten der Kinder verbunden sind. Diese beruhen nicht nur auf körperlicher Beanspruchung, sondern insbesondere auf psychischer Überforderung und auf sozialen Einschränkungen. Besonders davon betroffen sind Frauen, die einen Großteil der Pflegelast tragen und unter psychosomatischen Beschwerden leiden können, wie eine Untersuchung von Klusmann et al. (1981) in Hamburg gezeigt hat. Deshalb werden heute, zum Leistungsspektrum des Pflegeversicherungsgesetzes gehörend, auch Beratungsdienste und Gesprächsgruppen für pflegende Angehörige angeboten. Über Einrichtung und Wirkungsweise solcher Angehörigengruppen berichtet Gunzelmann (1991).

5.3.5 Zusammenfassung

Die wichtigsten Merkmale des strukturellen Wandels der Familie in seinen Auswirkungen auf den Hilfe- und Pflegebedarf im Alter sollen im folgenden noch einmal zusammengefaßt werden:

Abnahme der Drei- und Mehr-Generationenhaushalte (1991: knapp 3%), Zunahme der Ein-Personenhaushalte, vor allem bei verwitweten Frauen, bedingt durch Hochaltrigkeit und höhere Lebenserwartung der Frauen (Stichwort: Singularisierung).

Stärkere Verbreitung von Vier- bis Fünf-Generationenfamilien, die neuartige Formen des intergenerativen Austausches hervorbringen. Mehrere Generationen in der Familie leben in aller Regel nicht in einem Haushalt. „Familie - so definiert der Vierte Familienbericht der Bundesregierung, 1986, S. 14) - kann unabhängig von räumlicher oder zeitlicher Zusammengehörigkeit als Folge von Generationen angesehen werden, die biologisch und rechtlich miteinander verbunden sind".

Zunahme der Scheidungs- und Wiederverheiratungshäufigkeit im Alter. Von 1960 bis 1989 vervierfachte sich die Scheidungshäufigkeit von sog. Altehen. Inzwischen sind 15 % der kürzlich geschiedenen Männer und 9 % der kürzlich geschiedenen Frauen über 50 Jahre alt (Fooken, 1996). Im Alter eine neue Ehe einzugehen, ist bei Männern häufiger verbreitet als bei Frauen.

Zunahme der nichtehelichen Lebensgemeinschaften auch im Alter. Heute liegt der Anteil der über 60jährigen, die alleinstehen und in einer nichtehelichen Lebensgemeinschaft leben, noch bei 3,6 % (4 % der Männer und 2,3 % der Frauen). Ihre Zahl wird in Zukunft jedoch ansteigen, zumal die Heiratsfreudigkeit auch bei den Jüngeren zurückgeht.

Wandel des Familienzyklus, der nicht mehr allein die Norm für die Abfolge biographische Ereignisse und Entscheidungen im Zusammenleben von Eltern und Kindern abgibt. Pluralisierung der Lebensstile und Offenheit für individuelle Optionen führen zu einer Vielfalt von Gesellungs- und Lebensformen, unter denen die Ehe nach wie vor eine Vorrangstellung einnehmen wird. Daneben treten immer häufiger auch andere Formen der Lebensführung und des Zusammenlebens. Der „normale" Familienzyklus hat sich in wesentlichen Merkmalen bereits gewandelt. Zu diesen Merkmalen gehören:

- Geringere Kinderzahl,
- Verlängerung der nachberuflichen und nachelterlichen Phase, in der die Eltern, frei von Erwerbsarbeit und Erziehungsaufgaben, eine neue Leitlinie für ihr gemeinsames Leben finden müssen.

Die Auswirkungen des demographischen Alterns in Verbindung mit dem Wandel der Familienstruktur für die zukünftige Versorgung pflegebedürftiger alter Menschen sind heute klar abzusehen:

- Mangel an Familienhelfern und pflegenden Angehörigen (meistens Töchter und Schwiegertöchter), bedingt durch den demographischen Wandel und Umorientierungen in der Lebensplanung von Frauen (z.B. Berufstätigkeit),
- Mehr Pflegebedarf durch Zunahme an Hochbetagten,
- Mehr Pflegebedarf durch die Zunahme pflegebedürftiger Männer,
- Mögliche Versorgungsdefizite bei älterwerdenden „Singles“,
- Versorgungsbedarf bei alleinlebenden älteren Personen aufgrund der Singularisierung, insbesondere bei Hochbetagten,
- Erhöhter Bedarf an professionellen Helfern im ambulanten, teilstationären und stationären Bereich,
- Erhöhter Pflegebedarf bei *älteren Migranten*, die in Deutschland alt geworden sind und dort verbleiben wollen. Über soziale Netzwerke und Versorgungsdefizite dieser Gruppe berichten Dietzel-Papakyriakou und Olbermann (1996) in ihrer Studie an 120 älteren Migranten in Nordrhein-Westfalen.

Als Konsequenzen des Wandels der Familienstruktur und des demographischen Wandels für die Lebenslage im Alter sind zu nennen:
- Deckung des erhöhten Beratungsbedarfs,
- Vermittlung von professionellen und ehrenamtlichen Hilfen für alte Menschen,
- Unterstützung von Angehörigen,
- Ausbau zugehender Sozialarbeit und mobiler Dienste,
- Stärkung sozialer Netzwerke in Familie und Nachbarschaft,
- Stärkung des Selbsthilfepotentials und Unterstützung von Altenselbsthilfeinitiativen.

Auf Beiträge der Alternspsychologie für die soziale Altenarbeit und Altenpflege wird in Kapitel 7 genauer eingegangen.

Literatur

Arbeitsgruppe Fachbericht über Probleme des Alterns (1982). Altwerden in der Bundesrepublik Deutschland (Kap. 4). Berlin: Deutsches Zentrum für Altersfragen, Bd.1.

Baumann, K. & Pfingstmann, G. (1986). Soziales Netzwerk und Soziale Unterstützung: ein kritischer Überblick. Nervenarzt, 57, S. 686-691.

Borscheid, P. (1992). Der alte Mensch in der Vergangenheit. In: Baltes, P. B. & Mittelstraß, J. (Hrsg.). Zukunft des Alterns und gesellschaftliche Entwicklung (S. 35-61). Berlin.

Bundesministerium für Familie und Senioren (1993). Erster Altenbericht. Die Lebenssituation älterer Menschen in Deutschland. Bonn.

Bungard, W. (1975). Isolation und Einsamkeit im Alter. Köln.

Deutscher Bundestag (1994) (Hrsg.). Zwischenbericht der Enquete-Kommission: Demographischer Wandel. Herausforderung unserer älter-werdenden Gesellschaft an den Einzelnen und die Politik (Kap. 2). Bonn.

Dietzel-Papakyriakou, M. & Olbermann, E. (1996). Soziale Netzwerke älterer Migranten: Zur Relevanz familiärer und innerethnischer Unterstützung. Zeitschrift für Gerontologie und Geriatrie, 29, S. 34-41.

Ehmer, J. (1990). Sozialgeschichte des Alters. Frankfurt a.M.

Fooken, I. (1996). Intimität auf Abstand. Familienbeziehungen und soziale Netzwerke. In: Funkkolleg Altern, Studienbrief 5, Studieneinheit 14 (S. 14/1-42). Tübingen.

Gunzelmann, T. (1991). Problemsituation und Beratung von Angehörigen dementiell erkrankter älterer Menschen: Stand von Forschung und Praxis. Zeitschrift für Gerontopsychologie und -psychiatrie, 4, S. 41-56.

Höhn, C. & Roloff, J. (1994). Die Alten der Zukunft - Bevölkerungsstatistische Datenanalyse. Schriftenreihe des Bundesministeriums für Familie und Senioren, Bd. 32. Stuttgart.

Hurrelmann, K. (1988). Sozialisation und Gesundheit. Weinheim-München.

Infratest München (1992). Hilfe- und Pflegebedarf in Deutschland 1991. München.

Klusmann, D. et al.(1981). Die Betreuung kranker alter Menschen im Mehrgenerationenhaushalt - Zwischenergebnisse eines laufenden Forschungsprojektes. Aktuelle Gerontologie, 11, S. 152-155.

Kruse, A. & Wilbers, J. (1987). Der alte Mensch in Familie und Gesellschaft. In: Thomae, H., Kruse, A. & Wilbers, J. (Hrsg.). Kompetenz und soziale Beziehungen im Alter (S. 117-277). Materialien zum Vierten Familienbericht, Bd. 2. München.

Minnemann, E. (1994). Geschlechtsspezifische Unterschiede der Gestaltung sozialer Beziehungen im Alter - Ergebnisse einer empirischen Untersuchung. Zeitschrift für Gerontologie, 27, S. 33-41.

Mitterauer, M. & Sieder, R. (1984). Vom Patriarchat zur Partnerschaft: Zum Strukturwandel der Familie. München.

Pinquart, M. (1996). Die Auseinandersetzung mit Kontakteinschränkungen im Alter. Zeitschrift für Entwicklungspsychologie und Pädagogische Psychologie, 28, S. 54-66.

Reichenwallner, M., Glatzer, W. & Bös, M. (1991). Die Einbindung älterer Menschen in familiale, nachbarschaftliche und andere soziale Netzwerke in bezug auf empfangene und geleistete materielle und immaterielle Unterstützungen und Hilfen. In: Deutsches Zentrum für Altersfragen (Hrsg.). Expertisen zum ersten Teilbericht der Sachverständigenkommission zur Erstellung des ersten Altenberichts der Bundesregierung (S. 1-56). Berlin.

Rosenmayr, L. & Rosenmayr, H. (1978). Der alte Mensch in der Gesellschaft (Kap.7. Die Familie, S. 176 - 230). Hamburg.

Rückert, W. (1997). Von Mensch zu Mensch. Hilfe und Pflege im Alter. In: Funkkolleg Altern, Studienbrief 7, Studieneinheit 18 (S. 18/1-42). Tübingen.

Schneekloth, U. (1996). Entwicklung von Pflegebedürftigkeit im Alter. Zeitschrift für Gerontologie und Geriatrie, 29, S. 11-17.

Shanas, E. (1979). The family as a social support system in old age. The Gerontologist, 19, S. 169-174.

Stiefel, M. L. (1981). Bewältigung von Hilfebedürftigkeit älterer Menschen im Privathaushalt - Bericht aus einer Untersuchung. Aktuelle Gerontologie, 11, S. 147-151.

Tews, H. P. (1979). Soziologie des Alterns (Kap. 1.3 Familienbeziehungen und Partnerschaft. S. 141-167). Heidelberg.

Wagner, M., Schütze, Y. & Lang, F. R. (1996). Soziale Beziehungen alter Menschen. In: Mayer, K. U. & Baltes, P. B. (Hrsg.). Die Berliner Altersstudie (S. 301-319). Berlin.

6. Wohlbefinden und Lebenszufriedenheit im Alter

Im ersten Teil dieses Kapitels werden die Begriffe Wohlbefinden und Lebenszufriedenheit in den Begriffskontext des erfolgreichen Alterns gestellt. Es folgt danach ein näheres Eingehen auf sozial-gerontologische Theorieansätze, die einen Zusammenhang zwischen sozialer Aktivität und Wohlbefinden/Lebenszufriedenheit im Alter herstellen. Es handelt sich dabei um die Disengagementtheorie, die Aktivitäts- und Kontinuitätsthese, die in der Sozialen Gerontologie schon zu den „Klassikern" der Theoriebildung gehören. Neueren Datums ist die sozio-emotionale Selektivitätstheorie von Carstensen, die die Auswahl von Kontaktpartnern als sinnvolle Strategie zur Optimierung von Erfahrungen sieht. Einige praktische Konsequenzen zur Erhaltung von Wohlbefinden im Alter schließen sich an.

6.1 Wohlbefinden und Lebenszufriedenheit als Aspekte erfolgreichen Alterns

Die Kernbegriffe dieses Kapitels sind nicht leicht zu definieren. Sie haben einen weiten Bedeutungsraum und überschneiden sich in mancher Hinsicht. Die Begriffe Wohlbefinden und Lebenszufriedenheit sind uns nicht fremd, weil sie für unser Leben von elementarer Wichtigkeit sind. Der Begriff „erfolgreiches Altern" dagegen ist uns weniger vertraut und vielleicht auch suspekt, weil er einen Leistungsanspruch an das Altern suggeriert.

Der Begriff des *erfolgreichen Alterns* (successful aging) wurde von Havighurst, Neugarten und ihrem Mitarbeiterkreis in den fünfziger Jahren in die amerikanische Gerontologie eingeführt. Er ist Ausdruck einer gelungenen Anpassung an Veränderungen, die mit dem Altern einhergehen. Diese Anpassung wiederum kann als Gleichgewichtszustand zwischen den Bedürfnissen und Strebungen des alternden Individuums und den inneren und äußeren Anforderungen der Lebenssituation im Alter verstanden werden (Thomae, 1983, S. 41f).

Havighurst und Mitarbeiter definieren erfolgreiches Altern vor allem durch die subjektive Komponente der *Lebenszufriedenheit mit dem gegenwärtigen und vergangenen Leben*. Ein Drei-Facettenmodell des erfolgreichen Alterns vertreten Rowe und Kahn (1997). Sie rekurrieren nicht auf die subjektive, kognitive Komponente der Lebenszufriedenheit, sondern betonen die *aktionale* Seite der Lebensführung, die zum „successful aging" beiträgt. Im besonderen sind es

- die Vorbeugung von Krankheiten und gesundheitlichen Risiken,
- die Erhaltung einer hohen kognitiven und körperlichen Funktionsfähigkeit,

- die Erhaltung von Engagement und Produktivität im Alter.

Diese drei Facetten erfolgreichen Alterns werden noch weiter spezifiziert und ihre Bedeutsamkeit durch empirische Befunde aus Medizin und Psychologie untermauert.

In neuerer Zeit wurde der Begriff des erfolgreichen Alterns vor allem von Baltes und Baltes (1989) wieder aufgegriffen. Nach ihnen wird er vorläufig durch fünf Indikatoren genauer bestimmt. Dazu gehören

- Langes Leben,
- Biologische und seelische Gesundheit,
- Psychosoziale Funktionstüchtigkeit (Kompetenzen),
- Gefühle der Selbstwirksamkeit,
- Lebenszufriedenheit.

Die Grundvoraussetzung für erfolgreiches Altern ist nach dieser Auflistung zwar ein hohes Alter, hinzukommen müssen jedoch qualitative Indikatoren, die dem langen Leben Inhalt und Sinn verleihen. Verkürzt kann von *Lebenslänge plus Lebensqualität* als Ausdruck erfolgreichen Alterns gesprochen werden.

M. Baltes und Carstensen (1996, S. 202) spitzen in ihrem Aufsatz über „Gutes Leben im Alter" die Frage nach den Indikatoren auf ein zentrales, zugleich sehr abstrakt klingendes Erkennungsmerkmal zu:

> *„Erfolgreiches, gelingendes Altern bedeutet also Ziele (zu) haben und diese (zu) verfolgen. Diese Ziele könen von Person zu Person, von Kultur zu Kultur unterschiedlich sein".*

Danach gibt es keine allgemein verbindliche Meßlatte für erfolgreiches Altern. Die angemessene Strategie, erfolgreich zu altern, ist vielmehr nach Baltes und Baltes mit dem Modell der „selektiven Optimierung mit Kompensation" gut wiederzugeben (s. Kap. 4.5). Hinter diesem Modell steht das allgemein menschliche Streben, Gewinne möglichst zu maximieren und Verluste möglichst gering zu halten. Der Anpassungsprozeß gestaltet sich im hohen Alter deshalb besonders schwierig, weil es gilt, zunehmend mehr Verluste hinzunehmen und so zu verarbeiten, daß das innere Gleichgewicht nicht erschüttert wird.

Als Begleiterscheinung und Folge erfolgreichen Alterns können subjektives Wohlbefinden und Lebenszufriedenheit angesehen werden. Abbildung 13 versucht, den inhaltlichen Zusammenhang zwischen diesen Begriffen plausibel und überschaubar zu machen.

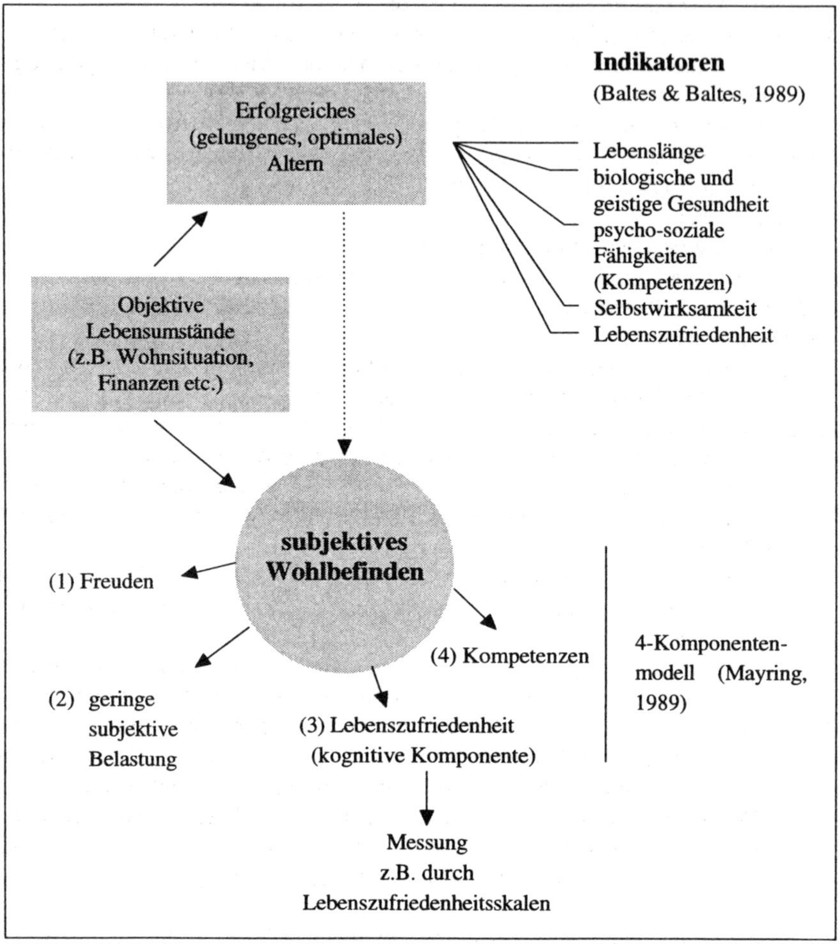

Abbildung 13: Komponenten des subjektiven Wohlbefindens und erfolgreichen Alterns

Nach Mayring (1991) und anderen Autoren ist das Konzept „Wohlbefinden“ nach vier Aspekten zu differenzieren (Vier-Faktoren-Modell des subjektiven Wohlbefindens):

- Freisein von subjektiver Belastung,
- Gefühle der Freude,

- Längerfristiges Glücksgefühl,
- Lebenszufriedenheit als Ergebnis positiver Lebensbilanz.

Unterschieden wird beim subjektiven Wohlbefinden meistens zwischen der *affektiven* Seite mit positiver (Freude, Glück) sowie negativer Valenz (Freisein von subjektiver Belastung) und der *kognitven* Seite, die mit dem Begriff der Lebenszufriedenheit angesprochen wird. Freisein von negativen Gefühlszuständen ist nach Dimensionsanalysen des Wohlbefindens nicht einfach die Kehrseite zu positiven Gefühlszuständen, sondern es handelt sich um zwei relativ unabhängige Komponenten des subjektiven Wohlbefindens (z.B. Sölva, Baumann & Lettner, 1995).

Häufig wird in der Literatur auch nach objektiven und subjektiven Bedingungen des Wohlbefindens gefragt. Zu den *objektiven* Bedingungen gehören die materiellen Lebensumstände, der Gesundheitszustand, das soziale Lebensumfeld, die Wohnsituation sowie gesellschaftliche und politsche Strukturen, zu den *subjektiven* Handlungs- und Sozialkompetenzen, Gefühle der Selbstwirksamkeit und ein stabiles Selbstwertgefühl (Mayring, 1991; Smith et al., 1996).

Smith et al. (1996, S. 497) fassen den Stellenwert des subjektiven Wohlbefindens im Leben gut zusammen, wenn sie schreiben:

> *„In jedem Alter streben Menschen nach Wohlbefinden. Dabei setzen sie sich ihre eigenen Lebensziele und verwenden ihre persönlichen Maßstäbe, um ihren Fortschritt beim Erreichen dieser Ziele zu beurteilen. Gleichzeitig sind aber allgemeine Lebensziele und Niveau des Wohlbefindens auch durch gesellschaftliche Gelegenheitsstrukturen und kulturelle Wertsysteme geprägt“.*

Wohlbefinden stellt sich nicht ohne eigenes Zutun ein, sondern ist das Ergebnis aktiver Auseinandersetzung mit Anforderungen des Lebens. Von hier läßt sich eine Brücke schlagen zum Modell der dominanten Lebensanliegen und Entwicklungsaufgaben (Havighurst), zum Modell der produktiven Realitätsverarbeitung (Hurrelmann) und zum Modell des erfolgreichen Alterns (Baltes & Baltes) (s. Kap.4).

Zur Erfassung des subjektiven Wohlbefindens und der Lebenszufriedenheit entwickelten Forscher verschiedene Meßinstrumente (Überblick bei Mayring, 1991). Untersucht wurde vor allem die Lebenszufriedenheit als *kognitive* Komponente des Wohlbefindens. Sehr häufig kam dabei der sog. Life Satisfaction Index A (LSI) zur Anwendung, der auch in einer deutschen Version von Wiendieck (1970) vorliegt. Sie trägt den Namen „Skala zur Messung der Lebenszufriedenheit im höheren Alter“.

Ursprünglich ging Havighurst von fünf Dimensionen der Lebenszufriedenheit aus, die mit dem LSI erfaßt werden sollten:
- Lebensfreude gegen Apathie,
- Kongruenz zwischen erstrebten und erreichten Zielen,
- Entschlossenheit und Lebensmut gegen Resignation,
- Positives Selbstbild,
- Heitere, optimistische Stimmungslage.

Im Verlauf der Forschungen mit diesem Meßinstrument zur Lebenszufriedenheit zeigte sich aber, daß diese fünf Dimensionen nicht so klar abzugrenzen sind. Die Dimensionalität des LSI ist deshalb weiterhin umstritten. Und doch findet diese Skala auch heute noch im Bereich der Gerontologie eine weite Verbreitung. Die deutsche Version von Wiendieck umfaßt 12 Fragen, wie z.B. „Ich habe viel von dem erreicht, was ich vom Leben erwartet habe“. Errechnet wird meistens ein Summenwert für Lebenszufriedenheit über die gesamte Skala.

Ein weiteres, häufig verwendetes Meßinstrument für Wohlbefinden im Alter ist die Philadelphia Geriatric Center Morale Scale von Lawton u.a., die zum Instrumentarium der Berliner Alterstudie gehört. Reagiert werden muß auf Feststellungen wie „Ich nehme die Dinge schwer“ oder „Je älter ich werde, desto weniger nützlich bin ich“.

Die Bedingungen für erfolgreiches Altern, insbesondere für dessen kognitive Komponente Lebenszufriedenheit sind in der Vergangenheit vielfach untersucht worden. Zu dieser Fragestellung liegt eine umfangreiche Forschungsliteratur vor Die möglichen Determinanten von Wohlbefinden/Lebenszufriedenheit als Gradmesser für erfolgreiches Altern werden in einem Schaubild von Schenk (1975) übersichtlich dargestellt (s. Abb. 14).

Das Zusammenspiel der objektiven, subjektiv vermittelten und normativen Einflußvariablen auf Wohlbefinden/Lebenszufriedenheit im Prozeß des erfolgreichen Alterns zeigt die Abbildung 15. Die Ziffernfolge 1-4 gibt die Bedeutsamkeit der einzelnen Einflußfaktoren aufgrund empirischer Befunde an (Erlemeier, 1980; Mayring, 1987).

Von einem vergleichbaren Variablenmodell geht die Berliner Altersstudie (BASE) bei der Untersuchung des allgemeinen subjektiven Wohlbefindens bei Hochbetagten aus. Ein Einflußsektor sind soziodemographische Fakten wie Alter, Geschlecht, Familienstand und Wohnsituation, ein anderer objektive Lebensbedingungen wie Gesundheitszustand, Mobilität, Finanzen, soziales Netzwerk, soziale Aktivitäten. Ein dritter Einflußsektor umfaßt die subjektiven Bewertungen der oben genannten Lebensbereiche.

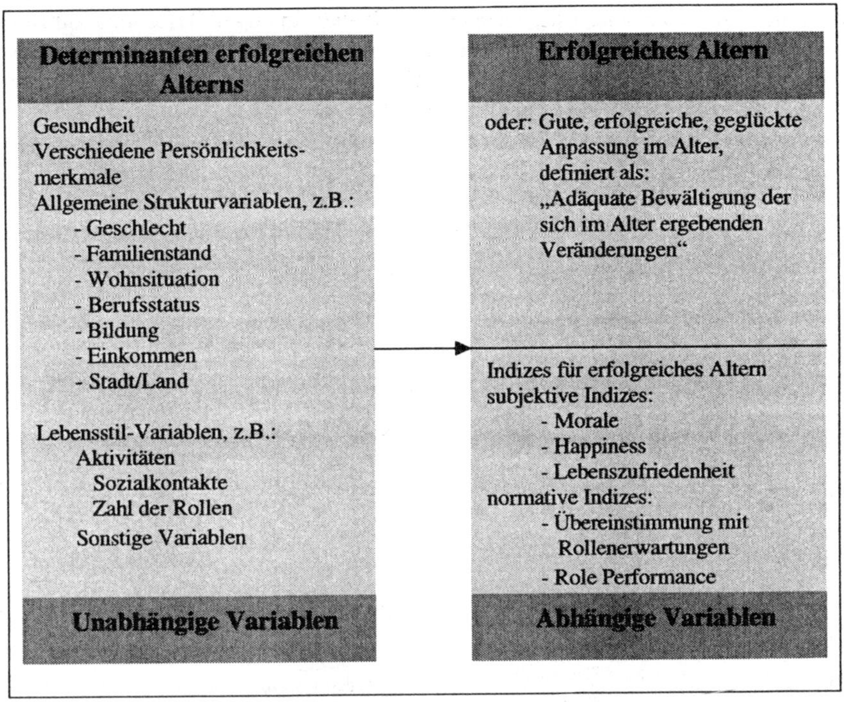

Abbildung 14: Determinanten erfolgreichen Alterns (Schenk, 1975, S. 22)

Wie in anderen Studien ergab sich in der BASE ein beachtlicher Grad an subjektivem Wohlbefinden. Über 60 % der Befragten waren mit ihrem gegenwärtigen, vergangenen und zukünftigen Leben zufrieden. Im Vergleich der Altersgruppen von 70 bis 100 Jahren nahm der Zufriedenheitsgrad allerdings ab. Positivere Werte in ihrer emotionalen Befindlichkeit zeigten Verheiratete. Im großen und ganzen trugen die soziodemographischen Daten jedoch wenig zum Wohlbefinden bei. Viel einflußreicher waren die *subjektiven Bewertungen* einzelner Lebensbereiche.

Dieses Ergebnis läßt sich auch in anderen Studien immer wieder bestätigen (Filipp & Schmidt, 1994; Thomae, 1983). Neueren Datums ist die Untersuchung von Schumacher, Gunzelmann und Brähler (1996). Bei Personen, 60 Jahre und älter, stand der Grad der Lebenszufriedenheit in enger Beziehung zum *subjektiv eingeschätzten* Gesundheitszustand und zur Überzeugung, auf die eigene Gesundheit einwirken zu können. Auch die soziale Resonanz durch andere wirkte sich positiv auf die Lebenszufriedenheit aus.

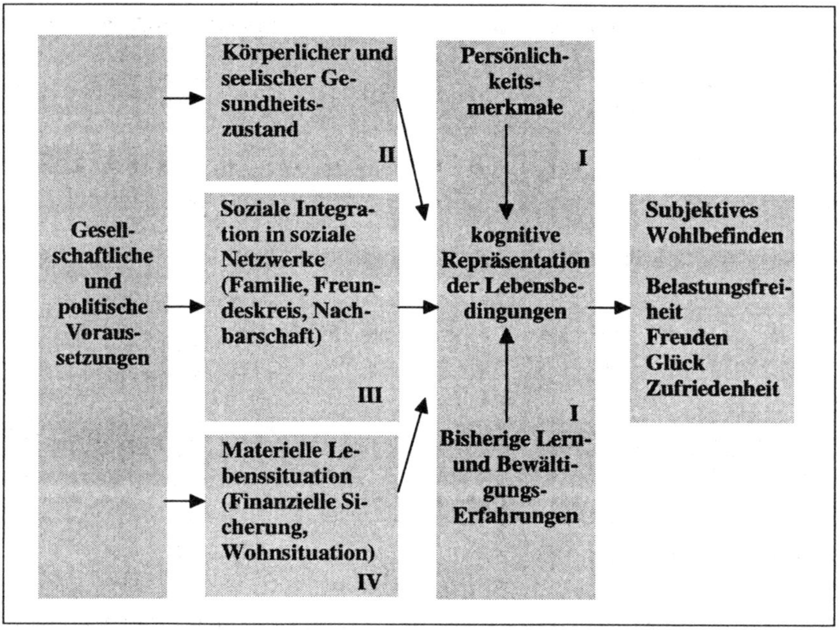

Abbildung 15: Die wichtigsten Faktoren im Lebenskontext und in der Person, die das Ausmaß des Wohlbefindens und der Lebenszufriedenheit beeinflussen können.

Die Berliner Altersstudie und andere Forschungen lieferten erneut einen Beweis für das sog. *„Zufriedenheits-Paradox“*, das in Kap. 5.2.4 bereits angesprochen wurde. Obgleich objektive Verschlechterungen in der Lebenssituation alter Menschen nachzuweisen sind, bleibt das subjektive Wohlbefinden bis ins hohe Alter relativ stabil. Mit den Worten von Smith et. al. (1995, S. 518):

„Objektive Lebensbedingungen wirken sich hauptsächlich indirekt auf das subjektive Wohlbefinden aus. Selbst wenn objektive Bedingungen sich tatsächlich verändern, werden die Auswirkungen auf das subjektive Wohlbefinden durch interne selbstregulative Prozesse aufgefangen und moduliert".

Theoretisch genauer expliziert werden diese selbstregulativen Prozesse, die das „Zufriedenheits-Paradox" erklären können, in den Modellen von Baltes und Baltes, Brandtstädter und Greve, sowie von Thomae (s. Kap. 4 und 5).

In den nächsten Abschnitten werden die theoretischen Ansätze behandelt, die zum Teil widersprüchliche Aussagen über den Zusammenhang von Lebenszufriedenheit und sozialer Aktivität im Alter machen

6.2 Theorien über den Zusammenhang zwischen sozialer Aktivität und Lebenszufriedenheit

Der Zusammenhang zwischen sozialer Aktivität (Partizipation) und Lebenszufriedenheit ist in der Sozialen Gerontologie intensiv untersucht und mit Hilfe verschiedener Theorien erklärt worden. Lebenszufriedenheit ist - wie oben dargestellt - als subjektive Komponente erfolgreichen Alterns anzusehen. Vier dieser theoretischen Erklärungsansätze sollen im folgenden knapp behandelt werden (Lehr, 1991, S. 241f; Tews, 1979, S. 107f). Einen ersten Überblick über diese Theorien im Zusammenhang mit Wohlbefinden und Lebenszufriedenheit gibt die Abbildung 16.

6.2.1 Disengagementtheorie und Modifikationen

Diese Theorie hat in der Gerontologie eine wichtige Rolle gespielt. Sie erfüllt im strengeren Sinne den Anspruch an eine Theorie, ein logisch konsistentes Aussagesystem zur Erklärung eines bestimmten Phänomenbereichs zu liefern. Diesem Anspruch werden nicht alle der folgenden Denkansätze gerecht.

Die Disengagementtheorie hat wegen ihres universellen Aussagesystems viel Widerspruch herausgefordert und zum Weiterdenken und zur Weiterentwicklung modifizierter Positionen angeregt. Ihren empirischen Ursprung hat sie in einer amerikanischen Querschnittstudie, der Kansas-City-Studie, die von Cumming und Henry (1961) durchgeführt wurde.

Unabhängige Variable		Abhängige Variable
Disengagementtheorie		
Freiwilliges Disengagement (weniger Aktivitäten und Sozialkontakte)	→	Hohe Lebenszufriedenheit als Indikator gelungener Anpassung an das Altern
Aktivitätsthese		
Erhaltung des Aktivitätsniveaus der mittleren Jahre (zahlreiche Aktivitäten und Sozialkontakte)	→	Hohe Lebenszufriedenheit als Indikator gelungener Anpassung an das Altern
Kontinuitätsthese		
Erwünschte Kontinuität oder Diskontinuität in Aktivitäten und Sozialkontakten im Alter	→	Hohe Lebenszufriedenheit als Indikator gelungener Anpassung an das Altern
Unerwünschte Kontinuität oder Diskontinuität in Aktivitäten und Sozialkontakten im Alter	→	Hohe Unzufriedenheit als Indikator mißlungener Anpassung an das Altern
Sozioemotionale Selektivitätstheorie		
Qualitative Umstrukturierung (erwünschte Selektion) von Aktivitäten und Sozialkontakten	→	Hohe Lebenszufriedenheit als Indikator gelungener Anpassung an das Altern

Abbildung 16: Theorien zur Erklärung des Zusammenhangs von sozialer Aktivität und Lebenszufriedenheit bzw. Unzufriedenheit

Die Disengagementtheorie behauptet in ihrer zentralen Aussage, daß der Rückzug älterer Menschen aus sozialen Rollen, Aktivitäten und Verpflichtungen (a) einem altersbedingten, natürlichem Bedürfnis nach einer neuen „psychischen Ökonomie", d.h. einer Rücknahme und Umstrukturierung psychischer Energie auf seiten des alternden Individuums entspricht und (b) einem Anliegen der Gesellschaft, alte Menschen von bestimmten sozialen Verpflichtungen und Aktivitäten freizustellen. Disengagement ist also als ein *wechselseitiger* Prozeß des Rückzugs des Individuums und der Gesellschaft zu verstehen. Nach einem störungsfreien Verlauf des Disengagements sollte es zu einem neuen Gleichgewicht zwischen Individuum und Gesellschaft kommen, wobei dieses neue Gleichgewicht zugleich eine andere Qualität aufweist. Die Disengagementtheorie interpretiert diesen Rückzug als unvermeidbar, natürlich und vom alten Menschen selbst gewünscht. Es kommt folglich zu einer *Übereinstimmung* zwischen den Interessen des Individuums und denen der Gesellschaft. Die Theorie geht von der These eines biologischen Abbaus und der Nähe zum Tode als eigentlichen „Ursachen" dieses Rückzugs aus. Individuelle Lebenskontexte können zu unterschiedlichen Zeitpunkten und Verlaufsformen dieses Disengagements führen, letztlich ist Altern aber mit Disengagement wesentlich verbunden.

Disengagement ist aber nicht nur negativ zu beurteilen, sondern schafft neue Freiräume für die Intensivierung von Beziehungen und Sinnbezügen, die nicht unter der Normenkontrolle früherer Jahre stehen. Es kommt zu einer Verinnerlichung und Konzentrierung auf das eigene Selbst. Ein gelungenes Disengagement, das als Interessenkonkordanz zwischen Individuum und Gesellschaft zu interpretieren ist, führt zur *Lebenszufriedenheit im Alter* und erfüllt damit ein wichtiges Kriterium erfolgreichen Alterns.

Die Disengagementtheorie wurde wegen ihrer schmalen empirischen Basis und in ihrem Anspruch, allgemein gültig zu sein, scharf kritisiert. Sie ist bis heute in wesentlichen Aussagen modifiziert worden. Insbesondere ist der Einfluß lebenslanger sozialer Lebensumstände und der daraus resultierenden Persönlichkeitsstile auf Art und Ausmaß des Disengagement nachgewiesen worden (z.B. Havighurst). Neubearbeitungen der Disengagmenttheorie kamen auf. Man sprach von differentiellem bzw. von vorübergehendem Disengagement. Einig ist man sich jedoch, daß der normative und generelle Anspruch der Disengagementtheorie nicht aufrechtzuerhalten ist. Disengagement, soweit es erwünscht ist und angestrebt wird, kann *eine* Voraussetzung für gelingendes Altern sein (Tews 1979, S. 107f).

6.2.2 Aktivitätsthese und Modifikationen

Die Gegenposition zur Disengagementtheorie nahm in den sechziger Jahren die Aktivitätsthese ein, die lange Zeit in unkritischer Form Leitbildcharakter für die Altenarbeit und Altenbildung hatte und vermutlich in mancher Beziehung auch heute noch hat. Ursprünglich ins Gespräch gebracht wurde sie von Havighurst und Albrecht (1953) in den USA. In Deutschland fand sie ihren Hauptvertreter in Tartler (1961). Im strengen Sinne besitzt sie nicht das Format einer Theorie, sondern eher das einer generalisierten These.

Die zentrale Aussage der Aktivitätsthese lautet, daß nur derjenige Mensch im Alter zufrieden ist, der im Alter weiterhin aktiv sein kann, der noch zu Leistungen fähig ist und in seinem Lebensumfeld noch gebraucht wird. Die Fortsetzung bzw. Aufrechterhaltung des Aktivitätsniveaus der *mittleren* Lebensjahre ist nach der Aktivitätsthese also die wichtigste Voraussetzung für Lebenszufriedenheit im Alter. Gefährdet werde dieses Aktivitätsbedürfnis durch von der Gesellschaft erzwungene Aufgabe von sozialen Aktivitäten und Verpflichtungen, z.B. aufgrund des gesetzlichen Ruhestandes, die zu Funktions- und Rollenverlusten führen. Funktions- und Rollenverluste beeinträchtigen, wenn sie nicht kompensiert werden, die Lebenszufriedenheit und fördern das Gefühl der sozialen Nutzlosigkeit.

Nach der Aktivitätsthese ist es Aufgabe des Einzelnen wie der Sozialpolitik und Altenarbeit, dem Verlust von Aufgaben und Funktionen im Alter gegenzusteuern, die Kontinuität von Aktivitäten zu erhalten (z. B. berufsnahe oder auch andere Interessen und Freizeittätigkeiten) oder verlorengegangene Aktivitäten zu kompensieren. Die Forderung nach aktiver Lebensgestaltung zur Erhaltung von Lebenszufriedenheit, die zur Begründung von Aktivierungsprogrammen im Alter dient, kann eindeutig aus der Aktivitätsthese abgeleitet werden. Sinnvolle Beschäftigung und möglichst weitgehende Integration alter Menschen in die soziale Umwelt sind Prinzipien einer auf der Aktivitätsthese basierenden Gesellschaftspolitik und Altenarbeit.

Auch die Aktivitätsthese ist in ihrem universellen Geltungsanspruch nicht zu halten. Sie unterliegt der Gefahr einer normativen Fixierung auf den Lebensstil des aktiven, ständig sich nützlich machenden alten Menschen, der nur im Aktivsein Lebenszufriedenheit zu erwarten hat. Auch die Aktivitätsthese ist modifiziert worden, da empirische Befunde zahlreicher Untersuchungen ihr zwar eine gewisse Priorität vor der Disengagementtheorie einräumen, aber keineswegs davon ausgegangen werden kann, daß Disengagement immer mit Unzufriedenheit, Aktivität dagegen immer mit Zufriedenheit einhergehen müssen. Die Aufrechterhaltung der Aktivität trägt zwar in vielen Fällen zur Lebenszufriedenheit bei, es gibt aber auch Fälle, in denen ein gewollter Rückzug aus Verpflichtungen eher zur Lebenszufriedenheit führt. Auch hier sind wieder Persönlichkeitsmerkmale, bisherige Lebensgewohnheiten und das Merkmal der Freiwilligkeit/-Unfreiwilligkeit bei der Entscheidung zu berücksichtigen, ob eher Aktivität oder Disengagement die bessere Aussicht auf Lebenszufriedenheit im Alter bieten. Rosenmayr und Rosenmayr (1978) sprechen in diesem Zusammenhang von der *„bedingten Aktivitätstheorie"* als der den empirischen Befunden angemessene theoretische Position.

Es ist auch zu berücksichtigen, daß nicht alle Aktivitäten für Älterwerdende den gleichen Befriedigungswert in ihrem Leben haben. Zu unterscheiden sind freiwillige, informelle Aktivitäten, die vor allem soziale Bedürfnisse ansprechen, von solchen, die eher formell und notwendigermaßen erfüllt werden müssen (z B. Haushaltstätigkeiten, Behördengänge etc.). Nicht alle tragen in gleichem Maße zur Lebenszufriedenheit bei (Lemon, Bengtson & Peterson, 1972).

Nach Befunden von Longino und Kart (1982) sind es vor allem die „informellen" Kontakte zu Freunden, Bekannten und Nachbarn, die mit Lebenszufriedenheit im Alter in einem engen Zusammenhang stehen, weniger die „formellen" Kontakte in Vereinen und Verbänden.

Ergebnisse der Bonner Gerontologischen Längsschnittstudie über 15 Jahre zeigen, daß es kein generelles Disengagement- oder Aktivitätsmuster in den sozialen Beziehungen gibt, sondern daß diese Verhaltenstendenzen in den einzelnen sozialen Rollenbereichen unterschiedlich ausgeprägt sind (Lehr & Minnemann, 1987). Außerdem spielen Persönlichkeitseigenarten und soziale Kompetenzen bei der Gestaltung des persönlichen Aktionsradius eine große Rolle.

6.2.3 Kontinuitätsthese

Der Modifizierung der einseitigen Disengagementtheorie und Aktivitätsthese zur „bedingten Aktivitätstheorie" (Rosenmayr) kommt die Kontinuitätsthese von Rosow (1974) nahe. Ein weiterer Vertreter dieser These ist Atchley (1989). Die Kontinuitätsthese überwindet die normative Ausschließlichkeit der beiden anderen theoretischen Positionen und wird damit der realen Gestaltung von Aktivitäten und Kontakten im Alter besser gerecht.

Nach dieser These gibt es keine allgemein verbindlichen Aktivitäts- oder Disengagementnormen für Zufriedenheit als Ausdruck einer gelungenen Anpassung an das Alter. Anpassung an die Alterssituation ist als ein Prozeß zu verstehen, der den Vergleich mit früheren Phasen des Lebenslaufs impliziert. Älterwerdende bemühen sich darum, die für sie sinnvollen Aktivitäten und Kontakte so weit wie möglich weiter zu verfolgen. Es geht ihnen um Kontinuität eines aktiven Lebens in den Bereichen, die für sie selbstwertstabilisierend und sozial befriedigend sind.

Aus dem Vergleich des Lebensstils eines Menschen im Alter mit dem im mittleren Erwachsenenalter läßt sich für den außenstehenden Betrachter auf *Kontinuität* bzw. *Diskontinuität* dieses Lebensstils schließen. Läßt sich aus diesem Vergleich ersehen, daß die frühere Lebenssituation für das Individuum durch positive Erfahrungen geprägt war, wird es sich um Kontinuität des Lebensstils bemühen, der diese Erfahrungen sichert, und daraus Zufriedenheit schöpfen. Kommt es zu Diskontinuität in der Lebenssituation, die nicht erwartet oder erwünscht ist (z.B. Mobilitätseinbußen durch Schlaganfall), und damit auch zu einem Bruch in der Lebensführung, wird höchstwahrscheinlich Unzufriedenheit die Folge sein. Anpassungsschwierigkeiten können dann zu einer Lebenskrise, zum Rückzug und zur Resignation führen. Nicht auszuschließen sind aber auch Fälle, daß Kontinuität in Tätigkeitsbereichen, die als lästige Pflicht erlebt werden, unzufrieden machen, und Diskontinuität, d.h. Abbau oder Aufgabe dieser Tätigkeiten, sehnlichst erstrebt wird.

Die *zentrale* Aussage der Kontinuitätsthese lautet also: Kontinuität in der Lebensführung führt, wenn sie subjektiv angestrebt wird, zu Lebenszufriedenheit im Alter; Diskontinuität, falls sie nicht erwünscht wird, schafft Anpassungsprobleme und trägt zur Unzufriedenheit im Alter bei.

Ein Beispiel mag diesen Zusammenhang erläutern. Die Bitte des Chefs an einen zur Zeit unentbehrlichen Mitarbeiter, über die Altersgrenze hinaus in der Firma weiterzuarbeiten, kann Freude auslösen (erwünschte Kontinuität) oder als lästige Verpflichtung erlebt werden (unerwünschte Kontinuität). Das Ausscheiden aus dem Arbeitsleben andererseits kann als Zäsur in der bisher geregelten Lebensführung, d. h. als Diskontinuität positiv oder negativ eingeschätzt werden, abhängig von dem Wunsch, endlich aus der „Tretmühle" heraus zu sein oder seinem geliebten Beruf weiterhin nachgehen zu können.

6.2.4 Sozio-emotionale Selektivitätstheorie

Das sozial-gerontologische Theorieangebot: Disengagementtheorie, Aktivitäts- und Kontinuitätsthese hat lange Zeit die wissenschaftliche Diskussion beherrscht. Kritiker haben bis heute deren überzogenen Geltungsanspruch in Frage gestellt und nach Modifikationen und Alternativen gesucht, um den Zusammenhang zwischen sozialer Aktivität und Lebenszufriedenheit im Alter besser erklären zu können. Zu diesen neuen theoretischen Erklärungsansätzen gehört die sozio-emotionale Selektivitätstheorie (SST) von Carstensen (1992). Ein deutschsprachiger Abriß dieser Theorie findet sich bei M. Baltes und Carstensen (1996).

Die Theorie erklärt die empirisch nachzuweisende Verringerung sozialer Kontakte und die Veränderung der Interaktionsmuster im Alter nicht durch ein inneres, altersbedingtes Streben nach Disengagement, sondern durch einen für den älterwerdenden Menschen sinnvollen Prozeß der qualitativen Umstrukturierung und Konzentration der sozialen Aktivivitäten auf solche, die den größten emotionalen Gewinn für ihn versprechen. Die sozialen Kontakte werden ausgewählt und gepflegt, die mit positiven Erfahrungen verknüpft sind. Soziale Kontakte, die diesen Befriedigungscharakter nicht besitzen oder sogar eine Belastung darstellen, werden möglichst reduziert oder ganz aufgegeben. Lernpsychologisch kann argumentiert werden, daß Interaktionen aufrechterhalten oder neu aufgenommen werden, die eine positive Verstärkung erfahren. Interaktionen hingegen, die keine positiven Konsequenzen nach sich ziehen, werden gemieden oder allmählich abgebaut.

Nach der sozio-emotionalen Selektivitätstheorie (SST) wird es erklärlich, daß die Häufigkeit der Kontakte im Verlauf des Lebens zwar abnehmen, die Intensität und Qualität bevorzugter Kontakte jedoch zunehmen kann. Die Theorie geht davon aus, daß das Handlungsfeld für soziale Kontakte *aktiv* mitgestaltet wird und nicht äußeren Wirkkräften und inneren Rückzugstendenzen ausgeliefert ist. Dieser aktive Selektionsprozeß trägt zur emotionalen Stabilisierung und Lebenszufriedenkeit bei. M. Baltes und Carstensen (1996, S. 208) formulieren:

> *„Soziale Selektion - d.h. der Prozeß der Auswahl sozialer Partner - ermöglicht es, seine Umwelt so zu gestalten, daß positive Erfahrungsmöglichkeiten maximiert und unerwünscht negative Erfahrungen minimiert werden"*.

Die aktive Gestaltung des sozialen Umfeldes erlaubt ein größeres Maß an Kontrolle über die Konsequenzen sozialer Interaktionen und stärkt das Gefühl der Selbstwirksamkeit bis ins hohe Alter. Selbst das „unselbständige" Verhalten von Heimbewohnern kann instrumentell in dem Sinne sein, daß Kontrolle über Sozialpartner, hier Pflegepersonal, ausgeübt wird. Das „unselbständige" Verhalten kann unter den oft restriktiven Heimbedingungen durch emotionale Zuwendung von seiten einer Pflegeperson noch positiv gratifiziert und damit verstärkt werden (M. Baltes, 1995).

Aufnahme und Erhaltung von Sozialkontakten dienen nach Carstensen drei fundamentalen Zielen: dem Wissenserwerb, der Entwicklung und Aufrechterhaltung des Selbstwertgefühls sowie der Emotionsregulation. Nach Auffassung der Autorin trete mit zunehmendem Alter der Wissenserwerb in den Hintergrund. Wichtiger würden die Emotionsregulierung und die Erhaltung des Selbstwertgefühls. Das chronologische Alter dürfe jedoch nicht überbewertet werden, da es auf allen Alterstufen zu unterschiedlichen Schwerpunktbildungen in den Zielen kommen könne.

Es wird in der SST auch nicht behauptet, daß alte Menschen immer in der Lage seien, positive Gefühlszustände in sozialen Beziehungen zu realisieren und negative zu vermeiden. Viele Einschränkungen und Abhängigkeiten im Alter lassen das gar nicht zu. Wohl aber geht die SST davon aus, daß alte Menschen die Sozialpartner bevorzugen, von denen sie einen emotionalen Gewinn *erwarten* können, und daß sie die meiden, von denen sie sich diesen emotionalen Gewinn nicht versprechen.

Die Gestaltung sozialer Beziehungen während des Lebens, damit auch im Alter, ist als eine aktive Handlungsstrategie zu begreifen, die von grundlegenden Motiven geleitet wird, und bei der es darum geht, zu einer möglichst optimalen Erfahrungsbilanz zu gelangen. Es geht um die Befriedigung informativer Bedürfnisse, um die Stabilisierung des Selbstwertgefühls und um die Erfahrung positiver Konsequenzen. Daß soziale Kontakte auch als Instrument dienen können, um darüber hinaus noch andere (materielle) Bedürfnisse zu befriedigen, soll hier nicht unterschlagen werden.

Die SST erlaubt es besser als die drei anderen theoretischen Ansätze, in der Gestaltung sozialer Kontakte einen „persönlichen Sinn“ zu sehen. Sie erlaubt auch einen besseren Zugang zu den Motiven und Bedürfnissen, die der Wahl bzw. der Vermeidung von Kontaktpartnern zugrunde liegen. Für die praktische Altenarbeit bietet sich so ein Weg, nicht nach allgemeinen Gesetzmäßigkeiten im sozialen Leben alter Menschen zu fanden, sondern sich auf biographische Analysen einzulassen, um deren Erwartungen an ihre Kontaktpartner, aber auch den Befürchtungen, die sich an soziale Kontakte heften können, auf den Grund zu gehen. In Verbindung mit dem Modell der selektiven Optimierung mit Kompensation von Baltes und Baltes erlaubt die SST gute Vorhersagen auf den Grad des Wohlbefindens und der Lebenszufriedenheit im Alter, der nicht zuletzt abhängig ist von der Gestaltung der sozialen Beziehungen und der Einflußnahme auf das soziale Umfeld.

6.3 Zusammenfassung

In der Gerontologie kommt man wie in anderen Wissenschaften, *die in das Leben von Menschen hineinwirken*, nicht umhin, Ziele und Veränderungszustände zu beschreiben, die z. B. in der Interventionsgerontologie durch Verbesserungen der Gesundheit, des Wohlbefindens und der sozialen wie materiellen Lebensumstände in Korrespondenz mit Erhaltung von Selbständigkeit, Selbsthilfefähigkeit, sozialer Einbindung und Alltagskompetenz definiert werden. Diese Definitionen können immer nur innerhalb eines bestimmten *Wertekanons* vorgenommen werden, dessen *ethische* Legitimation nicht mehr grundsätzlich in Frage gestellt werden darf. Aus diesem übergeordneten Wertesystem, über das ein gesellschaftlicher Konsens hergestellt sein muß, können dann Verhaltens- und Verfahrensnormen für Wissenschaft und Praxis abgeleitet werden. Diese Normen werden z.B. in Form von Berufsordnungen oder Denkschriften kodifiziert, damit sie berufliches Handeln leiten können und einer öffentlichen Diskussion jeder Zeit zugänglich sind.

Das zentrale Ziel gerontologischer Wissenschaften wie praktischer Altenarbeit und Altenpflege besteht darin, Bedingungen zu schaffen und abzusichern, daß Menschen bis in ihr hohes Alter möglichst selbstbestimmt und selbständig ein gutes und erfülltes Leben führen können. Die gerontologischen Wissenschaften erforschen jeweils aus ihrer Perspektive die vielfältigen Bedingungen, die diesem Ziel dienen bzw. ihm im Wege stehen, und wirken mit ihren Methoden auf diese Bedingungen möglichst optimierend ein. Die Praxis der Altenarbeit und Altenpflege greift für ihren Teil wissenschaftliche Erkenntnisse auf, verarbeitet sie für ihre jeweiligen Anwendungsfälle und *sollte* sie als Orientierungshilfe bei der Reflexion und Überprüfung von Praxisergebnissen erneut sprechen lassen. Damit Wissenschaft und Praxis sich überhaupt *verständigen* können, müssen sie im Diskurs ihre Wertessysteme, Leitbilder und Ziele offenlegen, um *übereinstimmende* Anliegen und Handlungsaufgaben definieren zu können.

Ein Ziel, auf das sich Wissenschaft und Praxis offensichtlich verständigt haben, ist die weitgehende Erhaltung und Sicherung des *Wohlbefindens* alter Menschen, auch unter den erschwerten Bedingungen der Alterssituation. Dieses Konstrukt „Wohlbefinden", das wohl kaum einer in seiner Plausibilität für ein gutes Leben in Frage stellen wird, ist sehr unbestimmt und bedeutungsträchtig, so daß eine inhaltliche Auseinandersetzung damit nicht zu umgehen ist.

Am Anfang des Kapitels wird konsequent die kritische Annäherung an das Konstrukt „Wohlbefinden" in seinen Facetten und begrifflichen Verzweigungen gesucht. Unbefriedigend ist bei aller Anerkennung kognitiver Verarbeitungsmechanismen im Prozeß des Alterns eine ausschließlich *psychologische* Definition dieses Konstrukts. Es ist evident, daß nur aus dem Zusammenspiel von objektiven und subjektiven Determinanten Wohlbefinden angemessen abzuleiten und zu verstehen ist. Als Zugang zum Wohlbefinden über *kognitive* Verarbeitungsprozesse bietet sich die meßbar gemachte Variable der *Lebenszufriedenheit* an.

Seit den Anfängen der Sozialen Gerontologie in den fünfziger Jahren hat der Zusammenhang zwischen der Lebenszufriedenheit im Alter und der Einbettung in ein soziales Aktionsfeld Forscher brennend interessiert. Es wurde nach theoretischen „Links" gesucht, die einen plausiblen, möglichst empirisch abgesicherten Bezug zwischen Lebenszufriedenheit und sozialer Aktivität herstellen konnten. Es handelt sich dabei um die klassisch zu nennenden Erklärungsansätze der Disengagementtheorie, der Aktivitätsthese und der Kontinuitätsannahme, die in der sozio-emotionalen Selektivitätstheorie sozialer Beziehungen von Carstensen heftige Konkurrenz erhalten haben. Es wäre jedoch unfair zu behaupten, die klassischen Theorieansätze würden heute noch puristisch vertreten. Es hat vielmehr zahlreiche Modifikationen gegeben, die jeden Ansatz unter bestimmten Bedinungen als akzeptabel erscheinen lassen. Auf alle Erklärungsansätze wird in diesem Kapitel kritisch eingegangen. Überdacht werden auch ihre Auswirkungen auf die Praxis der Altenarbeit und Altenpflege.

Literatur

Atchley, R. C. (1989). A continuity theory of normal aging. The Gerontologist, 29, S. 183 - 190.

Baltes, M. M. (1995). Verlust der Selbständigkeit im Alter: Theoretische Überlegungen und empirische Befunde. Psychologische Rundschau, 46, S. 159-170.

Baltes, M. M. & Carstensen, L. L. (1996). Gutes Leben im Alter: Überlegungen zu einem prozeßorientierten Metamodell erfolgreichen Alterns. Psychologische Rundschau, 47, S. 199-215.

Baltes, P. B. &. Baltes, M. M. (1989). Optimierung durch Selektion und Kompensation. Ein psychologisches Modell erfolgreichen Alterns. Zeitschrift für Pädagogik, 35, S. 85 - 105.

Carstensen, L. L. (1992). Selectivity theory: Social activity in life-span context. In: Schaie, K. W. (Ed.). Annual Review of Gerontology and Geriatrics (Vol. 11, S. 195-217). New York.

Cumming, E. & Henry, W. (1961). Growing old: The process of disengage-ment. New York.

Erlemeier, N. (1980). Die Unzufriedenheit mit der „Lebenszufriedenheit im Alter", Archiv für Wissenschaft und Praxis der sozialen Arbeit, 11, S. 310-321.

Filipp, S. H. & Schmidt, K. (1994). Die Rolle sozioökologischer Variablen in einem Bedingungsmodell der Lebenszufriedenheit alter Menschen - eine Übersicht. Zeitschrift für Entwicklungspsychologie und Pädagogische Psychologie, 26, S. 218-240.

Havighurst, R. & Albrecht, R. (1953). Older people. New York.

Lehr, U. (1991). Psychologie des Alterns (S. 241f.). Heidelberg.

Lehr, U. & Minnemann, E. (1987). Veränderungen von Quantität und Qualität sozialer Kontakte vom 7. zum 9. Lebensjahrzehnt. In: Lehr, U. & Thomae, H. (Hrsg.). Formen seelischen Alterns (S. 80-91). Stuttgart.

Lemon, B. W., Bengtson, V. L. & Peterson, J. A. (1972). An exploration of the activity theory of aging. Activity types and life satisfaction among in-movers to a retirement community. Journal of Gerontology, 27, S. 511-523.

Longino, D. F. & Kart, C. S. (1982). Explicating activity theory: a formal replication. Journal of Gerontology, 37, S. 713-722.

Mayring, P. H. (1987). Subjektives Wohlbefinden im Alter. Stand der Forschung und theoretische Weiterentwicklung. Zeitschrift für Gerontologie, 20, S. 367-376.

Mayring, P. H. (1991). Die Erfassung subjektiven Wohlbefindens. In: Abele, A. & Becker, P. (Hrsg.). Wohlbefinden (S. 51-70). Weinheim-München.

Mayring, P. H. (1991). Psychologie des Glücks. Stuttgart.

Rosenmayr, L. & Rosenmayr, H. (1978). Der alte Mensch in der Gesellschaft. Hamburg.

Rosow, I. (1974). Socialization in old age. Berkely.

Rowe, J. W. & Kahn, R. L. (1997). Successful aging. The Gerontologist, 37, S. 433-440.

Schenk, H. (1975). Die Kontinuität der Lebenssituation als Determinante erfolgreichen Alterns. Köln.

Schumacher, J., Gunzelmann, T. & Brähler, E. (1996). Lebenszufriedenheit im Alter - Differentielle Aspekte und Einflußfaktoren. Zeitschrift für Gerontopsychologie und -psychiatrie, 1, S. 1-17.

Smith, J. et al. (1996).Wohlbefinden im hohen Alter: Vorhersagen aufgrund objektiver Lebensbedingungen und subjektiver Bewertungen. In: Mayer, K. U. & Baltes, P. B. (Hrsg.). Die Berliner Altersstudie (S. 497-524). Berlin.

Sölva, M., Baumann, U. & Lettner, K. (1995). Wohlbefinden: Definitionen, Operationalisierungen, empirische Befunde. Zeitschrift für Gesundheitspsychologie, 3, S. 292-309.

Tartler, R. (1961). Das Alter in der modernen Gesellschaft. Stuttgart.

Tews, H. P. (1979). Soziologie des Alterns (Kap. 2. 1./2.). Heidelberg.

Thomae, H. (1983). Alternsstile und Altersschicksale. Bern.

Wiendieck, G. (1970). Entwicklung einer Skala zur Messung der Lebenszufriedenheit im höheren Lebensalter. Zeitschrift für Gerontologie, 3, S. 215-224.

7. Interventionsgerontologie: Beiträge der Psychologie zur Praxis der Altenarbeit und Altenpflege

Die Interventionsgerontologie hat in den letzten Jahrzehnten einen großen Aufschwung erfahren. Gründe für diesen Aufschwung sind im Abbau rein defizitären Altersbilder, in der Ausarbeitung theoretischer Grundlagen und in der Entwicklung von Interventionsmethoden zu finden. Angestoßen und intensiviert wurde die Interventionsgerontologie durch ein von Paul B. Baltes 1973 in den USA organisiertes Symposium mit dem Thema „Strategien psychologischer Intervention im Alter", auf dem wegweisende Gedanken zur Intervention in der Gerontologie vorgetragen wurden.

Gerontologen geben sich heute in Forschung und Praxis nicht mehr damit zufrieden, Altersveränderungen lediglich zu beschreiben und zu erklären, wie das in der Grundlagenforschung bis heute geschieht, sondern ihr Anliegen ist es, auf diese Veränderungen, die lange Zeit als altersbedingt und irreversibel galten, *gezielt einzuwirken*, d.h. zu intervenieren. In der Altersmedizin (Geriatrie) war Intervention als Diagnose und Behandlung von Krankheiten im Alter schon seit langem geübte Praxis, die Psychologie des Alterns (Geronto-Psychologie) betrat mit der Intervention zunächst Neuland, hat sich dann aber relativ rasch etabliert.

Hauptansatzpunkt für die psychologische Interventionsgerontologie waren zunächst die kognitiven Fähigkeiten alter Menschen (M. Baltes & Sowarka, 1995; Sowarka, 1992). Später kamen andere Interventionsbereiche, wie die Alltagsorientierung und die Bewältigung von Krisensituationen im Alter hinzu. Ein starker Schwerpunkt wird heute auf Interventionsmethoden bei hirnleistungsgestörten (dementen) Personen gelegt. Einen Überblick geben Ehrhardt et al. (1997). Das Thema Intervention in der Gerontopsychiatrie behandeln M. Baltes, Sörensen und Kühl (1990) (s. auch Exkurs 4).

Gerontologische Intervention dient (a) der Vorbeugung möglicher Alterseinbußen und -einschränkungen, (b) der Erhaltung und Wiederherstellung von Ressourcen und Fähigkeiten und (c) der Anpassung an irreversible Altersveränderungen. Eine klipp und klar formulierte Definition, die vor allem die *psychologische* Intervention adressiert, stammt von Baltes und Danish (1979, S. 113): *„Gerontologische Intervention befaßt sich also im Rahmen der Psychologie mit geplanten Versuchen, den Verlauf des psychologischen Alterns zu verändern".* Gerontologische Intervention dient der Kompetenzsicherung zum Zwecke einer besseren Bewältigung von Anforderungen im Alltagsleben sowie bei Krisen und

Problemstellungen, die im Alter auftreten. Beispiele dafür sind der Verlust des Partners oder der Partnerin, chronische Erkrankung, Heimübersiedlung, aber auch Sinnkrisen, in denen alten Menschen das Leben nicht mehr lebenswert erscheint. Diese Problembelastetheit kann sich im Einzelfall bis zur Depression und Suizidneigung steigern (Erlemeier, 1997).

Im folgenden werden zunächst Konzept und Aufgabenbereiche der gerontologischen Intervention behandelt. Es schließt sich ein Überblick über psychologische Interventionsmethoden an, von denen verhaltensmodifikatorische Verfahren, das Realitätsorientierungstraining (ROT), die Validation und das biographische Arbeiten genauer dargestellt werden. Außerdem wird noch kurz auf die Psychotherapie bei alten Menschen eingegangen. Überlegungen zur Relevanz der Alternspsychologie, insbesondere der psychologischen Interventionsgerontologie für die soziale und pflegerische Praxis runden dieses Kapitel ab.

7.1 Konzept der Interventionsgerontologie

Intervention kann nach Baltes (1973, S. 4) sehr weit als „geplanter Versuch der Veränderung" definiert werden. Im Rahmen von Intervention müssen eine Reihe von Fragen gestellt und möglichst auch beantwortet werden, die sich

- auf die anthropologischen Prämissen und Wertsetzungen,
- auf die Richt- und Grobziele,
- die Inhalte und Methoden und
- auf die Wirkungsüberprüfung (Evaluation) von Intervention beziehen.

Fragen nach anthropologischen Grundannahmen, impliziten Wertorientierungen und politischen Implikationen sind in der bisherigen gerontologischen Interventionspraxis leider nur selten gestellt worden (Erlemeier, 1983; Petzold, 1979; Ritter-Vosen, 1979).

Das oberste Richtziel der Intervention in der Gerontologie wird von Lehr (1979, S. VI) wie folgt formuliert:

> *„Intervention bezeichnet das Insgesamt der Bemühungen, ein hohes Lebensalter bei psychophysischem Wohlbefinden zu erreichen".*

Ähnlich allgemein charakterisiert Petzold (1979, S. 151) Intervention als „Maßnahme zur Restituierung, Erhaltung und Förderung der Lebensqualität des alten Menschen". Die eigentliche, inhaltliche Seite der beiden Zielkonzepte „psychophysisches Wohlbefinden" und „Lebensqualität" bleibt in beiden Defi-

nitionen jedoch unbestimmt und für vielfältige Interpretationen offen (vgl. Kap. 6.1.).
Baltes (1973) bestimmt vier Ziele der Intervention über den Lebenslauf, die in Gero-Intervention mündet:

- Verbesserung der Entwicklung durch Förderung (enrichment),
- Präventive Maßnahmen gegen Krankheit und Altersabbau,
- Korrektur von Schäden,
- Rehabilitation.

Nach neuerem Entwicklungsverständnis von Baltes (1997) kann man Ansätze der lebenslaufbezogenen Intervention an drei allgemeinen Entwicklungszielen festmachen, die mit der Zuordnung von Ressourcen zum Lebenslauf in Verbindung stehen. Das erste Entwicklungsziel ist nach Baltes *Wachstum,* dessen Ressourcen vor allem in der Kindheit anzusiedeln sind. Aus interventionialer Perspektive ginge es hierbei vor allem um *Optimierung und Wachstumsförderung.* Das zweite Entwicklungsziel heißt *Aufrechterhaltung einschließlich Wiederherstellung.* Ihre Ressourcen liegen vor allem im Erwachsenenalter und wären aus Sicht der Lebenslaufintervention besonders durch präventive und rehabilitative Aktivitäten zu mobilisieren. Das dritte Entwicklungsziel nennt Baltes *Regulation von Verlusten.* Es betrifft insbesondere das hohe Alter, weil immer mehr Ressourcen in dieses Entwicklungsziel investiert werden müssen. Für die Lebenslaufintervention bedeutet das ein zunehmendes Management von irreversiblen Veränderungen und das Bestreben, Funktionsverluste möglichst lange auf einem Niveau zu halten, wenn Verbesserungen nicht mehr zu erwarten sind. In der Literatur findet sich für diese Art der Intervention der Begriff der „Erhaltungstherapie".

Ein ähnliches System abgestufter Interventionsziele, die wie bei Baltes an der Lebensentwicklung orientiert sind, stellte Lehr (1979, S. 4) in einem Schema dar. Sie konstatiert ebenfalls vier Ziele bzw. Aufgaben der Gero-Intervention (s. Abb. 17).

- Optimierung der Entwicklung durch Schaffung günstiger Entwicklungsbedingungen (in frühen Jahren),
- Geroprophylaxe und Prävention im Sinne der Vorbeugung von Altersproblemen und Altersabbau (in mittleren Jahren),
- Rehabilitation und Therapie im Sinne der Wiederherstellung und Stärkung der Selbsthilfefähigkeit und der weitgehenden Erhaltung oder Wiedergewinnung alltagspraktischer Fähigkeiten (im höheren und hohen Alter),

Management von Problemen und Behinderungen. Hierbei geht es vor allem um gezielte Hilfen zur Anpassung an irreparable Behinderungen und Defizite, um sog. prothetische Maßnahmen (im höheren und hohen Alter).

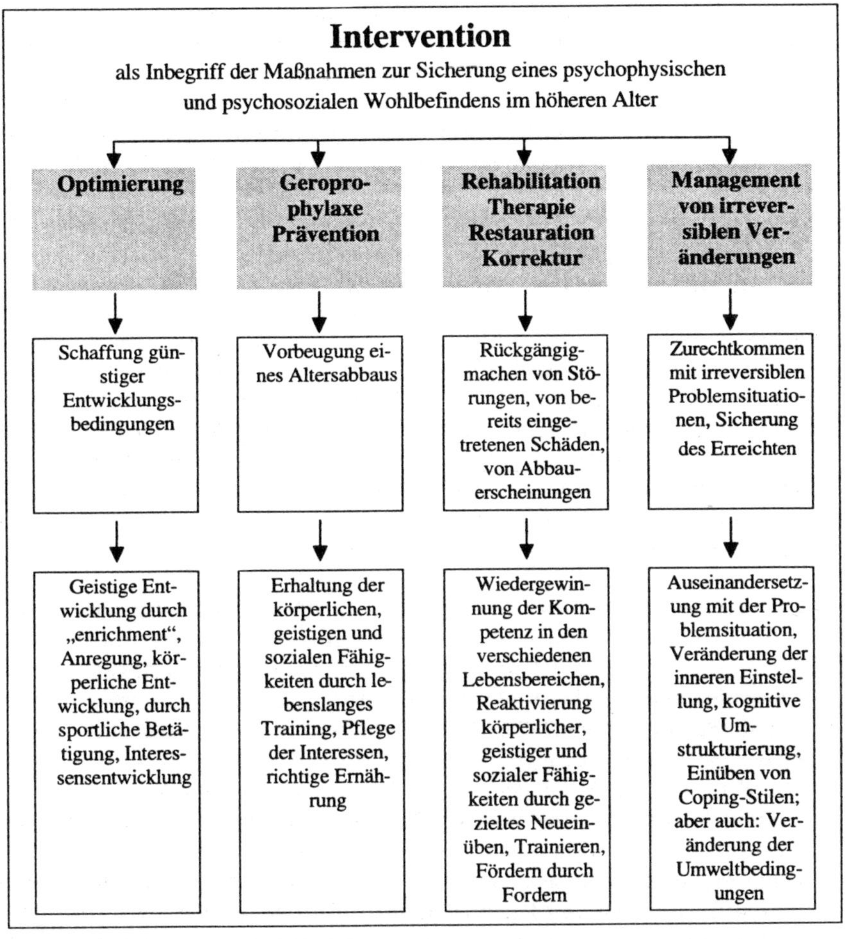

Abbildung 17: System abgestufter und an der Lebensentwicklung orientierter Interventionsschritte nach Lehr (1979, S. 4)

Nach Petzold (1979, S. 151) sollen integrative Interventionsansätze in der Gerontologie neben der „reparativen“ Ausrichtung, „um Störungen und Defizite zu mindern oder zu beheben“, eine erhaltende und entwicklungsfördernde Ausrichtung aufweisen. Dabei kommt es insbesondere auf die Erhaltung und Entfaltung vorhandener Potentiale und Selbstverwirklichungsmöglichkeiten an. Auf eine Formel gebracht: Ziele von Interventionen par excellence sind nach Petzold „die Erhaltung des Vorhandenen und die Entfaltung des Möglichen“. In anderer Terminologie spricht man heute auch vom Ressourcenansatz.

Kritisch setzt sich Petzold mit dem eher sozial-technischen Konzept von Intervention in der bisherigen Praxis der experimentell orientierten, verhaltenstheoretischen Interventionsgerontologie auseinander (Petzold, 1979, S. 149-154).

7.2 Zur wissenschaftlichen Grundlegung gerontologischer Intervention

Wissenschaftliche Erkenntnisse und ein Paradigmenwechsel in der gerontologischen Theoriebildung haben den Weg bereitet für die Etablierung der Interventionsgerontologie in zahlreichen Praxisfeldern der Altenpflege und Altenarbeit. Der früher verbreitete Pessimismus bezüglich der Einwirkungsmöglichkeiten im Alter wurde überwunden. An seine Stelle trat ein realistischer, wissenschaftlich abgesicherter Optimismus, der die Chancen, aber auch die Grenzen gerontologischer Intervention absteckt. Die folgenden wissenschaftlichen Fortschritte ebneten den Weg für die Interventionsgerontologie:

- *Die Korrektur defizitärer Sichtweisen vom Altern*: Diese hat dazu geführt, daß Altern und Alter nicht mehr als irreversibles biologisches Schicksal begriffen werden, das alle psychologischen Interventionsbemühungen von vornherein fruchtlos macht. Vielmehr wird Altern als ein durch psychische und soziale Faktoren beeinflußter Veränderungsprozeß verstanden, der auch gezielter Intervention zugänglich ist.
- *Die Betonung von Kompetenzen und Entwicklungspotentialen*: In Gerontologie und Altenarbeit ist es zu einem Paradigmenwechsel gekommen. Nicht die Defizite und Beeinträchtigungen im Alter sind die Wegweiser für praktisches Handeln oder Unterlassen, sondern die Förderung und Sicherung von Kompetenzen, Ressourcen und Potentialen alter Menschen, auch unter erschwerten Bedingungen, sind die Zielvorgaben heutiger Altenpolitik und Altenhilfe. Die gerontologischen Wissenschaften haben zu diesem Perspektivenwechsel maßgeblich beigetragen.

- *Die Bedeutung des differentiellen Alternsbegriffs*: Diese Begriffsbestimmung und die Einbeziehung des Alterns in eine lebenslaufbezogene Entwicklungspsychologie haben dazu geführt, daß unterschiedliche Ausgangsbedingungen und Varianten des Alternsprozesses (Alternsstile) viel größere Beachtung gefunden haben. Diese sind bei allen Interventionsansätzen zu berücksichtigen. Generelle Strategien ohne Beachtung der individuellen Situation alter Menschen und ihres biographischen Kontexts werden kaum erfolgreich sein.

- *Interaktionistische Modelle der Persönlichkeitsentwicklung*: Diese gehen von einem handlungskompetenten und zur Selbststeuerung fähigen Individuum aus, dessen psychisches System zwar durch Umweltkräfte beeinflußt und modifiziert wird, das aber auch in reziproker Weise auf die Umwelt einwirkt. Gerontologische Intervention kann deshalb nicht nur an der Modifikation des Verhaltens Einzelner ansetzen, sondern sie hat deren Art der *subjektiven Verarbeitung* von Umwelteinwirkungen mit in Rechnung zu stellen.

- *Die umweltpsychologische Perspektive in der Gerontologie*: In der heutigen Gerontologie werden Verhaltensänderungen alter Menschen nicht nur der biologischen und psycho-sozialen Ausstattung zugeschrieben. Den Umwelteinflüssen, unter denen alte Menschen leben, wird große Bedeutung beigemessen, z.B. der Wohnumwelt oder den Bedingungen der Heimunterbringung. Die ökologische Perspektive in der Gerontologie betont die dynamische Wechselwirkung zwischen einer Person und ihrer Umwelt. Die Umwelteinwirkungen werden umso stärker, je schwächer die Kräfte einer Person werden, diese Umwelt mitzugestalten und ihren Bedürfnissen gemäß zu kontrollieren. Wohlbefinden ist dann zu erwarten, wenn es zu einer *Passung* von Bedürfnissen des Individuums und einer darauf abgestimmten Umwelt kommt („Person-Environment-Fit"). Zeigt sich eine Person in der Lage, ihre Bedürfnisse mit Umweltbedingungen in Einklang zu bringen, nennen wir sie „sozial kompetent" (Saup, 1993). Pflegeeinrichtungen muß es vor allen Dingen gelingen, durch Milieugestaltung den Bedürfnissen alter Menschen nach *Autonomie* und *Sicherheit* gleichermaßen gerecht zu werden.

Die Erkenntnisse der gerontologischen Grundlagenforschung und ihre Konsequenzen für die gerontologische Intervention sollen nach einem Schaubild von Lehr (1979, S. 10) noch einmal gegenüber gestellt werden (s. Tab. 5).

Tabelle 5: Erkenntnisse der Gerontologie und praktische Konsequenzen für die Intervention (Lehr, 1979, S. 10)

ERKENNTNISSE DER GERONTOLOGISCHEN GRUNDLAGENFORSCHUNG und	PRAKTISCHE KONSEQUENZEN FÜR DIE INTERVENTION
1. Korrektur des defizitären Altersbildes; Korrektur der Verhaltenserwartungen, die das Verhalten mitbestimmen	Voraussetzung für sinnvoll erscheinende Intervention; Anforderungen auch an den älteren Menschen, „Fördern durch Fordern“
2. Stärkere Beachtung differentieller Aspekte (interindividuelle Unterschiede in den intraindividuellen Verlaufsformen)	Individuelle Interventionsmaßnahmen (persönlichkeitsspezifisch und situationsspezifisch), Abkehr von allgemeinen „Beschäftigungsprogrammen“
3. Die mehrfache Determinierung von Alterszuständen und Alternsprozessen (Beachtung von Vergangenheits-, Gegenwarts- und Zukunftsaspekt) Altern als biologisches Schicksal, Altern als soziales Schicksal, Altern als finanzielles/ökonomisches Schicksal, Altern als epochales Schicksal, Altern als ökologisches Schicksal	Intervention (als Optimierung und Prävention) in jüngeren Jahren, Interventionsmaßnahmen: Physikalische Intervention/ Medikation, Psychologische Intervention, Soziale Intervention, Ökologische, prothetische Intervention
4. Die Bedeutung der kognitiven Repräsentanz, des subjektiven Erlebens	Detaillierte Analyse der spezifischen individuellen Situation und der kognitiven Repräsentanz dieser Situation *vor* Beginn der Interventionsmaßnahmen

Aus all diesen Erkenntnissen, die hier nur angerissen werden können, kann man mit Lehr (1979, S. 19) den Schluß ziehen:

> *„Alle Interventionsmaßnahmen haben mit einer detaillierten Analyse der jeweils spezifischen individuellen Situation und der kognitiven Repräsentation dieser Situation zu beginnen. Erst danach lassen sich Möglichkeiten und Grenzen der verschiedenen Interventionsprogramme ... diskutieren“.*

Damit wird zugleich vor einem blinden und unreflektierten Aktivismus und „Interventionismus" in der Praxis der Altenpflege/Altenarbeit gewarnt, der das Ziel der Erhaltung und Förderung der *Selbsthilfefähigkeit alter Menschen* schnell aus dem Blickfeld verlieren kann.

7.3 Aufgabenbereiche der Interventionsgerontologie

Die vier Aufgabenbereiche gerontologischer Intervention: Optimierung, Prävention, Rehabilitation/Therapie und Management von Problemen sollen im folgenden kurz erläutert werden.

7.3.1 Optimierung und Prävention

Intervention im Sinne von Optimierung und Prävention in jüngeren und mittleren Jahren, die Voraussetzungen schaffen soll für psychophysisches Wohlbefinden im Alter, schließt nach Lehr (1979, S. 14) folgende Aspekte einer gesunden Lebensführung ein:
im körperlichen Bereich:
- Sauberkeitserziehung und Hygiene,
- Gesundheitspflege und -vorsorge,
- Körperliche Aktivitäten, Sport und Gymnastik,
- Richtige und gesunde Ernährungsweise,

im psychischen Bereich:
- Entwicklung und Übung geistiger Fähigkeiten,
- Sammeln und Verarbeiten von Anregungen und Erfahrungen,
- Entwicklung und Erhaltung von Selbstsicherheit, eines positiven Selbstbildes,
- Entwicklung und Pflege vielseitiger Interessen,
- Schaffung und Pflege sozialer Kontakte (auch außerfamiliärer),
- Übernahme sinnvoller Aufgaben über den Beruf hinaus,
- Antizipation künftiger Lebenssituationen.

Intervention in diesem Sinne ist vor allem ein *pädagogisches* und *geragogisches* Anliegen. Es wird auch als *Lernen für das Alter, Vorbereitung auf das Alter* oder *Geroprophylaxe* bezeichnet. Anregungen zu geben für eine gesunde körperliche und seelisch-soziale Lebensführung ist vor allem Aufgabe von Bildungseinrichtungen für Erwachsene, die es in unterschiedlicher Trägerschaft reichlich in Deutschland gibt. Auf Ziele, Inhalte und Methoden, sowie auf Institutionen einer Vorbereitung auf das Alter kann hier jedoch nicht näher eingegangen werden. Zur Einführung wird verwiesen auf Eirmbter (1979) und Schneider (1977).

7.3.2 Rehabilitation und Management von Einbußen

Der Begriff Rehabilitation wird in der Gerontologie meistens sehr weit gefaßt. Er bedeutet ganz allgemein: *Wieder*befähigung, *Wieder*herstellung, *Wieder*eingliederung. Rehabilitation zielt nach Schneider (1979, S. 25) auf die „volle oder partielle Wiederbefähigung zu einer Lebensführung mit höherem Selbständigkeitsgrad".

Nach Oesterreich (1975, S. 222) hat Rehabilitation im Rahmen von Gerontologie und Geriatrie folgendes Ziel: Sie dient der Wiederherstellung und dem Erhalt der Selbständigkeit und Unabhängigkeit, der Selbstverantwortlichkeit und Entscheidungsfähigkeit. Zudem hat sie die Aufgabe der Vermittlung von Zukunftsbezogenheit und Sinngebung auch bei irreversiblen Erkrankungen und Behinderungen im Alter.

Der Begriff der Rehabilitation wird von Oesterreich weit ausgelegt. Entsprechend den Dimensionen des Alterungsprozesses erstreckt sie sich auf somatische, psychische und soziale Bereiche, wobei die jeweiligen biographischen Einflüsse immer zu berücksichtigen sind. Alle Rehabilitationsmaßnahmen dienen der Erhaltung bzw. Wiedergewinnung einer möglichst unabhängigen Lebensführung in einer vertrauten und stützenden sozialen Umgebung.

Steinmann (1976), der ebenfalls von einem umfassenden Rehabilitationsbegriff im Sinne der Förderung, der Erhaltung bzw. Wiedergewinnung der Selbständigkeit kranker und behinderter alter Menschen ausgeht, unterscheidet drei Rehabilitationsebenen:

- *Präventive Rehabilitation*: Bewahren und Steigern der Fähigkeiten von nicht kranken Betagten sowohl im somatischen, psychischen als auch im sozialen Bereich,
- *Allgemeine Rehabilitation*: Hebung bzw. Erhaltung der allgemeinen Leistungsfähigkeit und Vitalität von kranken Betagten durch aktivierende Pflege und Mobilitätstraining,
- *Gezielte Rehabilitation* bei speziellen Erkrankungen und Behinderungen Betagter, z.B. nach Schlaganfall, Herzinfarkt u.a.

An einzelnen Rehabilitations-Maßnahmen nennt Steinmann u.a.:

- Physiotherapie
- Ergotherapie
- Logopädie
- Orthopädische Maßnahmen
- Badetherapie
- Medikamentöse Behandlung
- Aktivierende Pflege
- Soziale Eingliederung.

Steinmann faßt zusammen (1976, S. 195):

> *„Die Rehabilitation will somit im Alter nicht nur den Kranken wieder eingliedern, sondern dem Gesunden seine Leistungsreserven erhalten und wenn möglich steigern, damit er sein unabhängiges Dasein nicht aufgeben muß".*

Kruse (1992) zählt Aspekte wie Aktivierung, Mobilisierung, Förderung der Kompetenz in einzelnen Funktionen, Fähigkeiten und Fertigkeiten, Erhöhung der Selbständigkeit zum Aufgabenbereich der Rehabilitation.

Unter der Überschrift der *geriatrischen* Rehabilitation kleidet Schütz (1996, S. 622) deren Aufgaben in eine Frage: „Wie kann der Patient wieder eine größtmögliche Selbständigkeit, ein subjektives Wohlbefinden, eine Verbesserung der Hilfs- und Pflegesituation für sich und für die in Anspruch zu nehmenden Angehörigen möglichst innerhalb seines sozialen Umfeldes erreichen?" Es geht vor allem darum zu vermeiden, daß alte Menschen zum „Pflegefall" mit geringen Lebensaussichten werden. Die Ziele geriatrischer Rehabilitation bestehen insbesondere in der Vermeidung von Bettlägerigkeit, in der Förderung von Mobilität nach akuter Erkrankung, in der Verringerung von Abhängigkeit, der Stärkung vorhandener Selbsthilfefähigkeiten und in der Unterstützung beim Lernen im Umgang mit chronischen Erkrankungen und Behinderungen.

Während bei *Rehabilitation und Therapie* die Erhaltung bzw. Wiedergewinnung eines möglichst hohen Selbsthilfegrads und Fähigkeitsstatus durch Anleitung und Übung im Vordergrund steht, geht es bei dem *„Management von Problemsituationen"* mehr um die Wahrung des status quo und um das Zurechtfinden mit irreversiblen Erkrankungen und Behinderungen im Alter. Dabei kommt es zum einen auf die Anpassung ökologischer Bedingungen an Funktionseinbußen bei den Betagten durch *„prothetische Hilfsmittel"* an, zum anderen auf das Akzeptieren der veränderten Situation, auf die Gewinnung eines neuen psychischen Gleichgewichts und das Einüben verhaltenspraktischer Techniken im Umgang mit der veränderten Alltagssituation durch die Betagten. Das „Management von Problemsituationen" wird beispielsweise erleichtert durch Kombination von Wohnanpassungsmaßnahmen (z.B. Einbau von Haltegriffen) und Training der ADLs (der Aktivitäten des täglichen Lebens) wie Waschen, Ankleiden, Frühstück bereiten etc.

7.4 Gerontopsychologische Interventionsmethoden

Psychologische Interventionsmethoden, die bisher vornehmlich zur Aktivierung, Rehabilitation und Therapie alter Menschen in *stationären* Einrichtungen entwickelt und praktiziert worden sind, liegen in vielfältiger Form und unterschiedlicher theoretischer Orientierung vor. Besonders durchgesetzt haben sich verhaltensmodifikatorische, trainingsorientierte und gruppentherapeutische Ansätze, über die bei Lehr (1979), Petzold und Bubolz (1979) und Schneider (1979) zusammenfassend berichtet wird. In der neueren Literatur findet sich ein guter Überblick über gerontologische Interventionsmethoden bei Gunzelmann und Oswald (1990). Eine Zusammenstellung therapeutischer Methoden bei Demenzkranken liefern Ehrhardt et al. (1997).

In unserem Zusammenhang soll näher auf verhaltensmodifikatorische Verfahren (VM), auf das Realitätsorientierungstraining (ROT), auf Validation und biographisches Arbeiten eingegangen werden, weil gerade diese Ansätzen eine große Verbreitung in der Praxis gefunden haben. Die *Psychotherapie* mit Älteren wird wegen ihrer fachspezifischen Voraussetzungen eher am Rande behandelt (s. Exkurs 2).

Lehr (1979) listet die bis dato praktizierten Gero-Interventionsmethoden auf und kommt zu folgender Klassifikation:

- Gruppentherapeutische Ansätze
- Realitätsorientierungs-Training
- Resensibilisierung
- Remotivation
- Resozialisierung
- Revitalisierung
- Selbstbildtherapie
- Milieutherapie
- Verhaltensmodifikation.

Die einzelnen Verfahren sind in ihrer oft unscharfen Namengebung nicht leicht voneinander abzugrenzen. Die meisten von ihnen haben sich unter den o.g. Bezeichnungen in der Paxis auch nicht durchgesetzt. Methodische Elemente sind vielmehr enthalten in der Basalen Stimulation, der Validation, dem Realitätsorientierungstraining und in gruppentherapeutischen Verfahren.

Schneider (1979) unterscheidet die folgenden psychologischen Interventionsverfahren im Bereich stationärer Altenhilfe:

- Rehabilitation durch Abbau „erlernter Hilflosigkeit“ (Seligman)
- Realitätsorientierung
- Allgemeines Leistungstaining
- Psychotherapie-ähnliche Methoden (insbesondere gesprächs- und verhaltenstherapeutischer Provenienz)
- Normalisierung.

Inbesondere die *Normalisierung* der Lebensvollzüge unter Heimbedingungen, in Verbindung mit der *Individualisierung* des methodischen Vorgehens, spielt heute in der gerontologischen Intervention, insbesondere praktiziert in Altenpflegeheimen, eine wichtige Rolle.

Petzold und Bubolz (1979) gliedern das vielfältige Angebot an *therapeutischen* Verfahren bei alten Menschen nach folgenden Kategorien:

- Existenzialpsychologische Verfahren (z.B. Logotherapie nach V. Franckl)
- Tiefenpsychologische Verfahren (z.B. Psychoanalyse)
- Aktionale Verfahren (z.B. Psychodrama, Gestalttherapie, Gesprächstherapie, Verhaltenstherapie, Soziotherapie)
- Kreative Verfahren (z.B. Musiktherapie, Bewegungstherapie)
- Psychosomatische und pharmakologische Ansätze (z.B. autogenes Training und Hypnose, Pharmakotherapie).

Die oben angeführten additiven Auflistungen von Interventionsmethoden sagen wenig aus über die wirklichen „therapeutischen Verhältnisse" in der Gerontologie. Es gibt bis heute keinen systematischen Überblick darüber, welche therapeutischen Verfahren bei alten Menschen in welchem Umfang zur Anwendung kommen. Auf das reichhaltige Inventar von Gero-Interventionsverfahren kann hier nur exemplarisch eingegangen werden. Es wird hingewiesen auf spezielle Literatur. Eine gute Einführung in das psychologische Umfeld der Interventionsgerontologie gibt Wahl (1991). Die meisten psychologischen Interventionsmethoden können nach einer gründlichen Einführung von sozialen und pflegerischen Fachkräften in der Arbeit mit alten Menschen praktiziert werden. Sie erfordern keine spezielle Zusatzausbildung, ihre Ergebnisse sind jedoch in Teamgesprächen regelmäßig zu reflektieren. Eine Ausnahme bildet die *Psychotherapie*. Sie erfordert eine gründliche Aus- und Zusatzausbildung sowie längere Praxiserfahrungen, insbesondere mit alten Menschen.

An dieser Stelle darf trotz der oben begründeten Zurückhaltung ein kurzer Abriß über die Psychotherapie bei älteren Menschen nicht fehlen. Ohne zu sehr ins Einzelne zu gehen, muß dem Informationsbedürfnis aus der Praxis entsprochen werden.

Exkurs 2: Psychotherapie im Alter

Die Psychotherapie mit älteren Menschen ist nach wie vor ein Stiefkind der psychotherapeutischen Praxis in Deutschland (Radebold, 1992a). Personen im jüngeren und mittleren Alter werden von Psychotherapeuten eindeutig bevorzugt. Etwas süffisant könnten hier psychische Abwehrmechanismen vermutet werden.

Die Gründe für die Vernachlässigung älterer Menschen liegen gewiß nicht darin, daß mit zunehmendem Alter weniger psychische Probleme auftreten und somit ein geringerer Behandlungsbedarf besteht. Die mit zunehmendem Alter wahrscheinlicher werdenden Verlusterfahrungen, Belastungen und Sinnkrisen erfordern nicht selten therapeutische Unterstützung. Die Gründe sind eher darin zu suchen, daß (1) ältere Menschen wegen ihrer Sozialisation eine größere Hemmschwelle zu überwinden haben, um soziale oder therapeutische Hilfen anzunehmen, und (2) die therapeutische Beziehung sich für beide Seiten besonders schwierig gestalten kann.

Hartmut Radebold, der Hauptvertreter psychoanalytischer Psychotherapie mit Älteren in Deutschland, sieht die besonderen Schwierigkeiten in der Übertragungs- und Gegenübertragungskonstellation zwischen älterem Patienten und jüngerem Therapeuten (Radebold, 1989, 1992b). In der regulären Übertragung werden beim *jüngeren* Patienten unbewußt Gefühle, Wünsche, Phantasien, Aggressionen aktiviert und auf den *älteren* Therapeuten gerichtet, die eigentlich den Eltern gelten, und die der Therapeut für die Behandlung nutzt. In der Psychoanalyse mit Älteren kann es zu einer „umgekehrten" Übertragung kommen, bei der der *jüngere* Therapeut Konfliktpotential aus der Kindheit auf den *älteren* Patienten überträgt. Der Ältere wiederum kann in der „Gegenübertragung" „elterliche" Machtansprüche gegen den jüngeren Therapeuten hegen und ihn bevormunden wollen. Dadurch wird die therapeutische Beziehung unkontrollierbar und für beide Seiten angstinduzierend.

Ein weiterer Grund für die Abstinenz jüngerer Therapeuten, ältere Menschen zu behandeln, mag in ihrem negativen Altersbild liegen, daß Psychotherapie im Alter wegen der verfestigten psychischen Strukturen nicht mehr erfolgreich sein könne, und wegen der intellektuellen und emotionalen Einbußen im Alter eine „tiefgehende" Therapie nicht mehr möglich sei. Nicht zuletzt können sich Psychotherapeuten auf Freud selbst berufen, der 1905 über die Psychoanalyse bei über *50jährigen* wenig Ermutigendes schrieb. Daß dieses Urteil Freuds nicht stichhaltig ist, beweisen die seitdem dokumentierten Behandlungserfolge der Psychotherapie mit älteren Menschen.

Nach und nach erschloß sich die psychotherapeutische Fachwelt der Psychotherapie im Alter. Psychotherapeuten unterschiedlicher Fachrichtung legten Theoriebausteine, Behandlungskonzepte und Fallanalysen zur Psychotherapie im Alter vor. Verglichen mit anderen gerontologischen Spezialgebieten und den vielfältigen Behandlungsfeldern der Psychotherapie findet die Psychotherapie mit Älteren aber immer noch nicht die Beachtung, die sie verdient.

Sammelbande über Psychotherapie im Alter wurden u. a. von Petzold und Bubolz (1979) sowie von Hirsch (1990) vorgelegt. In beiden Sammelbänden finden sich Beiträge zur Psychotherapie mit Älteren aus der Sicht einzelner Therapierichtungen (z. B. Psychoanalyse, Verhaltenstherapie, Gesprächstherapie) und über den institutionellen Kontext, in dem Psychotherapie im Alter stattfindet (z.B. Einzeltherapie, Gruppentherapie). Angesprochen wird auch der Zusammenhang zwischen medizinischer Behandlung, Pharmakotherapie und Psychotherapie im Alter.

Wegweisend zur Psychoanalyse mit Älteren sind die zahlreichen Publikationen von Radebold (1989, 1992a, 1992b) und seinem Arbeitskreis (Radebold, Rassek, Schlesinger-Kipp & Teising, 1987). Zur Verhaltenstherapie mit Älteren legte Hirsch (1991) eine Monographie vor, die viele Hinweise enthält, die auch von Nicht-Fachtherapeuten umgesetzt werden können. Hautzinger (1992), ein bekannter Depressionsforscher, befaßte sich in einem Aufsatz mit der Verhaltenstherapie bei Depressionen im Alter. Sehr lesenswert sind auch die Ausführungen von Johannes Kemper zur Psychotherapie mit älteren Menschen (1989, 1990). Kemper überschreitet die Grenzen einzelner Therapieschulen und integriert das psychotherapeutische Handeln in einen größeren anthropologischen und philosophischen Bezugsrahmen.

Wichtig für psychotherapeutische Interaktionen mit älteren Menschen sind Grundsätze, die Kemper (1990, S. 239f) von Ciompi, einem bekannten Schweizer Psychiater, übernimmt.

- Systematischer Einbezug des relevanten sozialen Umfeldes,
- Vereinheitlichung der allseits verfügbaren Informationen,
- Induktion von realistisch-positiven Zukunftserwartungen,
- stufenweise Erarbeitung von konkreten, gemeinsamen Behandlungszielen,
- adäquate Koordination und Kontinuität,
- Einfachheit und Klarheit im Umgang,
- transparentes und entspanntes Behandlungsklima,
- Vermeidung von Über- und Unterstimulation,
- Integration von weiteren pharmako- und soziotherapeutischen Verfahren unter übergeordneten Gesichtspunkten.

Eine besondere Bedeutung bekommen diese Grundsätze/Regeln in der therapeutischen Arbeit mit hirnleistungsgestörten (dementen) alten Menschen, auf die in einem späteren Exkurs noch eingegangen wird.

Nach diesem Einblick in die Psychotherapie im Alter werden im folgenden einzelne psychologische Interventionsverfahren dargestellt, die nicht den strengen Anspruch erheben, Psychotherapie zu sein. Aus diesem Grunde erfordert ihre Anwendung auch keine spezielle psychotherapeutische Zusatzausbildung, sondern diese Verfahren können von sozialen und pflegerischen Fachkräften nach einer gründlichen Einführung und mit Übung praktiziert werden.

7.4.1 Verhaltensmodifikatorische Ansätze

Vielen Untersuchungen im Rahmen psychologischer Intervention, insbesondere bei Bewohnern von Alten- und Altenpflegeheimen, liegen verhaltensmodifikatorische Ansätze zugrunde.

Die Verhaltensmodifikation (VM) ist ein Satz von Methoden, mit dem versucht wird, gezielt und kontrolliert die Bedingungen zu verändern, unter denen Verhaltensweisen entstehen und aufrechterhalten werden. Die wissenschaftliche Basis für die Verhaltensmodifikation bilden die Gesetze des Lernens (Klassisches oder respondentes Konditionieren, instrumentelles oder operantes Konditionieren, Lernen am Modell). Auf die lernpsychologischen Grundlagen der VM soll hier nicht weiter eingegangen werden, da sie in der Fachliteratur eingehend behandelt werden (z.B. Margraf & Lieb, 1995).

Der Einsatz der VM in der gerontologischen Intervention richtet sich vornehmlich auf die Veränderung problematischer Verhaltensweisen in folgenden Verhaltensbereichen (Junkers, 1981):

- Veränderungen im Bereich des intellektuellen Verhaltens,
- Veränderungen im Bereich der Körperhygiene, der Selbstversorgung und des motorischen Verhaltens,
- Veränderungen von sozialen Verhaltensweisen.

Als Zielpersonen für diese Veränderungen dienten vornehmlich Bewohner stationärer Alteneinrichtungen. Zum Einsatz kamen vor allem Verfahren des *operanten Konditionierens.*

Die VM bleibt jedoch nicht nur auf die Veränderung von problematischen Verhaltensweisen alter Menschen im Heim beschränkt, sondern richtet sich auch auf die Veränderung der *sozialen Umwelt*, d.h. auf die Veränderung von Verhalten und Einstellung des Personals. Da dieses ständig modifizierend auf das Verhalten von Heimbewohnern einwirkt, wird natürlich die Frage brisant, wie der Interaktionsstil der Mitarbeiter so modifiziert werden kann, daß er sich positiv verstärkend auf das Wohlbefinden der Heimbewohner auswirkt, nach der Devise: „How to reinforce the reinforcers?“

In empirischen Untersuchungen, die vor allem von Margret Baltes und ihren Mitarbeitern in Berlin durchgeführt wurden, wurde die Beobachtung gemacht, daß unselbständiges Verhalten von Heimbewohnern eher eine positive Verstärkung erfährt als Verhaltensweisen, die für Selbständigkeit und Selbsthilfe sprechen. Sie stellten die These auf, daß Alterssymptome wie z.B. Orientierungsverluste, unselbständiges Verhalten u.ä. gar nicht so sehr auf altersbedingte Einflüsse zurückgehen, sondern die Folge einer deprivierenden Umwelt sind, in der sozial-kompetentes Verhalten nicht genügend beachtet und verstärkt wird (s. Kap. 7.4.1.1).

Die wichtigsten *Prämissen* der VM sollen zum Verständnis des Folgenden noch einmal zusammengefaßt werden:

- Nach dem sozialwissenschaftlichen Modell der VM ist Problemverhalten nach denselben Lernprinzipien aufgebaut und stabilisiert worden wie jedes andere Verhalten auch. Deshalb kann es auch durch Anwendung bestimmter Lernmethoden modifiziert werden.

- Daraus folgt ein „Veränderungsoptimismus", der besagt, daß in fast allen Verhaltensformen, mit Ausnahme des rein reflektorischen Verhaltens, ein Lernanteil steckt, der Veränderung des Verhaltens ermöglicht. Solange im Einzelfall nicht der Gegenbeweis erbracht wird, geht VM von der grundsätzlichen Plastizität des Verhaltens aus. Das gilt auch für das Verhalten alter Menschen.

- Viele Erfolge stützen den „Veränderungsoptimismus" der VM, auch in der Interventionsgerontologie. Untersuchungen haben gezeigt, daß das Verhalten alter Menschen unter günstiger Gestaltung der Umweltbedingungen durchaus modifizierbar ist und nicht so starr und irreversibel, wie es defizitäre Sichtweisen vom Altern nahelegen (Junkers, 1981).

Exkurs 3: Interventionsgerontologie in Heimen

Die meisten psychologischen Interventionsansätze wurden für Bewohner und Pflegekräfte in stationären Einrichtungen entwickelt und dort praktiziert. Nach Zank und M. Baltes (1994) können dabei drei Interventionsebenen unterschieden werden: die Individualebene, die Gruppenebene und die Systemebene.

Psychologische Intervention als geplanter Versuch der Veränderung kann beim einzelnen Individuum ansetzen. Das betrifft vor allem das verhaltensmodifikatorische Vorgehen. Es können auch Gruppen in ein Interventionsprogramm einbezogen werden. Das gilt beispielsweise für das Gruppen-Realitätsorientierungstraining und für soziale Gruppenarbeit im Heim. Die Systemebene wird angesprochen, wenn es um die Milieugestaltung und um Personal- und Organisationsentwicklung im Heim geht.

Die Anlässe und Begründungen für Intervention im Heim leiten sich erstens aus den Zielen zeitgemäßer stationärer Altenhilfe ab, zu denen die Erhaltung des Wohlbefindens der Bewohner durch Förderung ihrer Selbstbestimmung und Handlungskontrolle gehören. Zur Erhaltung des Wohlbefindens beitragen sollen die Grundprinzipien der *Normalisierung* und *Individualisierung* (Heimkonzepte der Zukunft, Ahlert et al., 1991). Zweitens soll durch Intervention den restriktiven Einflüssen der Institution Heim auf Bewohner und Personal entgegengewirkt werden. Altenheime mit Merkmalen einer „totalen Institution" (Groffman) stehen in der Gefahr, die Bedürfnisvielfalt dieser Gruppen nicht ausreichend zu beachten, Handlungsspielräume zu beschneiden und unselbständiges Verhalten ungewollt zu verstärken (Brandenburg, 1994; Wahl & Reichert, 1992). Gegenwärtig befindet sich die stationäre Altenhilfe, bedingt durch finanzielle und organisatorische Neuregelungen im Gefolge des SGB XI (Pflegeversicherungsgesetzt), in einem Umstrukturierungsprozeß, der die bisherigen Erfolge der Interventionsgerontologie, einschließlich der Sozialen Arbeit und ganzheitlichen Pflege, gefährdet (Erlemeier, 1997).

In den folgenden Kapiteln werden psychologische Interventionsmethoden näher beschrieben, die besonders auf der Individual- und Gruppenebene anzusiedeln sind. Behandelt werden im einzelnen verhaltensmodifikatorische Ansätze, das Realitätsorientierungstraining (ROT), die Validation und das biographische Arbeiten. Als Einstieg dienen Beobachtungen, die nachweisen, daß nicht nur das Verhalten von alten Menschen durch Pflegekräfte modifiziert wird, sondern umgekehrt auch alte Menschen auf das Verhalten von Pflegepersonen einwirken.

7.4.1.1 Verhaltensmodifikation im Alltagskontext der Pflege

Zunächst soll ein Untersuchungsbereich vorgestellt werden, in dem nicht methodisch gezielt Verhaltensweisen alter Menschen modifiziert wurden, sondern in dem die beiläufige, oft nicht bewußte Verhaltenmodifikation in alltäglichen Pflegeinteraktionen im Vordergrund stand. Es ist davon auszugehen, daß Menschen sich ständig durch erlebte oder erwartete Folgen ihres sozialen Verhaltens wechselseitig modifizieren, ohne daß ihnen dieser Prozeß immer präsent ist. In Kap. 7.4.1.2 wird dann auf methodisch geplante verhaltensmodifikatorische Interventionen mit Bewohnern von Altersheimen eingegangen. Zur Anwendung kommen dabei hauptsächlich Prinzipien des operanten Konditionierens.

M. Baltes und Mitarbeiter untersuchten in mehreren Studien die Rolle der sozialen Umwelt bei der Entstehung von unselbständigem Verhalten im Alter. Unselbständiges Verhalten wird definiert als „beobachtbare, konkrete Verhaltensweisen, bei denen der alte Mensch nicht für sich selbst tut, was er aufgrund seiner Kompetenz tun könnte“ (M. Baltes & Herbeck, 1984, S. 62), z.B. sich selbständig ankleiden.

Unselbständiges Verhalten alter Menschen wird häufig als Auswirkung körperlich-biologischer Abbauprozesse interpretiert und als altersbedingt hingenommen. Nach dem verhaltenstheoretischen Modell bietet sich im Gegensatz dazu eine andere Erklärungsmöglichkeit für unselbständiges Verhalten an. Danach trägt die soziale Umwelt, im Heim vor allem das Personal, durch unreflektiertes Anwenden der operanten Konditionierung (durch Setzen von Verstärkern) dazu bei, daß unselbständiges Verhalten aufgebaut und aufrechterhalten wird.

Baltes und Mitarbeiter führten in Altenheimen Beobachtungen der Interaktion zwischen Heimbewohnern und Mitarbeitern durch. Zu diesem Zwecke benutzten sie ein umfangreiches Beobachtungssystem (behavior-mapping), das fünf Verhaltenskategorien für Bewohner und sechs Verhaltenskategorien für Sozialpartner (Mitarbeiter, Mitbewohner) umfaßt (s. Tab. 6).

Die systematische Beobachtung und Kategorisierung der Interaktionsabläufe zwischen Pflegepersonen und Heimbewohnern erbrachte folgende Ergebnisse:

- Bei den Heimbewohnern zeigen sich mehr selbständige als unselbständige Verhaltensweisen. Bei den sozialen Partnern ist die häufigste Reaktion „keine Reaktion“.
- Die Analyse der Interaktionssequenzen ergab:
  - Auf selbständiges Verhalten der Bewohner folgte meistens gleichartiges Verhalten derselben Bewohner. Das selbständige Verhalten von Bewohnern erstreckte sich folglich über eine gewisse Zeitspanne.
  - Unselbständiges Verhalten wurde meistens in Gegenwart von Mitarbeitern geäußert, die umgekehrt meistens mit unselbständigkeits-unterstützendem Verhalten reagierten, d.h. „das Personal tut für den Bewohner, was er nicht selbständig ausführte“ (S. 65).
- Die übrigen Interaktionsmuster faßten Baltes und Herbeck wie folgt zusammen:
  „auf prosoziales Verhalten der Bewohner folgt bisweilen eine unterstützende Reaktion von der Umwelt, auf passives/inaktives Verhalten und destruktiv-aktives Verhalten der Bewohner folgen keine Reaktionen von der sozialen Umwelt; eine Situation also wie bei selbständigem Eigenpflegeverhalten“ (S. 65).

- Interaktionen zwischen Bewohnern und Personal machten nur 5% der beobachteten Interaktionen aus. 85% verliefen zwischen Bewohnern und Mitbewohnern. Letztere wiederum zeigten zu 53% „keine Reaktion" als häufigste Verhaltensweise.

Tabelle 6: Bewohner- und Sozialpartnerkategorien nach M. Baltes und Herbeck (1984, S. 64)

Bewohnerkategorien	*Sozialpartnerkategorien*
-Selbständiges Eigenpflegeverhalten (sich anziehen, essen, sich fortbewegen etc.)	-Selbständigkeitsunterstützendes Verhalten
-Unselbständiges Eigenpflegeverhalten (sich kämmen lassen, sich Schuhe anziehen lassen etc.)	-Unselbständigkeitsunterstützendes Verhalten
-Selbständiges prosoziales Verhalten (Briefe schreiben, Zeitung lesen, sich mit jemandem unterhalten etc.) = konstruktiv-aktives Verhalten	-Aktivitätsunterstützendes Verhalten
-Destruktiv-aktives Verhalten (jemanden anschreien oder beschimpfen etc.)	-Passivitätsunterstützendes Verhalten
-Passiv-inaktives Verhalten (in die Luft starren etc.)	-Keine Reaktion
	-Aus dem Zimmer gehen oder verlassen

Aus diesen Ergebnissen zogen Baltes und Herbeck einige wichtige Schlüsse:

- Unselbständiges Verhalten wird kontinuierlich verstärkt, indem die soziale Umwelt (hier: Mitarbeiter) auf unselbständiges Verhalten der Bewohner mit Beachtung und Aufmerksamkeit reagieren. Dagegen erfährt selbständiges Verhalten, sowie passives als auch destruktiv-aktives Verhalten der Bewohner wenig Beachtung von seiten der Umwelt. Aufmerksamkeit wirkt somit als Verstärker für unselbständiges Verhalten. Dessen Auftretenswahrscheinlichkeit wird dadurch erhöht.

- Unter den Bedingungen einer hierarchisch organisierten Umwelt, wie das Altenheim sie weitgehend darstellt, erleiden alte Menschen einen Verlust in der Kontrolle über ihre Umwelt.

- Unselbständiges Verhalten kann dadurch, daß es Aufmerksamkeit von seiten der Mitarbeiter hervorruft, für die Heimbewohner ein Mittel sein, Kontrolle über ihre Umwelt auszuüben. Dieses Bedürfnis nach Kontrolle über Umweltbedingungen scheint eine wichtige Voraussetzung für das Wohlbefinden alter Menschen im Heim zu sein. Untersuchungen zeigen, daß diejenigen Heimbewohner, denen Handlungsspielraum und Entscheidungsfreiheit zugebilligt und deren selbständiges Verhalten gefördert wird, einen höheren Zufriedenheitsgrad erreichen (M. Baltes, 1995).

In der Zwischenzeit wurden ähnliche Interaktionsanalysen von Wahl und Baltes (1990) in ambulanten Pflegesituationen durchgeführt. Auch hier lösen unselbständige Verhaltensweisen der Gepflegten eher komplementäre Reaktionen der pflegenden Umwelt aus.

7.4.1.2 Verhaltensmodifikatorische Interventionsstudien

M. Baltes und ihre Mitarbeiter haben aber nicht nur Interaktionsbeobachtungen in stationären Einrichtungen durchgeführt, sondern auch experimentelle Untersuchungen zur Verhaltensmodifikation vorgenommen. Dabei zeigte sich, daß selbst chronische, lang eingefahrene unselbständige Verhaltensweisen von Heimbewohnern durch Anwendung von Verstärkungstechniken in Richtung auf mehr Selbständigkeit modifiziert werden können.

Eine andere Studie zur VM bei Heimbewohnern, über die als Beispiel für das Vorgehen genauer berichtet wird, stammt von McDonald (1978). Die Autorin führte die VM in einem amerikanischen Altenheim durch. Drei als „chronisch isoliert“ beschriebene männliche Bewohner nahmen freiwillig an diesem Programm teil, das im Speiseraum des Heims kurz vor dem Austeilen des Abendessens durchgeführt wurde. Bewohner und Mitarbeiter fanden sich etwa 15 Minuten vor dem Abendessen dort ein. Obwohl sie zusammen an Tischen saßen, fand eine Kommunikation zwischen Bewohnern und Mitarbeitern kaum statt. Der Modifikator und die drei Bewohner, die am Versuch teilnahmen, saßen während der Laufzeit des Versuchs, der sich über zwei Monate erstreckte, jeweils vor dem Abendessen an einem Tisch. In dieser Zeit erfolgte das VM-Programm. Bei Beginn des Abendessens erhob sich der Modifikator und verließ mit der Bemerkung „Ich muß jetzt gehen. Guten Appetit“ den Raum.

Modifiziert werden sollte die sprachliche Aktivität und Interaktion der drei Bewohner. Nach Feststellung der sprachlichen Aktivität vor Beginn der VM (Ausgangslage) verstärkte der Modifikator alle verbalen Äußerungen der drei

Bewohner, die er durch Fragen zunächst anregte. Verstärkt wurden Äußerungen durch soziale Verstärker wie „Das ist aber eine interessante Geschichte“ oder „Ich kann sie gut verstehen“. Wenn Bewohner sich untereinander unterhielten, verstärkte der Modifikator mit Bemerkungen wie „Es ist schön, wenn Sie miteinander sprechen“.

Geübte, unabhängige Beobachter registrierten das verbale Verhalten der drei Bewohner in den verschiedenen Phasen der VM nach einem bestimmten Zeit-Intervall-Beobachtungsschema. Ergebnis: Die Häufigkeit verbaler Äußerungen nahm in den Verstärkungsphasen bei allen drei Bewohnern deutlich zu. Offen bleibt, ob ohne Verstärkung durch den Modifikator eine dauerhafte Erhöhung der verbalen Aktivität erzielt werden konnte.

Ein wichtiges Ergebnis dieser Studie besteht auch in dem Nachweis, daß VM unter den „natürlichen“ Bedingungen der Heimumwelt möglich ist und daß Mitarbeiter in diesen Prozeß einbezogen werden können. Durch gezieltes Training ist bei ihnen zu erreichen, daß auf *Selbständigkeit* verweisende Verhaltensweisen von Bewohnern positiv verstärkt werden.

Ein Trainingsprogramm für Pflegepersonal in stationären Alteneinrichtungen wurde in Deutschland erstmals von Neumann (1988) entwickelt und durchgeführt. In der Zwischenzeit legten Neumann, Zank, Tzschätzsch und M. Baltes (1993) ein ausgefeiltes Trainingshandbuch mit genauen Anleitungen für Pflegende vor, nach dem Selbständigkeit im Alter gefördert und erhalten werden kann. Das Trainingsprogramm wird dokumentiert in einem Teilnehmer- und Trainerhandbuch. Es dient dem Ziel, Pflegepersonen so zu instruieren und anzuleiten, daß sie durch selbständigkeitsfördernde Interventionen mit alten Menschen deren Verhaltenspotential zur Selbständigkeit reaktivieren. Dabei kommen hauptsächlich verhaltensmodifikatorische Prinzipien und Techniken zur Anwendung. Evaluationsstudien zum Trainingsprogramm sprechen für dessen Wirksamkeit.

Bevor das Realitätsorientierungstraining, die Validation in Verbindung mit dem biographischen Arbeiten behandelt wird, soll ein Exkurs über Demenzerkrankungen im Alter eingefügt werden. Das ist deshalb wichtig, weil die genannten Verfahren insbesondere für *„altersverwirrte“* Personen entwickelt wurden. Der Begriff Altersverwirrtheit ist jedoch zu unspezifisch und irreführend, wenn nicht die Ursachen genauer diagnostiziert und bestimmten Krankheitsbildern zugeordnet werden. Verwirrtheit im Alter kann mehrere Ursachen haben, z. B. als Begleiterscheinung von Übermedikation, als Symptom für Durchblutungsstörungen des Gehirns, als Ausdruck von Unterzuckerung, und nicht zuletzt als Merkmal einer Demenzerkrankung. Neben körperlich-organischen Ursachen kann die

Verwirrtheit im Alter auch psychisch bedingt sein, so als Folge eines schweren sozialen Verlustes oder eines Milieuwechsels. Sie kann vorübergehend auftreten und wieder abklingen. Sie kann aber auch progredient verlaufen, d.h. im Prozeß einer psychischen Erkrankung immer stärker werden.

Exkurs 4: Demenzerkrankungen im Alter

Fachkräfte in sozialen und pflegerischen Berufen treffen in ihrem Berufsalltag nicht selten auf alte Menschen, die psychisch verändert oder erkrankt sind. Der Umgang mit ihnen ist nicht leicht und erfordert ein hohes Maß an Einfühlungsvermögen in die Welt des psychisch Kranken. Erst wenn das gelingt, kann in angemessener Weise und fachlich fundiert auf seine besondere Situation eingegangen werden. Hinzukommen muß solides Fachwissen über psychiatrische Krankheitsbilder und Krankheitsverläufe (Fuhrmann et al., 1995).

Am häufigsten begegnen den Fachkräften im Altenpflegeheim oder in der häuslichen Pflege oft hochbetagte Menschen, die an Hirnleistungsstörungen leiden. Durchgesetzt hat sich für diese Störungen, wenn sie einen bestimmten Schweregrad erreicht haben, und Betroffene in ihren Alltagsverrichtungen schwer beeinträchtigt sind, der psychiatrische Fachbegriff *Demenz* (lat. dementia). Einen Überblick über die Demenzforschung gibt Markowitsch (1987).

Die Demenz ist die im Alter am häufigsten auftretende psychische Erkrankung. Sie gehört, in Verbindung mit Hochaltrigkeit, zu den Hauptaufnahmegründen in ein Altenpflegeheim. Die an ihr Erkrankten benötigen im fortgeschrittenen Stadium oft ein Höchstmaß an Pflege und Beaufsichtigung, sei es durch Angehörige zu Hause oder Fachkräfte in Pflegeeinrichtungen. Die Demenz ist eindeutig alterskorreliert, d. h. ihre Auftretenswahrscheinlichkeit steigt mit dem Alter steil an und erreicht ihre höchste Prävalenz bei den über 90jährigen. Unter *Prävalenz* versteht man in der Epidemiologie die Häufigkeit aller Fälle einer Krankheit in einer Population (z.B. Altersgruppe) zu einem bestimmten Erhebungszeitpunkt, unter *Inzidenz* dagegen die Anzahl neuer Erkrankungsfälle innerhalb eines bestimmten Zeitraums (Bickel, 1992).

Rund 20 bis 30 % der über 65jährigen leiden nach heutigem Kenntnisstand an einer psychischen Erkrankung (z.B. Bruder, 1996; Helmchen, Linden & Wernicke, 1996). Unter diesen Erkrankungen dominieren die Demenz und die Depression. Andere Krankheitsformen wie Schizophrenie, Angststörungen und Süchte kommen dagegen im Alter bedeutend seltener vor. Die psychiatrische Gesamtmorbidität unterscheidet sich im Alter nicht wesentlich von der in jüngeren Altersgruppen. Das gilt besonders für mittlere und schwere Formen der Depression. Suchterkrankungen treten im Alter sogar weniger häufig auf.

Ein eindeutiger Anstieg mit dem Alter läßt sich also allein bei der Demenz nachweisen. Sind rund 3 bis 7 % der über 65jährigen insgesamt betroffen, so verteilt sich die Krankheitshäufigkeit, getrennt nach Altersgruppen, sehr unterschiedlich. Die Prävalenz verdoppelt sich nach dem 65. Lebensjahr etwa alle 5 Jahre. Beträgt sie bei den 65jährigen noch rund 1 %, so sind bei den 90jährigen schon über 30 % an der Demenz erkrankt. Das Erkrankungsrisiko steigt also mit Erreichung eines hohen Alters steil an. Unter Depressionen leiden ca. 5 % der Altenbevölkerung. Ein Altersanstieg wie bei der Demenz läßt sich jedoch hier nicht nachweisen (Häfner, 1992). Die große Bandbreite in den Prävalenzraten psychischer Erkrankungen, die in der Literatur immer wieder auffällt, wird mit der Art der Krankheitsdefinitionen, der Strenge der diagnostischen Kriterien und der Divergenz der Erfassungsinstrumente erklärt.

Was versteht man nun unter der Demenz und wie wird sie diagnostiziert? Die Demenz ist eine „Schwellenkrankheit", d.h. im strengen Sinne wird sie erst dann zu einer Krankheit, wenn sie sich in ein psychiatrisches Diagnoseschema einordnen läßt und damit die „Schwelle" zu einer Krankheit überschritten hat. Das heißt aber auch, daß „prämorbide" kognitive Beschwerden und Störungen schon viel früher einsetzen können. Häufig gelingt es den Betroffenen, diese beunruhigenden Anzeichen kognitiver Leistungseinbußen geschickt zu verbergen oder zu kompensieren. Es ist nicht leicht, „normale" kognitive Beeinträchtigungen, die mit dem hohen Alter einhergehen (s. Kap. 5.1), von beginnenden dementiellen Prozessen zu unterscheiden. Diese Unterscheidung schon frühzeitig vornehmen zu können, ist heute ein großes Anliegen der psychiatrischen und psychologischen Frühdiagnostik.

Die Demenz ist Folge einer Erkrankung des Gehirns, die mit der Beeinträchtigung zahlreicher höherer Hirnfunktionen einhergeht. Dazu gehören das Gedächtnis, das Denken und Urteilen, die Orientierung, die sprachliche Kommunikation, das Rechnen u.a. Das Bewußtsein ist dabei aber nicht gestört. Die Krankheit ist gewöhnlich chronisch und fortschreitend. Mit dem Fortschreiten der Demenz gehen auch allmählich Alltagsfertigkeiten und Formen der Lebensbewältigung verloren; auch die Affektkontrolle gelingt nicht mehr wie früher. Der Patient ist außerdem in seinem sozialen Verhalten gestört. Seine Persönlichkeit ändert sich in späten Phasen der Krankheit, so daß regressive Züge stärker zum Ausdruck kommen.

Nach dem Klassifikationssystem DSM-III-R (Diagnostic and Statistical Manual of Mental Disorders der American Psychiatric Association), das heute neben der ICD-10 (International Classification of Diseases der WHO) weltweit anerkannt ist, wird das *Demenzsyndrom* wie folgt eingegrenzt (verkürzte Darstellung nach Zaudig und Hiller (1996, S. 9):

Krit. A: *Gedächtnisbeeinträchtigung* (Kurz- und Langzeitgedächtnis-Störungen)

Krit. B: Mindestens *eines* der folgenden Kriterien muß erfüllt sein:
B 1: Beeinträchtigung des *abstrakten Denkvermögens*,
B 2: *beeinträchtigte Urteilsfähigkeit*,
B 3: Störungen der höheren kortikalen Funktionen (*Aphasie, Apraxie, Agnosie)*
B 4: *Persönlichkeitsveränderung*.

Krit. C: A und B wirken sich eindeutig auf die Aktivitäten des täglichen Lebens aus.

Krit. D: Die o.g. Störungen treten nicht nur während eines *Delirs* auf.

Krit. E: E 1: Nachweis eines spezifischen organischen Faktors
E 2: Ausschluß von nicht organischen psychischen Störungen (z.B. Pseudodemenz im Gefolge von Depression, d. Ref.).

Schweregrad: leicht, mittel, schwer.

Eine Demenz wird im streng psychiatrischen Sinne erst dann diagnostiziert, wenn die Kriterien eines dieser beiden Klassifikationssysteme (DSM-III-R oder ICD-10) erfüllt sind.

Die Demenz ist der Oberbegriff für das o.g. Syndrom einer Erkrankung höherer Gehirnfunktionen. Die *Krankheitsursachen* dafür können ganz unterschiedlich sein. Um welche Art der Krankheit es sich dabei handelt, muß mit den Mitteln heutiger Alterspsychiatrie (Gerontopsychiatrie) sehr genau untersucht werden.

Die größte Gruppe unter den Demenzerkrankungen nimmt mit 50 bis 60 % die *Demenz vom Alzheimer Typ* (DAT) ein (Überblick: Krämer, 1996; Schreiter & Biedert, 1988). Im irreversiblen Krankheitsprozeß kommt es bei der DAT zu degenerativen Veränderungen der Gehirnnervenzellen. Die Nervenzellen gehen durch Ablagerung eines „verklumpten" Eiweißmoleküls (ßA4 Amyloid) allmählich zugrunde. Die Ursachen für die DAT sind bis heute nicht eindeutig geklärt. Aus diesem Grunde ist eine ursächliche Behandlung ebenfalls noch nicht möglich. Untersucht wurden u.a. genetische Faktoren, Defizite in der neuralen Übermittlung (Neurotransmitter), toxische Einflüsse und Fehlfunktionen des Autoimmunsystems (Zimmer, 1992). Besonders erfolgversprechend sind die Forschungen zur Ablagerung des ßA4 Amyloid-Eiweißes (Beyreuther, 1995). Die Diagnose einer DAT ist heute noch weitgehend eine Ausschlußdiagnose, d.h. andere Formen der Gehirnerkrankung müssen zunächst ausgeschlossen werden, um mit hoher Wahrscheinlichkeit die Diagnose „Alzheimer“ zu stellen (Fuhrmann et al., 1995).

An zweiter Stelle unter den Demenzerkrankungen steht mit ca. 30 % die *zerebrovaskuläre Demenz* („Multi-Infarkt-Demenz“, MID). Bei der MID kommt es sekundär auf Grund von Hirndurchblutungsstörungen in Verbindung mit zahlreichen Infarktherden in kleineren Gehirnarterien zum Abbau von Nervengewebe. Die MID ist in ihren Ursachen besser bekannt und deshalb, im Unterschied zur DAT, einer medikamentösen Behandlung zugänglich. Nicht eindeutig der DAT oder MID zuordnen lassen sich ca. 10 % Mischformen einer Demenzerkrankung. Lediglich 5 bis 10 % der Demenzen gehen auf seltene Erkrankungen des Gehirn (z. B. Pick'sche Krankheit, Jacob-Creutzfeld'sche Krankheit) zurück.

Bei den genannten dementiellen Erkrankungen handelt es sich um chronische, irreversible Erkrankungen des Gehirns. Daneben gibt es noch die Gruppe der behebbaren Demenzzustände (Bruder, 1994). Es handelt sich dabei um Hirnleistungsstörungen, die nicht von einer primär degenerativen Gehirnerkrankung herrühren, sondern Begleitsyndrom einer anderen Grundkrankheit sein können. Dazu gehören Gehirntumore, Stoffwechselerkrankungen, Vitaminmangel, toxische Einflüsse, aber auch medikamentöse Wirkungen. Bei allen Formen und Zuständen der Demenz ist wegen der vielfältigen Krankheitsursachen deshalb eine sorgfältige Differentialdiagnostik notwendig. Erst dann kann eine gezielte Behandlunsstrategie aufgebaut werden (z.B. Lauter & Kurz, 1989; Zimmer & Lauter, 1988).

Demenzerkrankungen bringen für alle Betroffenen, für den Kranken selbst wie für sein soziales Umfeld, viele Einschränkungen, Belastungen und Probleme mit sich. Insbesondere die Alzheimersche Krankheit, die unter den Demenzerkrankungen am häufigsten auftritt, führt allmählich, oft über Jahre, zu starken kognitiven Einbußen, zur Hilflosigkeit in Alltagsdingen und zu Persönlichkeitsveränderungen. Oft ist es für die Angehörigen sehr belastend, mitansehen zu müssen, wie das Selbst eines nahestehenden Menschen zerstört wird, und dieser selbst unsäglich darunter leidet. Es ist nicht nur die physische Beanspruchung, die die Pflege von Demenzkranken so erschwert, sondern der psychische Streß, der damit verbunden ist.

Bruder (1994, 1996) geht in seinen Publikationen besonders auf die Belastungen ein, denen sich Kranke, Angehörigie und Pflegepersonal im Umfeld der Demenz ausgesetzt sehen. Insbesondere die nichtmedikamentösen therapeutischen Ansätze spielen bei Demenzerkrankungen eine herausragende Rolle. Genaue Beobachtungen und biographische Erkundungen sind in der Arbeit mit Demenzkranken eine unerläßliche Vorbedingung. Die Gestaltung eines dem Kranken entgegenkommenden Milieus, in dem Orientierung, Sicherheit, Verständnis und ruhiges Eingehen gegeben sind, gelten als weitere notwendige Komponente. Der Umgang mit dem Demenzkranken selbst stellt an die Pflegeperson auf der Beziehungsebene besonders hohe Anforderungen, die Domdey (1996) intensiv behandelt. Von großer Wichtigkeit sind Grundsätze und Regeln für die strukturierte Betreuung von Demenzkranken im System der Altenhilfe (Bruder & Wojnar, 1996). Unerläßlich sind vor allem auch Beratungsangebote für Angehörige, aber auch Gruppen für pflegende Angehörige, in denen sie Stütze, Entlastung und gegenseitige Hilfe finden (Gunzelmann, Adler & Wilz, 1997). Untersuchungen zeigen, daß gerade Angehörige unter Überforderungssymptomen bis hin zu depressiven und psychosomatischen Störungen leiden (Adler et al., 1996).

Demenzerkrankungen sind nicht nur ein medizinisches Problem, sondern reichen mit ihren Wirkungen weit in familiale, soziale und gesellschaftliche Strukturen hinein. In Zukunft wird sich nach allen Prognosen, bedingt durch Zunahme der Hochaltrigkeit mit ihrem erhöhten Erkrankungsrisiko, die Versorgungslage von Demenzkranken noch verschärfen.

Die Gerontologie, hier besonders die Gerontopsychologie, ist in Forschung und Praxis aufgerufen, an der Entwicklung von Betreuungs- und Therapiekonzepten mitzuwirken und ein Milieu zu schaffen, in dem für Demenzkranke Wohlbefinden *und* Würde möglichst gewahrt werden kann.

In den folgenden Kapiteln wird auf psychologisch-psychiatrische Konzepte und Verfahren eingegangen, die diesem Ziel dienen wollen. Ob sie diesem Anspruch genügen können, muß die kritische Analyse zeigen.

Literatur zu Exkurs 4

Adler, C. et al. (1996). Belastungserleben pflegender Angehöriger von Demenzpatienten. Zeitschrift für Gerontologie und Geriatrie, 29, S. 143-149.

Beyreuther, K. (1995). Alzheimersche Krankheit - Molekulares Verständnis und therapeutische Implikationen. In: Forschungsinstitut der Friedrich-Ebert-Stiftung (Hrsg.).Medizinische und gesellschaftspolitische Herausforderung: Alzheimer Krankheit (S. 25-48.). Bonn.

Bruder, J. (1994). Gerontopsychiatrische Erkrankungen. In: Olbrich, E., Sames, K. & Schramm, A. (Hrsg.). Kompendium der Gerontologie (V 16, S. 1-67). Landsberg (Lech).

Bruder, J. (1996). Vergessen und Traurigkeit. Psychische Veränderungen im Alter. In: Funkkolleg Altern, Studienbrief 3, Studieneinheit 8 (S. 8/1-55). Tübingen.

Bruder, J. & Wojnar, J. (1996). Anforderungen an die Betreuung Dementer. Geriatrie Praxis, 3, S. 53-56.

Bickel, H. (1992). Epidemiologie. In: Gutzmann, H. (Hrsg.). Der dementielle Patient (S. 31-49). Bern.
Domdey, C. (1996). Der dementiell erkrankte Mensch in der Familie - Anregungen zum verstehenden Umgang und Aspekte der Betreuung. Köln.
Fuhrmann, I., Gutzmann, H., Neumann, E. M. & Niemann-Mirmehdi, M. (1995). Abschied vom Ich - Stationen der Alzheimer-Krankheit. Freiburg i. Br.
Gunzelmann, T., Adler, C. & Wilz, G. (1997). Beratung von Angehörigen hilfebedürftiger Älterer. Zeitschrift für Gerontopsychologie und -psychiatrie, 10, S. 109-116.
Häfner, H. (1992). Psychiatrie des höheren Lebensalters. In: Baltes, P. B. & Mittelstraß, J. (Hrsg.). Zukunft des Alters und gesellschaftliche Entwicklung (S. 151-179). Berlin.
Helmchen, H., Linden, M. & Wernicke, T. (1996). Psychiatrische Morbidität bei Hochbetagten. Nervenarzt, 67, S. 739-750.
Krämer, G. (1996). Alzheimer Krankheit. Ursachen, Krankheitszeichen, Untersuchung, Behandlung. Stuttgart.
Lauter, H. & Kurz, A. (1989). Demenzerkrankungen im mittleren und höheren Lebensalter. In: Kisker, K. P. et al. (Hrsg.). Psychiatrie der Gegenwart. Bd. 8. Alterspsychiatrie (S. 135-200). Berlin
Markowitsch, H. (1987). Demenz im Alter. Psychologische Rundschau, 38, S. 145-154.
Schreiter, U. & Biedert, S. (1988). Die Alzheimersche Krankheit: Befunde und Hypothesen. Nervenarzt, 59, S. 73-84.
Zaudig, M. & Hiller, W. (1996). SIDAM-Handbuch. Bern.
Zimmer, R. (1992). Ätiologie und Pathogenese der Alzheimerschen Krankheit. In: Gutzmann, H. (Hrsg.). Der dementielle Patient (S. 51-67). Bern.
Zimmer, R. & Lauter, H. (1988). Zur klinischen Diagnostik der Demenz vom Alzheimer Typ - Psychopathologische Kriterien. Zeitschrift für Gerontopsychologie und -psychiatrie, 1, S. 135-145.

7.4.2 Realitätsorientierungstraining (ROT)

Das ROT wurde von den Amerikanern Folsom und Taulbee in den sechziger Jahren in geriatrischen/gerontopsychiatrischen Einrichtungen entwickelt, durchgeführt und überprüft. Zu dieser Methode liegen eine Reihe von Erfahrungsberichten und Wirkungsüberprüfungen vor. Das ROT gehört im Unterschied zu Validation und Biographiearbeit zu den Methoden in der Altenpflege, die empirische Forschung auf sich zogen. Eine gute Einführung in das ROT wurde von

Noll und Haag (1992) vorgelegt. Methodenkritisch setzten sich Kaschel, Zaiser-Kaschel und Mayer (1992) mit dem ROT in einer Literaturübersicht auseinander.

Definitionen

Es ist sinnvoll, an den Anfang ausgewählte Definitionen zu stellen, die das ROT treffend charakterisieren.
Citrin und Dixon (1977, S. 42) definieren zum Beispiel:

> *„Realitätsorientierung kann als eine Methode gekennzeichnet werden, durch die die soziale Struktur der Heimumwelt reorganisiert werden soll, so daß die Bewohner ermutigt und befähigt werden, sich orientierter zu verhalten".*

Ähnlich formuliert Lehr (19979, S. 25):

> *„Umfassend kann man mit Realitätsorientierung eine Behandlung bezeichnen, die die soziale Struktur einer institutionellen Umgebung so organisiert, daß die Bewohner ermuntert werden, sich in einer orientierten Weise zu verhalten und ihren Verhaltensradius zu erweitern."*

Diese Definitionen nennen jedoch weder die Zielgruppe noch den Indikationsbereich, sie setzen eher bei milieutherapeutischen Überlegungen an und treten mit einem umfassenden Anspruch auf. Spezifischer ist die Definition von Drummond et al. (1978, S. 568), nach der
„Realitätsorientierung ... als eine grundlegende Technik in der Rehabilitation von Personen (zu verstehen ist), die unter Gedächtniseinbußen, Verwirrtheit und Zeit-Ort-Person-Desorientierung leiden".
Anwendbar sei diese Methode nach Drummond et al. in allen Altersgruppen mit dem genannten Syndrom, inbesondere aber bei verwirrten und desorientierten alten Menschen mit verschiedenen Diagnosen: Organisches Psychosyndrom, sensorische Deprivation, Über-Medikation, oder aber bei solchen alten Menschen, die aufgrund akuter Streßereignisse (z.B. abrupter Umzug ins Heim, Verlust des Partners) vorübergehend desorientiert sind. Bei der Anwendung und Wirkungskontrolle seien die unterschiedlichen Ursachen für Verwirrtheit und Desorientierung in Rechnung zu stellen und dementsprechend nicht bei allen Klienten die gleichen Wirkungen und Erfolge zu erwarten.

Spezifischer ist auch die Definition des ROT durch Noll und Haag (1992, S. 222) als „ein grundlegender Ansatz zum Umgang mit verwirrten alten Menschen". Es fehlt auch nicht der Hinweis auf die lerntheoretischen Grundlagen des Verfahrens und den weiten Rahmen, der es erlaubt, „auch andere psychologische Ansätze zu integrieren". Zu denken ist hier beispielsweise an Techniken des Gedächtnistrainings.

Institutionell gebunden ist das ROT vor allem an *stationäre* Einrichtungen der Altenpflege, in denen alte Menschen mit verschiedenen Beeinträchtigung der Orientierung und des Gedächtnisses von Pflegepersonen betreut und gepflegt werden. Nicht ausgeschlossen ist durch diese Lokalisierung aber seine Anwendung in teilstationären oder ambulanten Pflegesettings.

Ziele

Nach Schwenk (1979) hat das ROT zwei Hauptziele:

- *Primäres* Ziel ist die Reduzierung von Verwirrtheit und Desorientierung, positiv gewendet: die Verbesserung der zeitlichen, räumlichen und personalen Orientierung.

- *Sekundäres* Ziel ist die Erhöhung selbständigen Verhaltens und der Lebenszufriedenheit (des psychophysischen Wohlbefindens).

Noll und Haag (1992, S. 222)) greifen in ihrer Zielbestimmung noch weiter. Das ROT diene der:

„ *1. Verbesserung von Orientierung und Gedächtnis,*
2. Erhaltung von persönlicher Identität,
3. Ermutigung von Kommunikation,
4. Unterstützung sozialer Interaktion".

Ob diese weitgesteckten Ziele mit dem ROT überhaupt erreicht werden können, muß nach den Ergebnissen von Wirkungsüberprüfungen allerdings bezweifelt werden (s.u.).

Aufbau und Durchführung

Das ROT umfaßt drei methodische Elemente:

- Das Einstellungstraining des Personals
- Das 24-Stunden-ROT
- Das Gruppen-ROT (im Original: Classroom-ROT).

Die drei Elemente gehören vom Ansatz her zusammen und sollten in ihrer Interaktion die Wirksamkeit des ROT ausmachen. In der praktischen Durchführung jedoch gewann das Gruppen-ROT im Verlauf der Zeit die Oberhand. Der Grund liegt offenbar in der leichteren Praktikabilität der Durchführung und Überprüfung dieses Trainings.

Basistraining des Personals

Das Ziel dieser ROT-Komponente ist die Förderung und Festigung einer freundlich-sachlichen, akzeptierenden und wertschätzenden Grundhaltung aller Personen, die mit einem verwirrten alten Menschen regelmäßig Umgang pflegen. Insbesondere kommt dafür das Pflegepersonal infrage, aber auch Angehörige und Hauswirtschaftshilfen. Wichtig ist die Konsistenz dieser Grundhaltung, d.h. salopp ausgedrückt: Alle müssen an einem Strang ziehen. Um die Kontaktpersonen zu dieser Grundhaltung zu bewegen, ist ein gezieltes Training notwendig, das eine Einführung in Eigenheiten und Ursachen der Desorientierung im Alter umfaßt, ferner mit dem ROT vertraut macht sowie das Einüben seiner wichtigsten Prinzipien im Rollenspiel und im Pflegealltag zum Gegenstand hat.

24-Stunden-ROT

Das 24-Stunden-ROT dient dazu, verwirrten Heimbewohnern im täglichen Pflegealltag möglichst rund-um-die-Uhr durch das Personal Basisinformationen als Orientierungs- und Strukturierungshilfen in ihrer Umwelt zu geben. Diese Basisinformatiuonen sollen sich auf Zeitabläufe, räumliche Gegebenheiten und auf Personen beziehen und kontinuierlich und konsistent über verschiedene Situationen übermittelt werden. Diese beständigen Basisinformationen dienen dazu, Orientierung zu ermöglichen, Verwirrtheit zu reduzieren, das Bewußtsein für die eigene Identität zu erhalten und den Kontakt zu den unmittelbaren, konkreten Realitäten des Lebens nicht abreißen zu lassen.

Die Pflegepersonen sollen zu allen möglichen Anlässen Basisinformationen über Zeit, Ort und Person geben. Sie bauen eine besondere Form der Kommunikation mit den verwirrten alten Menschen auf. Zu dieser Kommunikation sollte auch das Korrigieren von Heimbewohnern gehören, die falsche Zuordnungen von Zeit, Ort , Objekten oder Personen vornehmen. Fragen sollten immer mit der notwendigen Ruhe, Klarheit, Wärme und Zuwendung gestellt werden, damit der Kommunikationspartner Zeit zur Beantwortung erhält. Das gleiche gilt auch für die Übermittlung von Basisinformationen, die verstanden und verarbeitet werden müssen. Die Würde und Persönlichkeit des verwirrten alten Menschen darf dabei nicht mißachtet werden. Jeder Schematismus und jede überhebliche und unpersönliche Attitüde ist zu vermeiden. Der verwirrte alte Mensch darf nicht „infantilisiert“ werden, sondern muß als Erwachsener in seiner biographischen Prägung ernst genommen werden. Um diese Art der unterstützenden und stimulierenden Kommunikation überhaupt führen zu können, muß die Pflegeperson oder der Betreuer mit biographischen Fakten und Details der Heimbewohner vertraut sein. Erst dann ist es möglich, verbale, nonverbale und emotionale Äußerungen verwirrter Menschen richtig zuordnen und verstehen zu können.

Prinzipien der Kommunikation

Die Prinzipien dieser orientierenden Kommunikation sind wiederholt beschrieben worden. Einen guten Überblick findet man bei Noll und Haag (1992). Allgemein gilt, möglichst jede Interaktion mit dem desorientierten alten Menschen für das 24-Stunden-ROT zu nutzen. Zutreffende Antworten sollen immer mit einem anerkennenden Wort, einem Lächeln oder einer Berührung „belohnt" werden (positive Verstärkung). Routinemäßiges und ungeduldiges Verhalten dem Partner gegenüber muß unbedingt vermieden werden.

Beispiele für Ort-Zeit-Person-Orientierung:

Ort: a) „Frau M., dies ist der Speiseraum. Hier nehmen Sie Ihre Mahlzeiten ein. Sehen Sie das Schild dort an der Tür?"
b) „Frau S., Sie sind hier im Altenheim X in der Stadt Y auf der Z-Straße. Wo kommen Sie her?"

Zeit: a) „Herr G., es ist 7 Uhr morgens. Sehen Sie, wie hell es schon ist? Wir haben den 25. April. Es ist Frühling. Die Sonne scheint".
b) „Frau B., Sie wurden 1910 geboren. Wissen Sie, wie alt Sie heute sind? (Wenn keine richtige Antwort gegeben wird, Information geben) Sie sind 87 Jahre alt".

Person: a) „Herr A., mein Name ist N. Ich bringe Ihnen Ihre Medikamente".
b) „Mein Name ist N. Sagen Sie mir bitte auch Ihren Namen?"

Folgende Orientierungshilfen sollten gegeben werden:
- Man grüßt die Bewohner stets mit Namen und nennt u.U. den eigenen.
- Man erinnert sie an Fakten ihres Lebens und setzt im Gespräch dort an.
- Man verweist auf Gegebenheiten und Ereignisse in der Umwelt.
- Man verweist auf Veranstaltungen im Heim.
- Man nimmt Bezug auf örtliche Gegebenheiten.
- Man erwähnt Tages- und Jahreszeit.

Generell gilt, möglichst viele Erinnerungen an Gegenwart und Vergangenheit wachzurufen und zu festigen. Man sollte unbedingt in kurzen und klaren Sätzen sprechen und Humor als „vertrauensbildende Maßnahme“ einsetzen. Man muß sich davor hüten, den Verwirrten durch insistierendes Fragen oder ungeschicktes Korrigieren zusätzlich zu verunsichern oder gar bloßzustellen. Eine unvermittelte Konfrontation des verwirrten alten Menschen mit der Realität kann dazu führen, daß Angstgefühle ausgelöst werden, die seine Desorientierung zusätzlich verstärken.

Unterstützung des 24-Stunden-ROT durch Umweltgestaltung

Zur Unterstützung des Kommunikationsstils, der im 24-Stunden-ROT zu pflegen ist, wird besonders auf die Gestaltung der Umgebung, in der verwirrte Menschen leben, zu achten sein. Die Umgebung des Heims, des Wohnbereichs und des Zimmers muß übersichtlich, anregend und freundlich sein. Verwirrte sollten sich in ihr gut orientieren können. Schon die Architektur eines Hauses kann einen entscheidenden Beitrag zur räumlichen Orientierung leisten. Lange gradlinige Flure ohne unterschiedliche Farbgestaltung, mit Zimmern zu beiden Seiten sind für Verwirrte oft zum verwechseln ähnlich. Kleine Wohneinheiten oder Zimmer, die um eine zentrale Begegnungszone angeordnet sind, erleichtern die Orientierung und Kommunikation. Die Räumlichkeiten eines Heimes müssen eine möglichst klare und einfache Struktur aufweisen. Sie sollten zur Optimalisierung einer lernförderlichen Umwelt beitragen.

Wichtig für das Zurechtfinden sind große Hinweistafeln, Wegweiser, Namensschilder oder persönliche Symbole an den Zimmertüren. Unterschiedliche Wohnbereichsfarben, sowie Gegenstände, Bilder und Fotos, die für die Heimbewohner Erinnerungswert besitzen, sind als Orientierungshilfen sehr geeignet. Der Umzug in ein Heim bedeutet Aufgabe des vertrauten Wohnumfeldes und Verzicht auf viele persönliche Gegenstände, oft mit großer Symbolkraft. Das allein bedeutet bereits für kognitiv nicht beeinträchtigte Menschen eine große Umstellung auf eine neue Umgebung und bis dato unbekannte Personen. Um wieviel schwieriger muß diese Umstellung für Menschen mit Hirnleistungsstörungen sein.

Strukturierende Interaktionsformen und der Orientierung dienende Umgebungsbedingungen müssen Hand in Hand gehen, damit das 24-Stunden-Rot wirksam werden kann. In diesen Zusammenhang gehören auch die *tagesstrukturierenden Elemente* der Pflege und Betreuung verwirrter alter Menschen. Diese dürfen jedoch wiederum nicht zu strikt und rigide eingehalten werden, da sonst der Heimbewohner keinen Verhaltensspielraum mehr besitzt. Seine Abhängigkeit vom Personal und der Institution wird dadurch nur noch verstärkt.

Noll und Haag (1992, S. 225) stellen zusammenfassend folgende Richtlinien für das 24-Stunden-ROT auf:

- „übersichtlicher, geordneter Stationsaufbau;
- klare Antworten auf Patientenfragen;
- klare und deutliche Sprache;
- klare Anweisungen, unter Umständen zunächst Hilfestellung;
- die Patienten an Ort, Zeit, Datum usw. erinnern;
- den Patienten Zeit lassen, nicht abschweifen;
- so entschieden sein wie nötig;
- aufrichtig sein."

Gruppen-ROT

Das Gruppen-ROT dient vom Ansatz her der Ergänzung und Unterstützung des 24-Stunden-ROT. In der Praxis wird das ROT in Gruppen entgegen der Intention häufig ohne Anbindung an das 24-Stunden-ROT angewendet. Der Grund ist in der leichteren organisatorischen und zeitlichen Umsetzung zu suchen. Es werden möglichst zu festen Zeiten mehrmals die Woche Kleingruppen von Heimbewohnern mit unterschiedlichen Schweregraden von Hirnleistungsschwäche gebildet, in denen nach Prinzipien des ROT gearbeitet wird. Das Kleingruppen-ROT soll Kommunikation, Lernen, Gedächtnis und Orientierung systematisch fördern. Die gut strukturierten Gruppensitzungen bieten dem Bewohner eine gute Gelegenheit, kontinuierlich Anregungen zu erhalten und kognitive, kommunikative und soziale Fähigkeiten zu trainieren.

Es werden zwei Stufen des Gruppen-ROT unterschieden: die Basisstufe und Fortgeschrittenenstufe. Auf der *Basisstufe* ist das Programm sehr einfach. Es geht um die Übung ganz konkreter und elementarer Sachverhalte und um die Stimulation verschiedener Sinnestätigkeiten. Auf der *Fortgeschrittenenstufe* können komplexere und abstraktere Sachverhalte und Zusammenhänge behandelt werden. Ein Beispiel ist das Lesen und Besprechen einer aktuellen Zeitungsmeldung.

Die Basisgruppen sind gedacht für alte Menschen, deren kognitive Leistungseinbußen bereits beträchtlich sind. In den Fortgeschrittenengruppen können wegen des geringeren Verwirrtheitsgrades auch höhere Ansprüche gestellt werden. Wichtig ist für alle ROT-Gruppen, die *biographischen* Ansatzpunkte und Bezüge nicht zu vernachlässigen. Hinzu kommt das Hier-und-Jetzt, d. h. die aktuelle Lebenswelt und das soziale Umfeld der Bewohner dürfen im Programm der ROT-Gruppen nicht fehlen.

Die Gruppen treffen sich möglichst an fünf Tagen in der Woche jeweils für 30-45 Minuten und zu festen Zeiten. Die Teilnehmerzahl soll 4-8 nicht überschreiten. Geleitet werden die Sitzungen von jeweils zwei Mitarbeitern/Mitarbeiterinnen aus dem Pflegebereich und dem Sozialen Dienst, die sich mit den Zielen, Prinzipien und Methoden des ROT vertraut gemacht haben. Das Gesamtprogramm und die Sitzungen des Gruppen-ROT müssen sorgfältig geplant und vorbereitet werden. Dazu gehören die Auswahl von Arbeitsmaterialien, die Gestaltung des Raumes, die Schaffung einer störungsfreien Atmosphäre, der Umgang mit unvorhersehbarem Verhalten der Teilnehmer (z.B. Weglaufen) und die Anfertigung von Verlaufsprotokollen über die Sitzungen. Der Gesamtverlauf des Gruppen-ROT muß gut dokumentiert werden, damit kontinuierlich Veränderungen erfaßt und ausgewertet werden können.

In der Literatur zum Gruppen-ROT finden sich stets methodische Hinweise, die bei der Durchführung der Gruppensitzungen beachtet werden sollten. Noll und Haag (1992) zum Beispiel halten wegen der geringen Gedächtnis- und Aufmerksamkeitsspanne verwirrter Bewohner ständige Anregung und positive Rückmeldungen für notwendig. Die Bewohner sollten bei Anzeichen von Hirnleistungsschwäche möglichst früh und regelmäßig am Gruppen-ROT teilnehmen. Wichtig seien das Ansprechen aller Sinne und der Rückgriff auf biographische Ereignisse, über die auch Brücken zur gegenwärtigen Realität gebaut werden können. Ganz besonders betont werden in Anleitungen zum Gruppen-ROT die Vorteile für die Förderung von Kontakten und die Möglichkeiten der sozialen Unterstützung in der Gruppe. Positive Rückmeldungen und Erfolgserlebnisse können Selbstwertgefühl und persönliche Identität stützen. Es darf aber auch nicht verschwiegen werden, daß Mißerfolge sowie Gefühle des Versagens und der Leistungseinbuße bei einzelnen Gruppenmitgliedern die Leiter vor die schwierige Aufgabe stellen, das aufzufangen und in den Gruppenprozeß einzubinden. Um Mißerfolge nicht schon durch die Gruppenzusammensetzung vorzugeben, ist es wichtig, die Gruppen bezüglich ihrer Leistungskapazitäten weitgehend homogen zusammenzustellen. Intendiert ist diese Leistungsdifferenzierung schon durch das Basis- und Fortgeschrittenenprogramm.

Faßt man die Ziele des Gruppen-ROT noch einmal zusammen, so geht es nach Noll und Haag (1992, S. 226) um

- Vermittlung von Erfolgserlebnissen und damit um Stärkung des Selbstvertrauens,
- Weckung von Interessen und Anteilnahme an der Umgebung,

- Förderung des Bezugs zur Wirklichkeit,
- Verhinderung von sozialem Rückzug und Unterstützung von Kommunikation.

Wirkungsüberprüfungen

Die Qualität von Interventionsmethoden erweist sich an den Ergebnissen kontrollierter Wirkungsüberprüfungen, die in heutiger Terminologie auch Evaluationsstudien genannt werden. Beim ROT hat man es mit alten Menschen zu tun, die aus unterschiedlichen Ursachen in ihrer Hirnleistung beeinträchtigt sind. Krankheitsbedingt können es Formen der Demenz sein, bei denen Verbesserungen im hohen Alter nicht zu erwarten sind (z.B. bei der Alzheimer-Krankheit). Verwirrtheitzustände und Orientierungschwächen können aber auch Nebenwirkungen von Medikamenten oder Begleiterscheinungen anderer Grunderkrankungen sein. In diesen Fällen sind bei Umstellung der Medikation oder gezielter Behandlung der Grunderkrankung Verbesserungen in der Sekundärsymptomatik zu erwarten. Das ROT kann im Sinne von *Erhaltungstherapie* den Behandlungsprozeß begleiten und unterstützen, bei leichteren und mittleren Demenzen dem kognitiven Abbauprozeß entgegenwirken und zusätzliche Symptome, die durch soziale Isolierung und mangelnde Übung entstehen können, abmildern helfen.

Zum ROT liegen zahlreiche Evaluationsstudien vor, die sich aber fast ausschließlich auf das Gruppen-ROT beziehen. Die lern- und verhaltensmodifikatorischen Grundlagen des ROT lassen es zu, kontrollierte Wirkungsüberprüfungen vorzunehmen. Außerdem wurde dieses Verfahren im Unterschied zur Validation aus einer *wissenschaftlich-empirischen* Perspektive heraus entwickelt. Seine kritische Rezeption und Überprüfung fand in Fachzeitschriften statt. Das hat dazu geführt, daß der anfängliche Enthusiasmus in der Anwendung des ROT verflogen ist und einer nüchternen Betrachtung seiner Einsatzmöglichkeiten und Schwächen Platz gemacht hat. Bei der Validation steckt dieser Evaluierungsprozeß noch in den Anfängen.

Zusammenfassende Arbeiten zur Wirkung des ROT wurden von Kaschel, Zeiser-Kaschel und Mayer (1992) vorgelegt (s. auch Ehrhardt et al. 1997, S. 88). Auf Erfolgskontrollen gehen auch Noll und Haag (1992) in ihrem Übersichtsartikel ein. Die Ergebnisse zahlreicher Studien lassen sich zu mehreren Punkten zusammenziehen:

Noll und Haag (1992, S. 226) schätzen die Veränderungschancen durch ROT bei dementiell erkrankten alten Menschen relativ gering ein. Es sei bereits als Erfolg zu werten, „wenn keine Verschlechterung auftritt bzw. die Verschlechterung geringer ausfällt oder langsamer vor sich geht, als dies ohne das ROT zu erwarten wäre“. Der Anspruch, der mit dem ROT als eine Form der

Erhaltungstherapie verknüpft wird, ist relativ bescheiden, geht es doch um Veränderungen, „die positiver ausfallen als unter Verzicht auf ROT". Zu den Ergebnissen der Wirkungsüberprüfung im einzelnen:

Verbesserung der Orientierung

Die meisten Studien sprechen für eine Verbesserung der Orientierung nach dem ROT, wenn unbehandelte Kontrollgruppen als Vergleich herangezogen werden. Dabei geht es vorwiegend um Verbesserung der *verbalen* Orientierung in entsprechenden Orientierungstests. Weitere darüber hinausgehende Effekte auf das Verhalten der ROT-Teilnehmer wurden jedoch kaum gefunden.

Veränderung der kognitiven Leistungsfähigkeit

Bezüglich der kognitiven Leistungsfähigkeit, z. B. der Gedächtnisleistungen, zeigen sich in einigen Studien ebenfalls Verbesserungen nach dem ROT, die aber auch von anderen Trainingsmethoden erreicht werden können. Der Effekt ist also nicht ROT-spezifisch und kann deshalb nicht ausschließlich diesem Verfahren zugerechnet werden. Optimaler geeignet zum Gedächtnistraining als das ROT sind spezifische Übungen zur Verbesserung/Erhaltung des Gedächtnisses, wie sie z.B. von Ermini-Fünfschilling und Meier (1995) entwickelt wurden (s. auch Kap. 5.1.1).

Auswirkungen auf das Verhalten

Neben der Verbesserung der Orientierung und des Gedächtnisses sind mit dem ROT auch weiterreichende Erwartungen an das Verhalten der Teilnehmer verbunden worden, die sich z. B. auf Verbesserung des Sozial- und Kommunikationsverhaltens beziehen. Diese Erwartungen konnten in empirischen Studien nur unzureichend erfüllt werden. Einige Studien konnten zwar Veränderungen nachweisen, die aufgrund methodischer Einwände jedoch in Zweifel gezogen werden müssen. Die Generalisierung von Wirkungen des ROT über verbale Orientierung hinaus muß weiterhin angezweifelt werden.

Zur Dauerhaftigkeit der Wirkungen des ROT

Zur Frage der Stabilität von ROT-Effekten über die Zeit liegen nur wenige Untersuchungen vor. Die wenigen katamnestischen Studien sprechen gegen längerfristige ROT-Erfolge. Über Wochen und Monate ließ sich der Verschlechterungstrend im Leistungsvermögen dementiell erkrankter Heimbewohner nicht aufhalten. Daraus kann der Schluß gezogen werden, daß ROT-Angebote als *dauerhafte* Orientierungshilfen im Heim notwendig sind und zur Konzeption des Heims gehören sollten. Es macht durchaus Sinn, sie in ein umfassendes, aktivierendes Konzept sozialer Betreuung von Heimbewohnern einzubauen.

Auswirkungen des ROT auf das Personal

Das ROT kann nicht nur direkte Wirkungen auf verwirrte Heimbewohner ausüben, sondern auch indirekte Effekte auf das Personal, das mit den Heimbewohnern Umgang pflegt. Leider gibt es nur ganz wenige Studien, die diese indirekten Effekte untersuchten. Die positiven Auswirkungen von ROT auf das Personal halten sich nach diesen Studien sehr in Grenzen bzw. sie sind nicht überzeugend nachgewiesen.

Zusammenfassende Bewertung und Kritik

Nach Kaschel et al. (1992, S. 233) ist die Effektivität des ROT zur Verbesserung der *verbalen* Orientierung gesichert nachgewiesen, sofern unbehandelte Kontrollgruppen zum Vergleich herangezogen werden. Bei einem Vergleich mit Gruppen, in denen andere Behandlungsmethoden zum Zuge kommen, verliert das ROT seine spezifische Wirksamkeit. Im Klartext: auch andere Methoden der Gruppenarbeit führen zu ähnlichen Effekten wie das ROT. Generell sind die Auswirkungen des ROT nur mäßig ausgeprägt und auf das direkt trainierte oder auf ähnliches Material beschränkt. Die Generalisierbarkeit der Ergebnisse mit dem ROT ist somit nicht besonders groß.

Die Kritik am ROT richtet sich besonders auf seine mangelnde theoretische Fundierung, auf die Unangemessenheit des methodischen Vorgehens, das leicht zur Infantilisierung von Heimbewohnern führen könne, auf die Gefahr von Routinisierung, bei der zu wenig auf die individuellen Eigenheiten der Bewohner eingegangen werde, und schließlich auf die sehr eingeschränkte Wirksamkeit des ROT, die in einem unausgewogenen Verhältnis zum Aufwand und Anspruch des ROT stehe.

Von Praxisvertretern wird heute oft mit Überzeugung vorgetragen, daß dem ROT die Legitimation abgesprochen werden müsse, denn es gehe letztlich um die Anpassung von Verwirrten, die in ihrer eigenen Vorstellungs- und Gefühlswelt lebten, an die Welt der „Normalen“, eben nicht Verwirrten. Die Notwendigkeit, daß ein verwirrter Mensch sich in der Welt der Nichtverwirrten zurechtfinden müsse, wird grundsätzlich in Zweifel gezogen. „Verwirrt nicht die

Verwirrten", lautet ein Buchtitel des Pflegeexperten Erwin Böhm (1988). Es könne nicht um Orientierung von Verwirrten in einer „Realität"gehen, die die ihre gar nicht sei. Der sozial-technische Anspruch des ROT zeuge nur von Überheblichkeit und Mißachtung der Eigenarten und Bedürfnisse verwirrter Menschen. Vielmehr müsse man sich in die Welt von Verwirrten hineinversetzen können und hinter den „verwirrten" Lebensäußerungen die Gefühlsqualitäten und Bedürfnisse erspüren.

Zugleich mit der oft emotional und unsachlich geführten Kritik am ROT wurde in der Praxis der Pflege und soziale Betreuung Verwirrter der Ansatz der *Validation* von Naomi Feil mit fast kritikloser Begeisterung aufgenommen und praktiziert. Von den Stärken und Schwächen der Validation soll das nächste Kapitel handeln.

7.4.3 Validation

In den letzten Jahren macht besonders in der stationären Altenpflege ein ambitionierter Ansatz die Runde, der sich - auf Anhieb nicht leicht verständlich - *Validation* nennt. Vor allem beim Pflegepersonal, das tagtäglich mit demenzkranken hochbetagten Bewohnern arbeiten muß, fand die Validation eine begeisterte Aufnahme. Ihr Bekanntheitsgrad ist in der Altenpflege sprunghaft gestiegen. Ein Grund dafür liegt darin, daß das „missing link" in der Kommunikation mit Dementen gesucht und in der Validation offensichtlich gefunden wurde. Der Zugang zur Erinnerungs- und Gefühlswelt von Demenzkranken, besonders im fortgeschrittenen Stadium, ist sehr schwierig. Die innere Realität von dementen alten Menschen ist eine andere als die der „Normalen". Viele verbale und nichtverbale Äußerungen sind für den Betrachter bizarr, verworren, aus dem gegenwärtigen Kontext gerissen und deshalb oft unverständlich. Auf die Gefühle und biographischen „Inseln", die in den verbalen und nicht verbalen Äußerungen von Dementen zum Ausdruck kommen, konnten Pflegepersonen meistens nicht eingehen, weil ihnen der methodische Schlüssel zu dieser fremden Assoziations- und Gefühlswelt fehlte. Pflegekräfte fühlten sich oft hilflos, auf Symptome der Demenz angemessen einzugehen und Kontakt zum Demenzkranken zu finden.

Vor der Validation versprach das ROT einen verheißungsvollen Weg, in ihrer Orientierung und Realitätsanpassung gestörte alte Menschen durch beharrliches Üben kognitiver und sozialer Fertigkeiten in die Welt der realen Lebensvollzüge und -anforderungen zurückzuholen. Viele Pflegekräfte erlebten im Verlauf der Zeit das ROT jedoch als eine Sozial-Technologie zur Anpassung an die Welt der „Normalen" und damit der Arbeit mit Dementen auf der Verstehens- und Gefühlsebene nicht dienlich. Das ROT kam in eine Legitimationskrise und fand immer weniger Befürworter in der Pflegepraxis.

Als die Validation von USA nach Europa getragen wurde, favorisierten nun viele Praktiker die Validation. Der Schlüssel zur Welt der Dementen schien gefunden zu sein. Der Gedanke, daß es einen dritten Weg gibt, nämlich Elemente des ROT und Prinzipien der Validation zu integrieren, kam den Anhängern der Validation erst reichlich spät. Der eine wie der andere Ansatz wurde von individuellen Praxiserfahrungen her entweder favorisiert oder vorschnell abgetan, ohne daß ein nüchterner und abwägender Methodenvergleich stattgefunden hätte. Da sich insbesondere die Validation nicht als wissenschaftlich abzusicherndes Verfahren versteht, ist eine gründliche und kritische wissenschaftliche Auseinandersetzung auch gar nicht intendiert. Validation ist zu allererst von Praktikern für Praktiker entwickelt worden. Von Fachvertretern der Gerontopsychologie wird sie meistens nicht zur Kenntnis genommen, weil es ihr an Wissenschaftlichkeit mangelt. Diese Mißachtungsstrategie kann folgenschwer sein, weil sich Validation in der Praxis der „Dementenbetreuung" immer stärker institutionalisiert und durchgesetzt hat.

Die Validation wurde von der amerikanischen Sozialarbeiterin und Schauspielerin Naomi Feil entwickelt und auf Tagungen und Workshops auch in Deutschland vorgestellt. Teilnehmer waren einerseits von ihrem lebendigen Auftreten fasziniert, andererseits fühlten sich von der „Personality-Show" abgestoßen. So beschreibt Gerster (1991, S. 638) einen Auftritt von Naomi Feil:

> *„Fasziniert starren sie (die Teilnehmer eines Workshops, d. Ref.) auf die agile, knapp 160 cm große 60jährige Frau, die da in elegantem weitschwingenden Seidenkleid durch die Stuhlreihen hüpft und bemüht scheint, jeden einzelnen Zuhörer anzusprechen und in ein Zwiegespräch zu verwickeln. Gebannt lauschen die AltenpflegerInnen Worten und Satzfetzen, die simultan übersetzt, über Kopfhörer vermittelt werden. Mal sachlich berichtend, mal laut kreischend, dann unvermittelt überwechselnd in Flehen, Weinen, Wimmern, Stöhnen, um dann urplötzlich wieder in lautes, bedrohliches Schimpfen umzuschlagen.*
>
> *Die Frau, die da so eine teils amüsante, teils bedrückend bühnenreife Imitation von verwirrten Alten in verschiedenen Stadien der Demenz hinlegt, heißt Naomi Feil".*

Die Validation hat in der letzten Zeit kontroverse Diskussionen ausgelöst, die von vorbehaltloser Zustimmung bis zu pointierter Ablehnung reichen. Kritische Stimmen bemängeln vor allem die begrifflichen Unschärfen, die spekulativen Grundannahmen, das unreflektierte Theoriekonglomerat, die gänzlich fehlenden

Erfolgskontrollen und die Vernachlässigung struktureller Bedingungen der Altenpflege (Clees & Eierdanz, 1996). Zu kritisieren ist auch die universelle Gültigkeit, die Feil mit ihrer Methode verbindet.

Der Organisationsgrad der Validation ist bereits weit fortgschritten. Es gibt eine Zentrale, das Validation Training Institute in Cleveland (USA), das Naomi Feil leitet. In der European Validation Association sind bereits elf nationale Organisationen zusammengeschlossen, die von der Zentrale in Cleveland authorisiert sind, Lehrgänge anzubieten und Informationen zu verbreiten. Es gibt auch bereits Validation-Workers, die durch die Schule der Validation gegangen sind. Was ist nun Validation?

Definitionen

Das englische Wort *„validation"*, das in deutscher Übersetzung so viel wie Gültigkeitserklärung bedeutet, beinhaltet Wertschätzung und Anerkennung. Entwikkelt wurde das Validieren für die Zielgruppe der verwirrten alten Menschen, die sich in verschiedenen Stadien der „Demenz" befinden. Es geht darum, sich in ihre Gefühle hineinzuversetzen, sie für „wahr" zu erklären, und den befreienden Akt zu erkennen, der im Ansprechen dieser Gefühle liegen kann. Der demenzkranke alte Mensch möchte in seiner letzten Lebensphase mit seinen Gefühlen „ins Reine" kommen. Mit den Worten von Feil (1992, S. 11) bedeutet jemanden zu validieren,

„seine Gefühle anzuerkennen, ihm zu sagen, daß seine Gefühle wahr sind ... In der Methode der Validation verwendet man Einfühlungsvermögen, um in die innere Erlebniswelt der sehr alten, desorientierten Person vorzudringen."

Man soll „in den Schuhen des anderen gehen".

Der Anwendungsbereich der Validation wird also eingegrenzt auf sehr alte Menschen, die in ihren kognitiven und sensorischen Fähigkeiten beeinträchtigt sind, die sich in der letzten Lebensphase befinden und bemüht sind, unverarbeitete Gefühlssituationen wachzurufen, auszudrücken und zu verarbeiten. Das validierende Vorgehen durch nahestehende Personen hilft ihnen dabei. Beim Validieren werden auch die Betreuungspersonen mit eigenen Gefühlen konfrontiert (de Klerk-Rubin, 1997).

Ziele

In spekulativer Manier baut Feil eine Wirkungskette der Validation auf, die mit der Schaffung von Vertrauen durch Einfühlung beginnt, Vertrauen schafft Sicherheit, Sicherheit Stärke und diese führt zur Wiederherstellung des Selbstwertgefühls. Dieses verringert nach Feil Streß. Wie diese Wirkungskette psychologisch zu belegen ist, bleibt dem Leser überlassen. Es scheint alles gut zu funktionieren. Weiter heißt es bei Feil (1992, S. 11):

> *„Der Validations-Anwender hat die Signale seines Patienten aufzufangen und in Worte zu kleiden. So validiert er ihn und gibt ihm seine Würde zurück".*

Sehr heterogen sind die *Ziele* der Validation. Sie lauten nach Feil (1992, S. 11):

- „Wiederherstellung des Selbstwertgefühls
- Reduktion von Streß
- Rechtfertigung des gelebten Lebens
- Lösen der unausgetragenen Konflikte aus der Vergannhgenheit
- Reduktion chemischer und physikalischer Zwangsmittel
- Verbesserung der verbalen und nichtverbalen Kommunikation
- Verhindern eines Rückzugs in das Vegetieren
- Verbesserung des Gehvermögens und des körperlichen Wohlbefindens".

Theoretische Begründung

Im Wortlaut Feils (1992, S. 11) ist Validation (1) eine Entwicklungstheorie für sehr alte, mangelhaft orientierte und desorientierte Menschen, (2) eine Methode, um Verhalten zu kategorisieren und (3) eine spezifische Technik, die diesen Menschen hilft, ihre Würde wiederzugewinnen. Dem Anspruch, eine Entwicklungstheorie sein zu wollen, wird der Validationsansatz allerdings nicht gerecht, fügt er doch dem Entwicklungsphasenmodell von Erik H. Erikson lediglich eine letzte Phase an, die für demente Hochbetagte ausgelegt ist. Der Kernkonflikt, den es auf dieser Phase zu bewältigen gilt, liegt zwischen den Polen „Verarbeiten bisher ungelebter Gefühle" oder „Vegetieren". Feil (1992, S. 12) beruft sich außerdem in ihrer Entwicklungstheorie auf Grundprinzipien der „behavioristischen, analytischen und humanistischen Psychologie", ohne diese genauer zu explizieren. Was folgt ist ein Konglomerat an Versatzstücken aus den einzelnen Theorien, die verkürzt und zusammenhanglos aufgereiht werden. Von einer in sich schlüssigen theoretischen Begründung kann bei der Validation keine Rede sein.

Nach de Klerk-Rubin (1997), die die Grundzüge der Validation in einem Aufsatz strukturiert zusammenfaßt, steht Validation auf „drei Beinen": *der Grundhaltung, dem Leitbild und den Technike*n. Die *Grundhaltung* (Empathie) besteht in der Bereitschaft und Fähigkeit von Pflegepersonen, „in die Schuhe anderer zu schlüpfen", d.h. die Welt mit den Augen verwirrter alter Menschen zu sehen und sich in ihre persönliche Realität hineinzuversetzen. Das *Leitbild* der

Validation umfaßt die Gesamtheit ihrer Prinzipien und theoretischen Begründungen, die wie schon betont aus einzelnen Theoriebruchstücken, nicht aber aus einer in sich stimmigen Theorie bestehen. Von Jung, Skinner als Vertreter der „Verhaltensforschung" (nach Feil !) über Maslow bis Rogers werden große Namen der Psychologie zitiert, die der Validation ein wissenschaftliches „Gütesiegel" verleihen sollen. Zum Leitbild gehört auch, daß *verwirrte alte Menschen* in der letzten Phase ihres Lebens auf ihre Weise den Frieden mit sich selbst suchen.

Aufbau und Durchführung

Betreuer und Pflegepersonen können durch ihre einfühlende Grundhaltung sowie durch verbale und nichtverbale Kommunikationstechniken diesen Prozeß der inneren Befriedung unterstützen, „indem sie eine vertrauensvolle Beziehung herstellen und damit den alten Menschen eine Möglichkeit schaffen, auszudrükken, was immer sie (be-) drückt" (S. 35).

Das praktisch-validierende Arbeiten mit Altersverwirrten folgt bestimmten Kommunikationsregeln, die jedoch nicht als „Vorschriften oder Rezepte" mißverstanden werden sollten. Die Techniken des Validierens sind abgestimmt auf die jeweilige Phase der Verwirrtheit, die vom Validations-Anwender richtig beobachtet und eingeschätzt werden muß. Zu den nonverbalen Techniken gehören beispielsweise das Widerspiegeln von Bewegungen eines verwirrten alten Menschen und das gegenseitige Berühren. Erforderlich ist die Konzentration auf die Gefühle, die ein Verwirrter in Gestik, Mimik oder sprachlicher Form zum Ausdruck bringt. Die verbale Kommunikation soll stets ruhig und wertschätzend erfolgen; sie soll klar verständlich und eindeutig sein. Hinweise, wie die folgenden, finden sich in der Literatur (z. B. bei Gerster, 1991, S. 647): „Achten Sie auf Wörter (Schlüsselwörter, der Ref.), die die Person verwendet"; „Wiederholen Sie die Schlüsselwörter. Umschreiben Sie. Fassen Sie zusammen"; „Fragen Sie: Wer, was, wo, wann, wie? (meiden Sie 'warum')"; „Rufen Sie in Erinnerung: (wie war es früher?)" usf.

Besonders hervorgehoben werden sorgfältige, nicht wertende Beobachtungen durch die Betreuungspersonen. Diese Beobachtungen sind der erste Schritt zum Validieren, denn es ist wichtig, zunächst das Stadium genauer zu bestimmten, in dem der verwirrte alte Mensch sich gerade befindet. Danach können erst die einzelnen Techniken abgestimmt und eingesetzt werden. Zur Illustration des methodischen Vorgehens soll ein Beispiel folgen (Gerster, 1991, S. 644):

„Eine hochgradig Verwirrte stopft ihre Tasche mit Taschentüchern voll. Folgender Dialog entsteht:

Validation-Worker: 'Sie brauchen viele Tücher?'

Verwirrte: ignoriert den Validation-Worker, stopft weiter.

Validation-Worker: (berührt die Wange) 'Sie machen das gerne'.

Verwirrte schaut den Validation-Worker kurz an. Nickt. Faltet sorgfältig die Taschentücher weiter, steckt sie wiederum in die Tasche.

Validation-Worker: 'Sie müssen sie ganz vollmachen. Alles dorthin geben, wo es hingehört. Fühlen Sie sich dann besser?'

Verwirrte: (lächelnd) 'Ja, ja, viel besser'."

Nach Naomi Feil wurde in diesem Beispiel eine Beziehung geknüpft. Der Streß der Verwirrten hat nachgelassen. Der biographische Zugang über das validierende Arbeiten wird deutlich, wenn man weiß, daß die verwirrte alte Frau früher als Buchhalterin tätig war und wichtige Briefe in Kuverts steckte.

Entwicklung und kritische Bewertung

Die Validation hat nach dem Auftreten von Naomi Feil in Deutschland viele Anhänger, aber auch Kritiker gefunden. Aufgegriffen und auf deutsche Verhältnisse umgearbeitet wurde die Validation von Nicole Richard, der Naomi Feil in einem Interview verübelt, daß sie das Validationskonzept verändere, ohne Validation wirklich zu kennen (d.h. ohne durch ihre Schule gegangen zu sein) (Feil, 1996, S. 710). Richard nimmt für sich in Anspruch, die Validation zur *„integrativen Validation"* weiterentwickelt zu haben. Die Unterschiede liegen vor allem in der Art der verbalen Kommunikation, insbesondere in der Fragetechnik und Interpretation verbaler Äußerungen von Verwirrten. In ihren Erfolgserwartungen ist Richard etwas bescheidener als Feil. Ferner läßt sie einen Methoden-Mix zu, in dem ROT und Gedächtnisübungen, aber auch biographisches Erkunden in frühen Phasen der Demenz das validierende Arbeiten ergänzen können. Auch legt sie großen Wert auf die Rahmenbedingungen integrativen Validierens, vor allem auf profunde Kenntnisse des Krankheitsbildes „Demenz", das bei Feil eher unscharf bleibt. In den wesentlichen Prinzipien, in der Grundhaltung und im Leitbild, das den empathischen Zugang zur subjektiven Realität und Gefühlswelt des Demenzkranken in den Mittelpunkt stellt, unterscheidet sich Richard jedoch nicht von Feil. Für Richard ist das integrative validierende Arbeiten (IVA) „ein wichtiges Instrument im Handwerkskoffer" der Pflege- und Betreuungskräfte (Richard, 1994, 1996).

Die *Kritik* an der Validationsmethode entzündete sich an mehreren Punkten:

- Ein Grund für Kritik liegt in der Person Naomi Feils. Ihr Auftreten und ihre Selbstdarstellung, verquickt mit Eigenwerbung und Geschäftstüchtigkeit, mißfiel manchen Teilnehmern ihrer Fortbildungsveranstaltungen und Workshops. Leserbriefe in der Fachzeitschrift „Altenpflege", in der der Disput um die Validation vor allem ausgetragen wurde, lassen das deutlich erkennen. Sie vermißten vor allem bei Feil Zugänglichkeit für kritische Fragen und Anmerkungen. „Naomi Feil stand nahezu sieben Stunden als Alleinunterhalterin im Rampenlicht und ließ sich feiern" heißt es in einem Leserbrief (Altenpflege, 1997, S. 12). Der Verfasser, Teilnehmer einer Fortbildung mit Feil, kommt zum Schluß: „Liebe Veranstalter, gebt Frau Feil endlich ihre wirkliche Bühne und deklariert derartige Veranstaltungen nicht auch noch als Fortbildung. Danke!." (Frau Feil, wir erinnern uns, ist nicht nur Sozialarbeiterin, sondern auch ausgebildete Schauspielerin, der Ref.)

- Die wesentliche Kritik entzündete sich jedoch an der Unschärfe der Terminologie und der mangelnden theoretischen Fundierung des Validationsansatzes. Auch wenn Validation nicht den Anspruch erhebt, eine Wissenschaft zu sein, so beansprucht sie doch, ein Instrumentarium anzubieten, mit dem man psychisch kranke, besonders an Demenz erkrankte hochaltrige Menschen behandeln kann. Über Einfühlung und Gefühlsarbeit dementen alten Menschen die Aufarbeitung vergangener emotionaler Erfahrungen zu ermöglichen, damit sie in Frieden mit sich und ihrer Vergangenheit sterben können, ist ohne Zweifel ein hoher Anspruch. Umso erschreckender ist der Mangel an wissenschaftlich-kritischer Distanz und Reflexion bzw. das Ausmaß an spekulativen Behauptungen. Versatzstücke aus einzelnen Theorien scheinen lediglich dem Zweck zu dienen, der Validation einen wissenschaftlichen Anstrich zu geben. Die Notwenigkeit von Wirkungsüberprüfungen wird überhaupt nicht gesehen. Die *positiven* Effekte der Validation werden schlicht vorausgesetzt. Nahezu unverantwortlich würde Validation, wenn sie sich wie bei de Klerk-Rubin (1997, S. 37)) als „Arbeiten 'mit Herz und Bauch' anstelle des Intellekts" erweisen sollte.

- Validation beansprucht nach Feil universelle Gültigkeit, eine völlig überzogene und empirisch unhaltbare Annahme. Sie verspricht nach Clees und Eierdanz (1996, S. 715) einen „Universalschlüssel für den Zugang zu dementen alten Menschen zu besitzen". Was ihrer Meinung nach dabei übersehen wird, sind die materiellen und personellen Strukturen der stationären Altenhilfe, die einer Umsetzung des Validationskonzeptes häufig im Wege stehen. An der Verbesserung dieser Strukturen für Pflege und Betreuung gerontopsychiatrischer Patienten müsse gleichermaßen gearbeitet werden, damit der hohe Anspruch der Validation nicht zu zusätzlichen „Frustrationen" beim Pflegepersonal führe. Das gilt übrigens für alle Interventionsansätze auf der Individualebene.

7.4.4 Biographieforschung und Biographiearbeit

Biographische Orientierung, biographisches Arbeiten, Biographiearbeit: Das sind Schlüsselbegriffe und methodische Ansätze, die in der heutigen Altenpflege und sozialen Altenarbeit eine wichtige Rolle spielen.

Sie gelten als Basis und Qualitätsmerkmal für ein ganzheitliches Pflegeverständnis, bei dem nicht der „Krankheitsfall", sondern der erkrankte Mensch in seinem Lebenszusammenhang und mit seinen Bedürfnissen im Vordergrund stehen sollte. Der biographischen Orientierung im Pflegeprozeß kommt die Funktion zu, Krankheit und Krankheitserleben aus dem Lebenskontext des Patienten besser verstehen und Gesundungspotentiale gezielter ansprechen zu können. Nach Lorenz-Krause (1997) erfordert die Begleitung und Steuerung des Krankheitsverlaufs eines Patienten „Kenntnisse über dessen Lebenszusammenhang". „Bezugspflege" und „Gefühlsarbeit" sind ohne biographisches Wissen über den erkrankten oder pflegebedürftigen Menschen und sein soziales Umfeld nicht zu denken, weil sich über biographisches Hintergrundwissen eine vertrauensvolle Beziehung erst aufbauen kann. Biographische Orientierung eröffnet jedoch nicht nur den Zugang zur Lebenswelt des Kranken oder Pflegebedürftigen, sondern ist auch Teil der beruflichen Selbstreflexion, indem sich der Pflegende / der Helfende seiner beruflichen Handlungsmotive und -ziele immer wieder vergewissert.

Die biographische Orientierung erhält in der *Altenpflege* noch ein besonderes Gewicht dadurch, daß Professionelle einen alten Menschen über längere Strecken nicht nur pflegen, sondern auch begleiten, oft bis in die Sterbephase. Eine „biographische Verwicklung" mit dem pflegebedürftigen alten Menschen und seinen lebensweltlichen Bezügen läßt sich somit gar nicht vermeiden, wenn Pflege nicht zur reinen Funktions- und Routinepflege verkümmern soll. Die Nähe zum Lebensende wirft außerdem beim alten Menschen in der Rückschau auf sein bisheriges Leben nicht selten Fragen nach dem Lebenssinn auf, denen sich Pflegende nicht entziehen können. Mit zunehmender Erwartung des Lebensendes macht eine bisher offene und beeinflußbare Zukunftsperspektive immer stärker einer Vergangenheitsorientierung Platz (Brandtstädter & Wentura, 1994).

In der sozialen Altenarbeit bekommt die biographische Orientierung besonderes Gewicht im Rahmen des Unterstützungsmanagements (Case Managements), das von der Untersuchung individueller Notlagen auszugehen hat, um daraus Unterstützungspläne zu entwickeln, durch die individuelle, soziale und institutionelle Ressourcen koordiniert werden. Der biographische Kontext schafft dafür einen Bezugsrahmen. Ferner können Leitprinzipien heutiger Altenhilfe, wie „Individualisierung" des Hilfeangebots und „Normalisierung" der Lebensführung, auch unter erschwerten Bedingungen, nur umgesetzt werden, wenn biographisches Wissen in Analyse- und Planungsprozesse einfließt.

Die Betonung biographischen Wissens in der heutigen Altenarbeit und Altenpflege dient, vereinfacht gesagt, den übergeordneten Zielen, unter den erschwerten Bedingungen des Alterns.

- Lebenskontinuität zu wahren,
- Identitäts- und Selbstwertgefühle zu sichern,
- Zur Versöhnung mit der eigenen Lebensgeschichte und
- Zum subjektiven Wohlbefinden beizutragen.

Die Bezeichnungen für methodische Zugänge, die explizit Bezug auf die Biographie eines Menschen nehmen, sind in ihrem Bedeutungsgehalt sehr unscharf und damit auslegungsoffen. Es ist deshalb notwendig, an dieser Stelle das begriffliche Umfeld genauer auszuleuchten.

7.4.4.1 Begriffsklärungen

Im Kapitel über Alter, Altern und Entwicklung wurde der Begriff des Lebenslaufs im Kontext der Entwicklungspsychologie der Lebensspanne bereits eingeführt. (Kap. 3.3). Der Begriff *Lebensspanne* markiert dabei schlicht den Anfangs- und Endpunkt eines Zuständigkeitsbereiches, ohne inhaltliche Spezifizierung.

Der Begriff *Lebenslauf* umfaßt dagegen alle Ereignisse zwischen zwei Zeitpunkten: zwischen Geburt und Tod eines Menschen, die in einem *zeitlichen* Zusammenhang stehen. Ausgehend von einem *aktionalen* Entwicklungsmodell wissen wir, daß der Lebenslauf unterdeterminiert ist, d. h. daß das Individuum nicht den Ereignissen im Verlauf des Lebens machtlos ausgeliefert ist, sondern als Akteur das Eintreten von Ereignissen gemäß seinen Entwicklungschancen, Wertvorstellungen und Lebensprojekten mitbestimmen kann. Der individuelle Handlungsspielraum wird jedoch begrenzt durch externe Regulative, wie Sozialstrukturen, Altersnormen, Entwicklungsanforderungen und Rollenerwartungen. Der Lebenslauf kann je nach theoretischer Ausrichtung als Chronologie von Ereignissen, von Rollen- und Statusübergängen oder auch als Periodisierung in Phasen, Lebensabschnitte und Entwicklungsstufen (z.B. Erikson) konzeptualisiert werden, auf dessen Eintreten und Verlauf das Individuum in Grenzen Einfluß nehmen kann. Stets ist eine bestimmte Zeitstruktur des Lebenslaufs vorgegeben, nach der Ereignisse einer bestimmten Entwicklungslogik unterworfen sind. Gibt es Abweichungen davon, wird die Frage nach den Gründen gestellt. Sind die Gründe für Abweichungen von der „Normalentwicklung" dem Abweichler selbst anzulasten, sind gesellschaftliche Sanktionen nicht selten die Folge.

Bei allen Lebenslaufmodellen liegt die Gefahr darin, ein Kategoriengerüst von außen zur Standardisierung des Lebenslaufs anzulegen und als „Normalentwicklung" zu verbindlichen (Kalicki, 1996).

Wenn wir den Begriff *Biographie* (wörtlich: Lebensbeschreibung) verwenden, machen wir den Lebenslauf zum Gegenstand von Überlegungen, Deutungen und Bewertungen, um ihm eine bestimmte Sinngestalt zu geben. Es geht nicht um das Gesamt oder die zeitlich „richtige" Abfolge von Lebensereignissen, sondern um ihren *inneren* Zusammenhalt und ihre *Bedeutung* für den Lebenslauf.

Es gibt nicht *die* Biographie eines Menschen, sondern sie konstituiert sich jeweils vom Standort des Biographen sowie durch die Art ihrer Kommunikation. Aus einer lebensgeschichtlich bedeutsamen Situation heraus, z.B. nach Beendigung eines erfolgreichen Berufslebens, können Lebensereignisse und Lebensentscheidungen im Lebensrückblick thematisiert und neu bewertet werden. So wird zum Beispiel eine gescheitere Ehe in einer neuen Partnerschaft mit Sicherheit anders bewertet als im Zustand der sozialen Isolation. Auch wird die gescheitere Ehe wahrscheinlich im Gespräch mit einem Freund eher thematisiert als einem Mitreisenden gegenüber in der Bahn. Die Biographie wird folglich „sozial konstruiert", d. h. sie erhält ihre Akzente aus dem kommunikativen Kontext, in dem sie vergegenwärtigt wird. Die Biographie eines Menschen ist nicht als ein Faktenspeicher der Vergangenheit zu verstehen, sondern als ein aktiver Selektions- und Interpretationsprozeß, der letztlich dazu dient, dem Leben, so wie es verläuft, Sinngestalt und Bedeutung zu geben.

Wird Biographisches zusammenhängend erzählt, spricht man von *Lebensgeschichten.* Biographisches Erinnern und Erzählen sind jedoch nicht nur eingeflochten in viele Alltagsgespräche, sondern Lebensgeschichten sind auch „Material" für sozialwissenschaftliche und psychologische Biographie*forschung*. Ferner können sie im Zuge von Biographie*arbeit* klärende und therapeutische Wirkung entfalten.

Die Biographie als *Lebensbeschreibung* setzt eine Form der Kommunikation voraus. Sie bleibt so lange eine innerpsychische Privatsache, wie sie nicht in irgendeiner Form kommuniziert, d. h. zugänglich gemacht wird. Bei der Autobiographie handelt es sich um einen persönlichen Bericht einer Lebensgeschichte, meist in einer literarischen Vorlage. Biographisches kann aber auch in Tagebüchern, Notizen, Zeichnungen und mit musikalischen Mitteln zum Ausdruck gebracht werden. In der Altenarbeit und Altenpflege erschließt sich Biographisches meistens über das Gespräch mit den Personen, die über das Leben eines Menschen Auskunft gegen können. An erster Stelle steht der Akteur selbst. Ist er selbst zur Auskunft nicht fähig (was oft bei Demenzkranken der Fall ist), sind es Angehörige oder Freunde, die anzusprechen sind. Biographien können aber auch gänzlich aus privaten Unterlagen, Dokumenten und Zeitzeugnissen rekonstruiert werden.

Eine Methode der biographischen Arbeit, die in die Gerontologie eingeführt wurde, nennt sich *Lebensrückblick (Life Review).* Sie geht auf den amerikanischen Psychiater Robert N. Butler (1963) zurück und kann gezielt als Methode des biographischen Arbeitens verwendet, aber auch als selbstreflexives Innehalten und Überdenken der Lebenssituation angesehen werden. Zum Lebensrückblick gibt es des öfteren Anlaß, nicht etwa nur im Alter. Meistens sind es besonders einschneidende Ereignisse und kritische Übergänge im Leben, die uns unser bisheriges Leben überdenken, neu bewerten und unter Umständen revidieren lassen. Fragen wie „Warum ist es dazu gekommen ? Was hast du falsch gemacht ? Was mußt du ändern ?“ können sich zum Beispiel nach einer gescheiterten Beziehung aufdrängen. Besonders dann, wenn der „normale“ Lebensablauf gestört ist, etwas Ungewöhnliches sich ereignet hat oder zu erwarten ist, halten wir Rückschau, um aus Erfahrungen Orientierung für gegenwärtiges und künftiges Verhalten zu gewinnen.

Der Lebensrückblick ist als eine kognitive Tätigkeit zu verstehen, die emotional hoch aufgeladen sein kann. Diese kognitive Tätigkeit umfaßt zunächst das selektive Erinnern von Lebensereignissen, Personen, Begleitumständen (Reminiscence), die aus der gegenwärtigen Beurteilerperspektive zusammengefügt, reorganisiert und bewertet werden (Evaluation). Nach Staudinger (1990, S. 60) besteht Lebensrückblick also darin, „Ereignisse aus dem Gedächtnis zu (re)konstruieren und dieses Material dann durch Erklären und Bewerten weiter zu verarbeiten“.

Dabei kommt die besondere Funktion des *autobiographischen Gedächtnisses* zum Tragen, das die Informationsbasis für den Lebensrückblick darstellt. Aber nicht nur das, sondern das Wissen über sich, über Lebensereignisse und Personen, die mich beeinflußt haben, allgemein über lebensgeschichtliche Daten, das kontinuierlich aufgebaut wird, konstituiert das, was wir Selbst oder personale Identität nennen. Das autobiographische Gedächtnis greift also nicht nur auf abgespeicherte Ereignisse zurück, sondern es produziert bereits Sinnzusammenhänge zwischen Ereignissen und ihren Folgen. Die Beschaffenheit des autobiographischen Gedächtnisses als „mentale Repräsentation der individuellen Biographie" behandeln Strube und Weinert (1987) in einem interessanten Aufsatz.

Butler (1963) wie auch Staudinger (1990) sehen Life Review nicht als typische „Vergangenheitsbewältigung" alter Menschen an, sondern als einen normalen Prozeß im Leben von Menschen, vergangene Ereignisse und Erlebnisse im gegenwärtigen Licht neu zu durchdenken und zu bewerten. Dabei werden nicht selten auch belastende und konflikthafte Momente der Lebensgeschichte bearbeitet. Das Alter kann dabei ein Thema des Lebensrückblicks sein. Der Life-Review-Prozeß als Bemühen um Integration oder Neubewertung bisheriger Erfahrungen bekommt nach Butler *im Alter* durch das näherrückende Lebensende eine besondere Qualität, indem Life Review unter dem Diktat der Zeit kaum noch Veränderungsmöglichkeiten läßt.

Nach Studien von Staudinger (1990, S. 61) verbinden alte Menschen mit Lebensrückblick eher eine abschließende und möglichst positiv-bilanzierende Bewertung ihres Lebens. Dient der Lebensrückblick in jüngeren Jahren eher als Entscheidungshilfe für weitere Lebensplanung, „so ziehen ältere Menschen aus dem Rückblick eher allgemeine Lebenseinsichten, die sie auch gerne weitergeben möchten". Ihre Lebenserfahrungen, die auf die individuelle *Verarbeitung* von Ereignissen, Erlebnissen und Entscheidungen im Laufe eines langen Lebens zurückgehen, sind Teil ihrer Biographie, die wiederum nur nachzuzeichnen und zu verstehen ist, wenn historische, kulturelle und gesellschaftliche Zeit- und Lebensumstände dem forschenden Betrachter zugänglich und bekannt sind.

Der Lebensrückblick im Alter steht im besonderen unter dem Zeichen eines langen, gelebten Lebens und der Annäherung an das Lebensende. Diese signalisiert auch die *Endgültigkeit* des eigenen Geschicks, d h. nicht nur positive Seiten des Lebens, sondern auch bisher ungelöste Konflikte und unverarbeitete Erlebnisse können im Lebensrückblick unter dem Eindruck der „enteilenden Zeit" einen alten Menschen vertieft beschäftigen. Im Lebensrückblick kann sich das Leben zu einer „guten Gestalt" fügen.

> *„(Der) Rückblick am Ende des Lebens kann es dem alten Menschen erlauben, zu einer Integration und Akzeptanz des eigenen Lebens (auch mit allen seinen Fehlern und unbefriedigenden Entwicklungen) zu kommen und damit zu Zufriedenheit" (Staudinger & Dittmann-Kohli, 1992, S. 428).*

Erinnert werden soll an dieser Stelle an Erikson, der die Integrität als Gegenpol der Verzweiflung im hohen Alter entgegenstellt (s. Kap. 4.1), und an die Ausführungen zum Wohlbefinden und zur Lebenszufriedenheit im Alter (s. Kap. 6).

In den letzten Jahren wurde das Life-Review-Konzept von Lohmann und Heuft (1965) aufgegriffen. Die Autoren sprechen dem Lebensrückblick, über seine kognitive Wirkung des Erinnerns und Bewertens von Lebensereignissen hinausgehend, eine reintegrierende und aktivierende Funktion zu. Durch ihn können Entwicklungspotentiale freigesetzt werden, die der Bewältigung gegenwärtiger Entwicklungsaufgaben zugute kommen. Aus dieser dynamisierenden Sicht wird der Life-Review-Ansatz zu einem wichtigen Element in der therapeutischen Arbeit mit alten Menschen. Mit den Worten der Autoren:

„Der mentale Prozeß des Sicherinnerns, des Rückblickens und der Bewertung zurückliegender Erfahrungen bekommt für das aktuelle Leben des alten Menschen eine stabilisierende und integrierende Funktion dadurch, daß zurückliegende Lebenserfahrungen im Hinblick auf die aktuelle Entwicklungsaufgabe bewertet werden. Auf diese Weise werden Erinnerungen erneut vergegenwärtigt und durchgearbeitet, so daß sie jetzt (möglicherweise erstmals) akzeptiert und (neu) in das aktuelle Selbstkonzept integriert werden können" (Lohmann & Heuft, 1995, S. 236).

Der Lebensrückblick kann nach Auffassung der Autoren diese stabilisierenden und reintegrierenden Ressourcen besonders dann mobilisieren, wenn sich die allgemeine Einstellung herausbildet, Einfluß auf sein Leben nehmen und es möglichst selbstbestimmt führen zu können (Der Fachterminus lautet: Internale Kontrollüberzeugung).

Wichtig ist in diesem Zusammenhang die Wechselwirkung von Life Review und gegenwärtiger Entwicklungsaufgabe. Der Lebensrückblick kann Potentiale für die Bewältigung aktueller Lebensanforderungen freisetzen, diese wiederum lassen die Erinnerungen in einer besonderen Konstellation und Gewichtung wach werden. Zum Beispiel kann das Eingehen einer neuen Partnerschaft im Alter durch Skrupel und Schuldgefühle erschwert sein. Im Lebensrückblick können die Gründe für diese Schwierigkeiten erhellt und neu bewertet werden. Die Neubewertung und Revision früherer Einstellungen kann dann rückwirkend als Potential in die Gestaltung einer neuen Partnerschaft einfließen.

Daß der Lebensrückblick seine Wirkung besonders bei kritischen Entscheidungen oder in Übergangsphasen des Lebens entfalten kann, wurde an anderer Stelle schon betont. Er dient in diesen Fällen der „Integration der Persönlichkeit und des Selbstkonzeptes", übt folglich eine fördernde und selbstwertdienliche Funktion aus.

Coleman (1997) macht einen deutlichen Unterschied zwischen dem Geschichtenerzählen und dem Lebensrückblick. Sich durch Geschichtenerzählen zu erinnern, sei eine natürliche Tätigkeit, Lebenskontinuität zu wahren. Lebensrückblick dagegen sei bewußtes Bemühen, positiv oder negativ erlebte Ereignisse zu reaktivieren, erneut zu bewerten und in die Biographie zu integrieren. Beispiele finde man in der Verarbeitung von Kriegserlebnissen oder beruflichen Fehlschlägen, die bis heute traumatisierend wirken könnten.

Lebensrückblick und biographische Orientierung sind nach zwei Seiten hin zu explizieren. Heute werden sie erstens als *Forschungsinstrument* in den Sozial- und Verhaltenswissenschaften eingesetzt und nehmen zweitens als *theoretisches Konzept* und *methodisches Arbeitspinzip* in Berufen der Altenpflege und Sozialen Arbeit mit Älteren eine prominente Stellung ein. Auf den ersten Anwendungsfall der biographischen Methode als Forschunginstrument soll nur kurz, auf den zweiten Anwendungsfall der biographischen Arbeit als Praxisinstrument ausführlicher eingegangen werden.

7.4.4.2 Biographisches Forschen

Wenn von biographischer Orientierung und biographischem Arbeiten in der Literatur oder in Fachgesprächen die Rede ist, wird oft nicht zwischen den beiden Anwendungsfällen: Biographie*forschung* und Biographie*arbeit* unterschieden. Das führt zu Mißverständnissen und unsachgemäßen Urteilen über den einen oder den anderen Anwendungsfall.

In der Alternspsychologie wurde seit dem klassischen Werk „Der menschliche Lebenslauf als psychologisches Problem" von Charlotte Bühler (1933) die „Biographische Methode" oder „Psychologische Biographik" vor allem von H. Thomae, U. M. Lehr und und ihren Arbeitskreisen in der Längsschnittforschung eingesetzt und weiterentwickelt (Thomae, 1987a). Die „Psychologische Biographik" ist nach Thomae die Methodik der Wahl, wenn es um die möglichst unverfälschte Erfassung „individueller Welten" geht. Reduktionistische Verfahren wie Tests und Persönlichkeitsfragebögen würden dieses nicht leisten können. Es geht Thomae um den „Leitsatz einer möglichst unverkürzten Annäherung an psychische Phänomene" (Thomae, 1987b, S. 110). Der Zugang zur Biographie, insbesondere zu Verarbeitungsformen von Belastungen in einzelnen Lebensbereichen und zu verschiedenen Zeitpunkten im Lebenslauf erfolgt über halb-strukturierte Explorationen, bei der einige wichtige Prinzipien zu beachten sind (Thomae, 1988, S. 10). Psychologische Biographik ist nach Thomae essentieller Bestandteil einer biographisch ausgerichteten Persönlichkeitsforschung mit dem Ziel, dem „Individuum in seiner Welt" gerecht zu werden (s. auch Kap. 5.2.3).

In der soziologischen Biographieforschung gewannen lebensgeschichtliche Zugänge zum Verständnis der Vermittlung zwischen psychischen und sozialen

Systemen eine große Bedeutung. Über das Erzählen von Lebensgeschichten lassen sich „gesellschaftliche Sinnstrukturen und Deutungsmuster" in ihrem individuellen Niederschlag erschließen. Nach Fischer (1978, S. 313) sind erzählte Lebensgeschichten „alltagsweltliche Deutungssysteme ..., in denen Wissens- und Handlungselemente situationsflexibel zum Zwecke sozialer Orientierung verbunden werden." Wenn sich die Soziologie für diese alltagsweltlichen Orientierungsmuster interessiert, bietet sich der methodische Zugang über erzählte Lebensgeschichten geradezu an. In sog. „narrativen Interviews" (Schütze) überläßt der Forscher dem Erzählenden weitgehend den Aufbau und die Strukturierung von Geschichten, die sich um bestimmte Lebensthemen ranken. Er fungiert lediglich als aufmerksamer Zuhörer, der dem Erzähler einen möglichst optimalen Rahmen für das Erzählen schafft. Durch Nachfragen kann der Forscher den Erzählstrom steuern. Es geht nach Mayring (1990, S. 50) um „subjektive Bedeutungsstrukturen, die sich im freien Erzählen über bestimmte Ereignisse herausschälen, sich einem systematischen Abfragen aber verschließen würden".

In der Medizin, im besonderen in der Psychiatrie, hat die Erstellung und Auswertung von „großen" Kranken- oder Fallgeschichten bereits eine lange Tradition (Tölle, 1987). Keine Krankengeschichte kommt ohne Eingehen auf die Biographie aus. Eine Biographie erschöpft sich jedoch nicht in der Krankengeschichte, sondern gibt ihr erst das besondere Gepräge. Am bekanntesten sind wohl die Krankengeschichten von S. Freud, z. B. in den von Freud und Breuer 1896 verfaßten „Studien über Hysterie". Diese Krankengeschichten und kasuistischen Studien dienten nicht nur der Dokumentation von Behandlungen, sondern führten auch zur psychoanalytischen Krankeitslehre und Persönlichkeitstheorie.

In der Geschichtswissenschaft schließlich dient die biographische Orientierung dazu, Geschichte aus den Alltags- und Lebenserfahrungen von Zeitzeugen heraus zu rekonstruieren. Durch die Methodik der „oral history" wird über Erzählen Alltagsleben unter historischen Bedingungen, z. B. in Kriegs- oder Deportationszeiten, oft leidvoll lebendig und für den Zuhörer oder Leser nachvollziehbar.

Biographisches Forschen hat sich, allgemein gesagt, als ein wichtiger Zugang zu Alltags- und Lebenswelten von Menschen in historischer Zeit erwiesen, auf den heute nicht verzichtet werden kann. Über alle disziplinären Unterschiede hinweg geht es vor allem darum, Biographien als Ressource für Lebenserfahrungen und Sinnproduktion zu erschließen.

„Lebenserfahrung gewonnen zu haben, heißt dann, aus Ereignissen und Geschehnissen eine Konsequenz gezogen (zu) haben, sie für sich bewertet (zu)

haben, etwas gelernt zu haben" (Staudinger & Dittmann-Kohli, 1992, S. 410).

7.4.4.3 Biographisches Arbeiten

Es gibt mehrere Formen des biographischen Arbeitens mit alten Menschen, auf die im folgenden kurz eingegangen wird:

Im Rahmen von *Bildungs- und Kulturarbeit* mit alten Menschen gibt es viele Ansätze, Lebensgeschichten alter Menschen zum Gegenstand von Gesprächen zwischen den Generationen zu machen, sie literarisch zu verarbeiten oder sie mit Mitteln der szenischen Bearbeitung und des Theaters als Impulse für biographisches Nachdenken einem größeren Publikum zugänglich zu machen. Das Erzählen von Lebensgeschichten wird gezielt als kommunikatives Mittel eingesetzt, um geschichtliche Ereignisse aus dem Miterleben von Zeitzeugen für Jüngere lebendig werden zu lassen. Beispiele dafür sind „Erzählcafes" (z. B. Becker & Rudolph, 1994, S. 110 ff) und Gesprächskreise, in denen lebensgeschichtliche Erfahrungen im Mittelpunkt stehen (z. B. Blimlinger et al., 1996, S. 132 ff).

Im Rahmen *therapeutischer Arbeit* mit alten Menschen kann der Lebensrückblick als Versuch der *Lebensklärung* eine wichtige Rolle übernehmen, entweder im selbstinitiierten Überdenken des bisherigen Lebens oder als gezieltes Vorgehen in Einzelgesprächen und als Technik in der Gruppenarbeit mit Älteren, beispielsweise in Form der „guided autobiography". Durch angeleiteten Lebensrückblick soll dem einzelnen oder Gruppen von alten Menschen bei ihrer Lebensbilanzierung geholfen werden (Staudinger & Dittmann-Kohli, 1992; Lohmann & Heuft, 1995).

Nach *heutigem Verständnis von Altenpflege* (Entzian & Klie, 1996) kann auf die biographische Orientierung im Konzept der ganzheitlichen oder auch Bezugspflege nicht verzichtet werden. Wenn der kranke und pflegebedürftige Mensch nicht der anonymisierenden Macht der Institution Krankenhaus oder Pflegeheim als Krankheits- oder Pflegefall ausgeliefert sein soll, muß auf seine lebensgeschichtlich geprägten Bedürfnisse, Anliegen und Interessen eingegangen werden. Das kann vor allem eine vertrauensvolle Pflegebeziehung leisten. Die Lebensgeschichte eines Menschen liegt aber nicht wie ein „offenes Buch" vor uns, sondern muß schriftlich oder mündlich kommuniziert oder, wenn das nicht möglich ist, aus Bruchstücken allmählich rekonstruiert werden. Niedergelegt werden solche biographischen Informationen z. B. in Biographiebögen oder Stammblättern der Pflegedokumentation. Zu warnen ist jedoch vor einem wahllosen Sammeln und Dokumentieren von Lebensfakten und -ereignissen ohne Wissen und Einwilligung des Betroffenen. Unversehens können sich Etikettierungs- und Stigmatisierungsprozesse auf der Personalebene einschleichen, über die der Kranke oder Pflegebedürftige im Pflegealltag keinerlei Kontrolle mehr ausüben kann. Der Schutz der Persönlichkeitsrechte ist auch im Rahmen biographischen Arbeitens zu wahren. Lebenserfahrungen und Lebensgeschichten sind „persönliches Eigentum", über das auch Professionelle nicht nach Belieben verfügen können (Blimlinger et al., 1996, S. 44 ff und 101 ff).

In der Arbeit mit *pflegebedürftigen,* inbesondere auch mit *demenzkranken alten Menschen* wird der biographischen Orientierung heute ein besonderes Gewicht gegeben. Denken wir z. B. zurück an die Validationsmethode von N. Feil und an die Modifikation durch N. Richard (s. Kap. 7.4.3). Beim validierenden Arbeiten mit „verwirrten" alten Menschen geht es um das „Entschlüsseln" des oft unverständlichen Verhaltens des Kranken aus dem biographischen Verstehen heraus. Der Zugang zum Krankheits*verstehen* über die Biographie des Kranken ist der Kerngedanke validierenden Vorgehens. Der Rückgriff auf die Biographie des Demenzkranken verschafft „Erleichterung" in zweierlei Hinsicht: Dem Kranken wird die Chance gegeben, sein Leben zu einem Abschluß zu bringen, „in einem aufgeräumten Haus zu sterben" (Feil, 1992, S. 21), und dem Pflegepersonal wird ein Weg gewiesen, das schwierige und oft provozierende Verhalten des Demenzkranken besser verstehen und handhaben zu können (Saake, 1997, S. 229 ff).

Zur Praxis der Biographiearbeit mit älteren Menschen liegen sehr brauchbare Veröffentlichungen vor. Blimlinger et al. (1996, S. 53 ff) fassen die möglichen Wirkungen des Erinnerns in der biographischen Arbeit sehr prägnant zusammen:

„In Konfrontation mit der gegenwärtigen Lebenssituation kann das Erinnern, das Vergegenwärtigen vergangener Lebenssituationen und Ereignisse

- *überholte, untaugliche, ja sogar behindernde Einstellungs-, Handlungs- und Konfliktmuster auflösen,*
- *verborgene, verschüttete Lebensenergien, Lebensmöglichkeiten freisetzen,*
- *dazu verhelfen, die eigene Zukunft in den Blick zu nehmen, Perspektiven zu entwickeln mit dem Ziel der Akzeptanz und Vollendung der eigenen Biographie".*

Die biographische Orientierung in der Arbeit mit alten Menschen äußert sich nach Auffassung der Verfasserinnen zunächst in einer *Haltung,* „in einer kontinuierlichen Aufmerksamkeit gegenüber der Geschichte, der Fülle von Erinnerungen und Lebenserfahrungen, die alte Menschen auszeichnet" (S. 77). Es geht also nicht um den methodischen Zugriff auf die Biographie eines alten Menschen oder um das umfassende biographische Inventarisieren, sondern um Interesse an und Achtung vor seiner Lebensgeschichte, in die er bis zu seinem Tode verwoben ist. Die biographische Orientierung als Haltung kommt nach Blimlinger et al. (1996, S. 87) gleichermaßen dem alten Menschen und dem Pflegepersonal zugute.

> *„Sie kann den Mitarbeitern Wege aufzeigen, wie Konflikte, Widerstände, unverständliche Verhaltensweisen einzuordnen sind und sich auflösen können.*
> *Sie fördert die Selbstachtung, das Selbstwertgefühl des alten Menschen, der sich in seiner Persönlichkeit, in seiner ganz einzigartigen Geschichte akzeptiert und anerkannt weiß.*
> *Sie mobilisiert die Kräfte im Menschen, weil er ermutigt wird, an alte, gute Erfahrungen in seinem Leben anzuknüpfen und schlechte zu akzeptieren.*
> *Sie löst die einseitige und verkrampfte Konzentration an das Unbill, die Probleme des Augenblicks, der Gegenwart und öffnet Blicke in die Zukunft".*

Unerwähnt bleiben jedoch auch nicht die Probleme, unter den gegenwärtigen strukturellen, personellen und institutionellen Bedingungen der Altenpflege eine biographisch orientierte Haltung einzunehmen und bei der Fülle der Anforderungen im Pflegealltag durchzuhalten. Gleiches gilt uneingeschränkt auch für die Soziale Arbeit in stationären Einrichtungen. Jedem Bewohner in seiner biographischen Gewordenheit gerecht werden zu wollen, ist aus zeitlichen Gründen unmöglich. Trotzdem darf die Orientierung der Pflege und Sozialen Arbeit an lebensgeschichtlichen Besonderheiten alter Menschen (Stichwort: Individualisierung) nicht auf der Strecke bleiben.

Das Buch von Blimlinger et al. (1996) enthält eine Fülle von nützlichen und hilfreichen Richtlinien und Praxisvorschlägen für das biographische Arbeiten mit alten Menschen, die dort nachgeschlagen werden können. Eine sehr praxisbezogene Anleitung zur Biographiearbeit mit alten Menschen, versehen mit zahlreichen Planungs- und Durchführungsvorschlägen, stammt von Osborn, Schweitzer und Trilling (1997). Entstanden ist diese Anleitung aus der Arbeit des Age Exchange Zentrums in London, das vielseitige Aktivitäten zur Erinnerungspflege und -arbeit mit Älteren aufgebaut hat. Wenngleich der theoretische Teil sehr dürftig ausfällt, ist das Buch wegen der detaillierten und praxisnahen Arbeitsanleitungen für die Gruppenarbeit mit alten Menschen sehr zu empfehlen. Es behandelt die Voraussetzungen, die methodischen Varianten und die möglichen Themen für die Biographiearbeit mit alten Menschen.

Über die sog. Erinnerungstherapie als Variante der Kognitiven Aktivierung bei dementen alten Menschen berichten Ehrhardt et al. (1997). Ziele seien die Stärkung des Selbstvertrauens durch eine positive Bilanzierung des eigenen Lebens und die Stützung des Identitätserlebens. Die Autoren verweisen in ihrem Sammelreferat allerdings auf die Tatsache, daß bisher keine einschlägigen Studien zu den Effekten der Erinnerungstherapie bei Demenz-Patienten vorliegen. Dieses ernüchternde Fazit, das übrigens auch für das validierende Arbeiten gilt, soll jedoch nicht dazu führen, diese Methoden als unwissenschaftlich abzulehnen und auszusondern. Wenn sie sich in der Praxis bewähren und in den Einrichtungen, in denen sie reflektiert zur Anwendung kommen, zu gewünschten Effekten führen, haben sie bis auf weiteres zunächst ihre Brauchbarkeit unter Beweis gestellt. Biographiearbeit mit Älteren ist nicht als leicht handhabbare Technik mißzuverstehen, sondern an erster Stelle als eine Haltung und Grundeinstellung von beruflich Handelnden in der Altenarbeit und Altenpflege zu begreifen. Sie sollte kombiniert werden mit guter Pflege, empathischem Eingehen auf Belange von Kranken und Pflegebedürftigen und mit Elementen der Realitätsorientierung und des validierenden Arbeitens.

Um dieses hohe Ziel aber überhaupt erreichen zu können, müssen Realisierungsbedingungen erst einmal hergestellt werden. Dazu gehören u.a. die Personalausstattung, das entsprechende Zeitbudget und die fachliche Kompetenz, die nicht nur eine Berufsgruppe für sich reklamieren kann.

Eine besondere Form der Erinnerungspflege ist das aufgelockerte *Gedächtnistraining* mit alten Menschen in Seminaren und Übungskursen, sowie die Einrichtung von Memory-Kliniken für dementiell Erkrankte, in denen kognitive Störungen im ersten Schritt genauer diagnostiziert werden, um sie dann mit kognitiven Kompetenztrainingsmethoden behandeln zu können (z.B. Meyer, Ermini-Fünfschilling, Monsch & Stähelin, 1996).

7.5 Zusammenfassung

Die Interventionsgerontologie hat in den letzten Jahrzehnten einen großen Aufschwung genommen. In den USA wurden 1973 auf einem Symposium, das Paul Baltes u. a. organisierten, die entsprechenden Weichen gestellt; in der Bundesrepublik war das von Ursula Lehr herausgegebene Buch *Interventionsgerontologie* von 1979 bahnbrechend. Mit dem Ziel, Alternsveränderungen in verschiedenen Funktionsbereichen nicht nur zu beschreiben und zu erklären, sondern zur Sicherung von Eigenständigkeit und Wohlbefinden alter Menschen auch aktiv beizutragen, verließen Gerontologen ihre Labors und Forschungsinstitute, um für das Leben alter Menschen in Heimen oder in der häuslichen Umgebung Verbesserungen zu erreichen.

Gerontologische Intervention bezeichnet nach Lehr (1979, S. VI)
„das Insgesamt der Bemühungen, ein hohes Lebensalter bei psychophysischem Wohlbefinden zu erreichen".

Damit das gelingen kann, ist es notwendig, gerontologische Intervention in den Kontext der gesamten Lebensspanne zu stellen. Das Bemühen um eine gesunde und kompetente Lebenführung muß schon sehr früh im Leben beginnen. Erst im Alter Anstrengungen zur Sicherung des Wohlbefinden zu unternehmen, würde wahrscheinlich wenig bewirken. Die Weichen für ein positiv erlebtes und weitgehend kompetentes Altern werden bereits in jüngeren Jahren gestellt. Äußere Bedingungen sowie deren subjektive Verarbeitung und aktive Mitgestaltung zu verschiedenen Zeitpunkten im Lebenslauf entscheiden per saldo mit darüber, welche Chancen und Optionen für ein körperlich wie seelisch möglichst gesundes Altern gegeben sind.

Von dieser „Binsenweisheit" ausgehend, die den meisten von uns plausibel sein dürfte (auch wenn wir nicht immer danach handeln), entwirft Lehr ihr *lebensbegleitendes Konzept* der Intervention. Es umfaßt vier Interventionsbereiche, die frei nach Lehr noch einmal zusammengefaßt werden:

- *Optimierung*: Schaffung günstiger Entwicklungsbedingungen in jüngeren Jahren,
- *Geroprophylaxe*: Vorbeugung von Altersabbau und Sinnverlust durch einen gesunden und produktiven Lebenstil in mittleren Jahren,
- *Rehabilitation/Therapie*: Reduzierung von Abbauerscheinungen, Wiedergewinnung von Selbsthilfefähigkeit und Alltagskompetenz im höheren Alter,
- *Management von irreversiblen Einbußen und Verlusten*: Das Zurechtkommen damit und die Erhaltung des Erreichten im hohen Alter.

Die Interventionsgerontologie entwickelte ihre Konzepte und Methoden auf der Basis wissenschaftlicher Erkenntnisse, die von den gerontologischen Einzeldisziplinen im Laufe der Zeit geliefert wurden. Die Altersmedizin (Geriatrie) wandelte sich von einer rein kurativen zu einer rehabilitativen Disziplin, die Krankheiten alter Menschen nicht als „Altersschicksal" betrachtet. Die Sozialwissenschaften öffneten den Blick für die soziale und gesellschaftliche Bedingtheit von Altersproblemen und korrigierten damit individualistische Sichtweisen, die Altern nur als „persönliches Schicksal" mißdeuten. Die Psychologie deckte vor allem die Schwächen des Defizitmodells auf, schärfte den Blick für differentielle Alternsprozesse und belegte durch viele Untersuchungen die Plastizität und Reservekapazität alter Menschen im kognitiven Bereich, sowie in der Bewältigung von Anforderungen und Problemen ihres Alltags. Wichtig für die Interventionsgerontologie wurde die sozio-ökologische Betrachtungsweise, die Person und Umwelt in einem wechselseitigen Beeinflussungsprozeß stehen sieht (Transaktion). Die Erkenntnisse der gerontologischen Einzeldisziplinen zusammengenommen, ermöglichten erst die heutige Interventionsgerontologie, die nicht von vereinfachten Kausalbeziehungen zwischen unabhängigen und abhängigen Variablen ausgeht, sondern nach einer gründlichen Analyse verschiedener Einflußsysteme auf Altersprobleme und Altersabbau ihr Vorgehen schrittweise und zielgerichtet plant, ihre Methoden verantwortlich einsetzt und deren Ergebnisse möglichst unvoreingenommen überprüft.

Während ihrer relativ kurzen Geschichte hat die Interventionsgerontologie ein recht umfangreiches Instrumentarium hervorgebracht, bei dem es gilt, die Spreu vom Weizen zu trennen. Manch imponierende Auflistung gerontologischer Interventionsmethoden (z. B. Petzhold & Bubolz) entpuppt sich bei genauerer Betrachtung als Sammlung von therapeutischen Begriffshülsen, mit denen der kritische Leser und noch weniger der Praktiker etwas anfangen können. Bedenklich ist in manchen Aufzählungen auch die unkritische Vermengung von psychotherapeutischen, pädagogischen und praktisch-übenden Verfahren.

Exemplarisch werden in dieser Einführung methodische Ansätze und Verfahren der Interventionsgerontologie ausgewählt, die entweder eine weite Verbreitung in der Praxis gefunden haben (Validation, Biographiearbeit), oder die sich als wissenschaftlich einigermaßen fundierte Verfahren ausweisen können (gerontologische Verhaltensmodifikation, Realitätsorientierungstraining). Das Realitätsorientierungstraining (ROT) wurde vor ca. 20 Jahren in westdeutsche Pflegeheime eingeführt, erlebte dann eine längere Blütezeit und wurde in den letzten Jahren von der Validation verdrängt. Validation in Verbindung mit Biographiearbeit wird heute von vielen Praktikern der Altenpflege bevorzugt.

Die Darstellung der psychologisch-gerontologischen Interventionsmethoden beginnt mit *verhaltensmodifikatorischen Ansätzen.* Eingegangen wird dabei auch auf beiläufige verhaltensmodifikatorische Prozesse im Alltag der Altenpflege, die den Akteuren häufig gar nicht bewußt sind. Systematisch wurden verhaltenmodifikatorische Techniken eingesetzt, um Fremdpflege in verschiednen Verhaltensbereichen (Anziehen, Waschen, Essen etc) durch einen möglichst hohen Grad an Eigenpflege in diesen Bereichen abzulösen.

Obgleich das *ROT* seinen Zenit in der Altenpflege bereits überschritten zu haben scheint, wird in dieser Einführung ziemlich breit darauf eingegangen. Das ROT steht für ein wissenschaftlich einigermaßen abgesichertes Verfahren, zu dem auch Studien zur Wirkungsüberprüfung vorliegen. Danach läßt sich ziemlich genau sagen, was das ROT in Richtung auf seine Adressaten (verwirrte alte Menschen und ihre Interaktionspartner) zu leisten imstande ist, und wo es enttäuschen muß. Die berechtigte Kritik am ROT sollte jedoch nicht dazu führen, es voreilig über Bord zu werfen, denn seine Anwendungsmöglichkeiten sind bei weitem noch nicht erschöpft.

Die *Validation*, von Naomi Feil mit Verve vertreten, kann, legt man wissenschaftlich definierte Kriterien an, mit dem ROT nicht Schritt halten. Sie beruht auf persönlichen Erfahrungen, spekulativen Annahmen, unbewiesenen Behauptungen und auf einem Konglomerat theoretischer Versatzstücke. Umso erstaunlicher ist es, daß die Validation in der Praxis diese Resonanz gefunden hat. Wohl deshalb, weil sie sich als Zugang zur schwer verständlichen Welt der Demenzkranken anbietet (Zur Demenz: s. Exkurs 4). Pflegepersonal kann sich einsichtsvoller und handlungsfähiger im schwierigen Umgang mit Demenzkranken fühlen, wenn deren oft nerviges und fremdartiges Verhalten als Versuch „erklärt" werden kann, mit bisher ungelösten Problemen im Leben ins Reine kommen zu wollen. Die Validation erfordert von der Pflegeperson ein einfühlendes Verstehen in die oft sehr fremde Welt des Dementen. Sie sollte in den Schuhen des Anderen gehen können. Der Erfolg der Validation ist wohl darin zu sehen, das sie eine Perspektive für die Arbeit mit Dementen aufzeigt, bei der sowohl der Demenzkranke als auch die Pflegeperson gewinnen können. Der Demenzkranke wird in seinem Anderssein akzeptiert und emotional angesprochen, die Pflegeperson findet eine Brücke zum Kranken, dem sie nun sicherer und kompetenter begegnen kann.

Ein wichtiges Element heutiger Altenpflege und Altenarbeit ist die *biographische Orientierung*. Dieser Begriff ist so verschwommen, das er sich für fast jede Richtung in der praktischen Arbeit gebrauchen läßt. In der Altenpflege sind Konzepte wie „Bezugspflege" oder „ganzheitliche Pflege" ohne biographische Bezüge gar nicht zu denken. In der Sozialen Arbeit mit alten Menschen lassen sich Ziele wie Erhaltung der Lebenskontinuität, Bedürfnisorientierung und Individualisierung der Angebote ohne biographische Erkundungen gar nicht erreichen.

Doch was verbirgt sich nicht alles hinter dem saloppen Umgang mit dem Biographiebegriff? Die Klärung dieses und verwandter Begriffe wie Lebenslauf, Lebensgeschichte, Lebensrückblick (Life Review) u.a. ist unerläßlich. Sie wird in diesem Kapitel vorgenommen. Eine weitere wichtige Unterscheidung ist zwischen dem biographischen Forschen und dem biographischen Arbeiten zu treffen. In laxer Wortwahl verwischen sich diese Unterschiede leicht.

Das *biographische Forschen* hat in der Psychologie als „psychologische Biographik" (Thomae) und in der qualitativen Sozialforschung im Sinne erzählter Lebensgeschichten, erfaßt durch „narrative Interviews" (Schütze), einen hohen Stellenwert. Das biographische Forschen ist auch der Medizin nicht fremd, im Fall der klassischen „Krankengeschichte" allerdings oft zu verkürzt auf das, was die Krankheit und das Krankwerden erklären kann. Die Geschichtswissenschaft spinnt den biographischen Faden in der Befragung von Zeitzeugen, die ein Stück erlebter Geschichte repräsentieren.

Das *biographische Arbeiten* dient im Unterschied zum biographischen Forschen nicht primär der Erkenntnisgewinnung, sondern sozialpädagogischen oder auch therapeutischen Zwecken in der Bildungs-, Kultur- und Sozialarbeit mit alten Menschen. Die Biographie erschließt sich z. B. über Gespräche, Autobiographien oder Theaterarbeit als Ressource für Potentiale, Lebenserfahrungen, Lebensrückblick und Bilanzierung. Über Biographiearbeit können sich Menschen ihrer selbst bewußter werden und vielleicht eher Sinnstiftendes in ihrem Leben entdecken. Über Biographiearbeit kann es gelingen, ungelöste Konflikte und „wunde Punkte“ besprechbar zu machen. Abzugrenzen ist das biographische Arbeiten von der Psychotherapie, der ein eigener Exkurs 2 gewidmet wird.

Literatur

Ahlert et al. (1991). Heimkonzepte der Zukunft. Berlin: Deutsches Zentrum für Altersfragen.

Baltes, M. M. (1995). Verlust der Selbständigkeit im Alter: Theoretische Überlegungen und empirische Befunde. Psychologische Rundschau, 46, S. 159-170.

Baltes, M. M. & Herbeck, B. (1984). Unselbständigkeit im Alter: Die Rolle der sozialen Umwelt. In: Schmidt, R. & Stephan, R. (Hrsg.). Der dementiell erkrankte ältere Mensch - Probleme der praktischen Altenhilfe (S. 59-72). Berlin.

Baltes, M. M. & Sowarka, D. (1995). Kognitive Intervention im Alter. In: Oerter, R. & Montada, L. (Hrsg.). Entwicklungspsychologie (S. 1116-1126). Weinheim.

Baltes, M. M., Sörensen, S. & Kühl, K. P. (1990). Intervention in der Gerontopsychiatrie: Einführung und Begriffsklärung. In: Baltes, M. M. & Gutzmann, H. (Hrsg.). Brennpunkte der Gerontopsychiatrie (S. 2-18). Hannover.

Baltes, P. B. (1973). (Ed.). Strategies for psychological intervention in old age. The Gerontologist, 13, S. 4-38.

Baltes, P. B. (1997). Die unvollendete Architektur der menschlichen Ontogenese: Implikationen für die Zukunft des vierten Lebensalters. Psychologische Rundschau, 48, S. 191-210.

Baltes, P. B. & Danish, S. J. (1979). Gerontologische Intervention auf der Grundlage einer Entwicklungspsychologie des Lebenslaufs. Zeitschrift für Entwicklungspsychologie und Pädagogische Psychologie, 11, S. 112-140.

Becker, S. & Rudolph, W. (1994). Handlungsorientierte Seniorenbildung. Opladen.

Bergeest, H. G. & Rönnecke, B. (1979). Gesprächspsychotherapie mit alten Menschen. In: Petzold, H. & Bubolz, E. (Hrsg.): Psychotherapie mit alten Menschen (S. 295-310). Paderborn.

Blimlinger, E., Ertl, A., Koch-Straube, U. & Wappelshammer, E. (1996). Lebensgeschichten. Biographiearbeit mit alten Menschen. Hannover.

Böhm, E. (1988). Verwirrt nicht die Verwirrten. Bonn.

Brandenburg, H. (1994). Soziologie des Heims. In: Kruse, A. & Wahl, H. W. (Hrsg.). Altern und Wohnen im Heim: Endstation oder Lebensort? (S. 67-81). Bern.

Brandtstädter, J. & Wentura, J. (1994). Veränderungen der Zeit- und Zukunftsperspektive im Übergang zum höheren Erwachsenenalter: entwicklungspsychologische und differentielle Aspekte. Zeitschrift für Entwicklungspsychologie und Pädagogische Psychologie, 26, S. 2-21.

Bühler, C. (1933). Der menschliche Lebenslauf als psychologisches Problem. Leipzig.

Butler, R. N. (1963). The life review: an interpretation of reminiscence in the aged. Psychiatry, 26, S. 65-76.

Citrin, R. S. & Dixon, D. N. (1977). Reality orientation: A milieu therapy used in an institution for the aged. The Gerontologist, 17, S. 39-43.

Clees, J. & Eierdanz, J. (1996). Bühne frei im Altenheim. Altenpflege, 21, S. 709-715.

Coleman, P. G. (1997). Erinnerung und Lebensrückblick im höheren Lebensalter. Zeitschrift für Gerontologie und Geriatrie, 30, S. 362-367.

de Klerk-Rubin, V. (1997). Arbeiten mit Herz und Bauch. Altenpflege, 22, S. 35-37.

Drummond, D. L., Kirchhoff, L. & Scarbrough, D. R. (1978). A practical guide to reality orientation: A treatment approach for confusion and disorientation. The Gerontologist, 18, S. 568-573.

Ehrhardt, T. et al. (1997). Psychologische Therapieansätze bei Demenz. Zeitschrift für Gerontopsychologie und -psychiatrie, 10, S. 85-98.

Eirmbter, E. (1979). Altenbildung. Paderborn.

Entzian, H. & Klie, T. (1996). Professionalisierung der Pflege älterer Menschen. Zeitschrift für Gerontologie und Geriatrie, 29, S. 404-410.

Erlemeier, N. (1983). Grenzen psychologischer Intervention in der Altenhilfe. Altenpflege, 8, S. 318-321, 380-382.

Erlemeier, N. (1997a). Wenn das Leben zur Last wird. Suizidgefährdung im Alter. ProALTER, 30, 50-52.

Erlemeier, N. (1997b). Soziale Arbeit mit alten Menschen. In: Bergener, M. et al. (Hrsg.). Managementhandbuch: Alteneinrichtungen (S. 2170/ 1-21). Heidelberg.

Ermini-Fünfschilling, D. & Meier, D. (1995). Gedächtnistraining: Wichtiger Bestandteil der Milieutherapie bei seniler Demenz. Zeitschrift für Gerontologie und Geriatrie, 28, S.190-194.

Feil, N. (1992). Validation: Ein neuer Weg zum Verständnis alter Menschen. Wien.

Fischer, W. (1978). Struktur und Funktion erzählter Lebensgeschichten. In: Kohli, M. (Hrsg.). Soziologie des Lebenslaufs (S. 311-336). Neuwied.

Gerster, E. (1991). Validation mit Naomi Feil. Altenpflege, 16, S. 638-647.

Gunzelmann, T. & Oswald, W. D. (1990). Aspekte der Erhaltung von Kompetenz im Alter. Ein Überblick über Konzepte und Materialien. Zeitschrift für Gerontopsychologie und -psychiatrie, 3, S. 25-42.

Hautzinger, M. (1992). Verhaltenstherapie bei Depression im Alter. Verhaltenstherapie, 2, S. 244-250.

Hirsch, R. D. (1990) (Hrsg.). Psychotherapie im Alter. Bern

Hirsch, R. D. (1991). Lernen ist immer möglich. Verhaltenstherapie mit Älteren. München-Basel.

Junkers, G. (1981). Verhaltenstherapie mit älteren Menschen. Zeitschrift für Gerontologie, 14, S. 4-21.

Kalicki, B. (1996). Lebensverläufe und Selbstbilder. Die Normalbiographie als psychologisches Regulativ. Opladen.

Kaschel, R., Zaiser-Kaschel, H. & Mayer, K. (1992). Realitäts-Orientierungs-Training: Literaturüberblick und Implikationen für die neuropsychologische Gedächtnisrehabilitation. Zeitschrift für Gerontopsychologie und -psychiatrie, 5, S. 223-235.

Kemper, J. (1989). Was heißt Altern ? Psychotherapie in der zweiten Lebenshälfte. München.

Kemper, J. (1990). Alternde und ihre jüngeren Helfer. Vom Wandel therapeutischer Wirklichkeit. München.

Kruse, A. (1992). Das Rehabilitationspotential älterer Menschen. Zeitschrift für Gerontologie, 25, S. 231-237.

Kruse, A. & Lehr, U. (1984). Interventionsgerontologie. In: Oswald, W. D. et al. (Hrsg.). Gerontologie (S. 234-242). Stuttgart.

Lehr, U. (1979). Gero-Intervention: Das Insgesamt der Bemühungen bei psychophysischem Wohlbefinden ein hohes Lebensalter zu erreichen. In: Lehr, U. (Hrsg.): Interventionsgerontologie (S. 1-49). Darmstadt.

Lohmann, R. & Heuft, G. (1995). Life Review: Förderung der Entwicklungspotentiale im Alter. Zeitschrift für Gerontologie und Geriatrie, 28, S. 236-241.

Lorenz-Krause, R. (1997). Biographie und Biographiearbeit: Einführung, Praxis und Methodik. Unveröff. Manuskript. Münster.

Margraf, J. & Lieb, R. (1995). Was ist Verhaltenstherapie? Versuch einer zukunftsoffenen Neucharakterisierung. Zeitschrift für Klinische Psychologie, 24, S. 1-7.

Mayring, P. (1990). Einführung in die qualitative Sozialforschung. München.

Meier, D.,Ermini-Fünfschilling, D., Monsch, A. U. & Stähelin, H. B. (1996). Kognitives Kompetenztraining mit Patienten im Anfangsstadium einer Demenz. Zeitschrift für Gerontopsychologie und -psychiatrie, 9, S. 207-217.

McDonald, M. L. (1978). Environmental programming for the socially isolated aged. The Gerontologist, 18, S. 350-354.

Neumann, E. M. (1988). Erhaltung und Rehabilitation selbständiger Eigenpfle-ge bei alten Menschen im Heim: Intervention im sozialen Umfeld. Zeit-schrift für Gerontopsychologie und -psychiatrie, 1, S. 127-134.

Neumann, E. M., Zank, S., Tzschätzsch, K. & Baltes, M. M. (1993). Selbständigkeit im Alter. Ein Trainingsprogramm für Pflegende. Teilnehmer- und Trainerband. Bern.

Noll, P. & Haag, G. (1992). Das Realitätsorientierungstraining - eine spezifische Intervention bei Verwirrtheit. Verhaltenstherapie, 2, S. 222-230.

Oesterreich, K. (1975). Psychiatrie des Alterns (Kap. 6.11). Heidelberg.

Osborn, C., Schweitzer, P. & Trilling, A. (1997). Erinnern: Eine Anleitung zur Biographiearbeit mit alten Menschen. Freiburg i. Br.

Petzold, H. & Bubolz, E. (1976) (Hrsg.). Psychotherapie mit alten Menschen. Paderborn.

Radebold, H. (1989). Psychotherapie. In: Kisker, K. P. et al. (Hrsg.). Psychiatrie der Gegenwart. Bd. 8. Alterspsychiatrie (S. 313-396). Berlin-Heidelberg.

Radebold, H. (1992a). Psychodynamische Sicht und Psychotherapie Älterer. Berlin-Heidelberg.

Radebold, H. (1992b) (Hrsg.). Psychoanalyse und Altern. Kasseler Gerontologische Schriften, Bd. 14. Kassel.

Radebold, H., Rassek, M., Schlesinger-Kipp, G. & Teising, M. (1987). Zur psychotherapeutischen Behandlung älterer Menschen. Freiburg i. Br.

Richard, N. (1994a). Validation. Lichtungen im Nebel der Verwirrtheit finden. Altenpflege, 19, S. 196-199.
Richard, N. (1994b). Alter Wein in neuen Schläuchen. Ein neuer „Integrativer Validierender Ansatz“. Altenpflege, 19, S. 433-435.
Ritter-Vosen, X. (1979). Verhaltenstherapie mit älteren Menschen. In: Petzold, H. & Bubolz, E. (Hrsg.). Psychotherapie mit alten Menschen (S. 311-328). Paderborn.
Saake, I. (1997). Theorien über das Altern: Perspektiven einer konstruktivistischen Alternsforschung. Phil. Diss. Münster
Saup, W. (1993). Alter und Umwelt. Eine Einführung in die Ökologische Gerontologie. Stuttgart.
Schneider, H. D.(1977). Vorbereitung auf das Alter: Begründung, Ziele, Methoden. Archiv für Wissenschaft und Praxis der sozialen Arbeit, 8, S. 127 - 146.
Schneider, H. D. (1979). Rehabilitation im Altenheim: Theoretische Grundla-gen für praktisches Handeln. Archiv für Wissenschaft und Praxis der sozialen Arbeit, 10, S. 25-46.
Schütz, R. M. (1996). Besonderheiten der geriatrischen Rehabilitation. Ergotherapie & Rehabilitation, S. 621-623.
Sowarka, D. (1992). Kognitive Interventionsforschung mit alten Menschen im Bereich der fluiden Intelligenz: Grundlagen und Ergebnisse. Verhaltenstherapie, 2, S. 204-216.
Staudinger, U. M. (1990). Lebensrückblick: Ein Weg zur Weisheit? Psychologie Heute, 17, S. 60-64.
Staudinger, U. M. & Dittmann-Kohli, F. (1992). Lebenserfahrung und Lebenssinn. In: Baltes, P.B. & Mittelstraß, J. (Hrsg.). Zukunft des Alterns und gesellschaftliche Entwicklung (S. 408-436). Berlin.
Steinmann. B. (1976). Die Rehabilitation im Alter. Zeitschrift für Gerontologie, 9, S. 195-197.
Strube, G. & Weinert, F. E. (1987). Autobiographisches Gedächtnis: Mentale Repräsentation der individuellen Biographie. In: Jüttemann, G. & Thomae, H. (Hrsg.). Biographie und Psychologie (S. 151-167). Berlin.
Thomae, H. (1987a). Zur Geschichte der Anwendung biographischer Methoden in der Psychologie. In: Jüttemann, G. & Thomae, H. (Hrsg.). Biographie und Psychologie (S. 3-25). Berlin.
Thomae, H. (1987b). Psychologische Biographik als Synthese idiographischer und nomothetischer Forschung. In: Jüttemann, G. & Thomae, H. (Hrsg.). Biographie und Psychologie (S. 108-116). Berlin.
Thomae, H. (1988). Das Individuum und seine Welt. Göttingen.

Tölle, R. (1987). Die Krankengeschichte in der Psychiatrie. In: Jüttemann, G. & Thomae, H. (Hrsg.). Biographie und Psychologie (S. 36-47). Berlin.

Wahl, H. W. (1991). „Das kann ich allein!“ Selbständigkeit im Alter: Chancen und Grenzen. Bern.

Wahl, H. W. & Baltes, M. M. (1990). Die soziale Umwelt alter Menschen: Entwicklungsanregende oder -hemmende Pflegeinteraktionen. Zeitschrift für Entwicklungspsychologie und Pädagogische Psychologie, 22, S. 266-283.

Wahl, H. W. & Reichert, M. (1992). Psychologische Forschung in Alten- und Altenpflegeheimen in den achtziger Jahren. Teil II: Personal, Heime als „Systeme“, Interventionsforschung. Zeitschrift für Gerontopsychologie und -psychiatrie, 5, S. 87-113.

Zank, S. & Baltes, M. M. (1994). Psychologische Interventionsmöglichkeiten im Altenheim. In: Kruse, A. & Wahl, H. W. (Hrsg.). Altern und Wohnen im Heim: Endstation oder Lebensort? (S. 147-175). Bern.

8. Schlußbetrachtung

Die Psychologie des Alterns erweist sich bei genauerer Betrachtung als ein sehr umfassendes Gebiet von empirischen Befunden und theoretischen Erklärungsansätzen in den verschiedenen psychischen Funktionsbereichen.

In der Schlußbetrachtung werden in Anlehnung an Baltes (1996) die wichtigsten Befunde der Alternspsychologie noch einmal zusammengefaßt. Daran schließt sich die Ableitung weiterführender Konsequenzen für die Praxis der Altenarbeit und Altenpflege an. Es liegt dem Autor daran, Altenarbeit und Altenpflege nicht als getrennte Berufsfelder, sondern als sich in vieler Hinsicht überschneidende und *ergänzende* Aufgabenbereiche deutlich werden zu lassen, die von *gemeinsamen* berufsethischen Orientierungen ausgehen, in dessen Mittelpunkt (1) die Wahrung der Persönlichkeitsrechte alter Menschen, (2) die Achtung vor der Persönlichkeit, die auch dem kranken Menschen gebührt, sowie (3) die Unterstützung bei der Führung eines möglichst selbstbestimmten und zufriedenen Lebens, auch unter erschwerten Bedingungen, stehen. Die Professionen in der Altenarbeit und Altenpflege leisten vor dem Hintergrund ihrer gemeinsamen Wertvorstellungen mit ihren fachpraktischen Ansätzen und Methoden ihren spezifischen Beitrag, um die Ziele fördernder Pflege, geriatrischer Rehabilitation und unterstützender sozialer Altenarbeit zu erreichen.

Ergebnisse

Faßt man die wesentlichen, gerade für die Praxis relevanten Befunde der Alternspsychologie zusammen, so fallen zu allererst die beiden Seiten des Alters/Alterns auf. Nach allem, was an gerontologischem Wissen vorliegt, liegen im Alter/Altern Chancen wie Risiken, gibt es Entwicklungen und Abbauerscheinungen, Gewinne und Verluste, treffen Gerontologen die Unterscheidung zwischen dem „normalen" und dem „pathologischen"Altern. Wie vor allem die Studien an Hochbetagten gezeigt haben, wird es im hohen und höchsten Alter immer schwieriger, die nun merklichen körperlichen Einbußen wie die psychischen und sozialen Stressoren zu kompensieren und innerlich zu verarbeiten. Die Reservekapazitäten alter Menschen, die im Umgang mit Alternsveränderungen und bei der Bewältigung des Lebensalltags immer wieder auffallen, erschöpfen sich allmählich. Immer häufiger ist man auf die Hilfe anderer angewiesen. Das Leben kann zu einer Bürde werden, zumal dann, wenn es in Krankheit und Abhängigkeit dem Ende zugeht. Gerne bemühen Gerontologen den Vergleich mit der Dialektik des Lebens schlechthin. Diese besteht nach Baltes (1996, S. 49) bereits zwischen dem Menschen als einem biologischen Mängelwesen und einem Kulturwesen. Das, was an Entwicklungspotential dem Menschen gegeben ist, gerät immer stärker unter den Einfluß seiner biologischen Determination. „Die biologische Ausstattung des Menschen ist der Feind des Alters". Die gewonnenen Jahre, beschert durch Erhöhung der Lebenserwartung, werden durch Verstärkung von Krankheitsrisiken (z.B. Demenz) und verlängerten Phasen der Pflegebedürftigkeit „erkauft". Die Gesellschaft muß, wenn sie ein *langes* Leben als Wert ansieht, auch bereit sein, *lebenswerte* Bedingungen zu schaffen, damit Leben und Sterben *menschenwürdig* erfahren werden.

Was hat die psychologische Alternsforschung zur Frage der Entwicklungspotentiale, der Bewältigungsformen und Sinnkonstruktionen älter werdender und alter Menschen beigetragen? Was hat sie dem biologischen Abbau entgegenzusetzen? Wozu ist das Subjekt fähig in der Auseinandersetzung mit seinem Altern und Alter? Was tragen Netzwerke, gesellschaftliche Strukturen und kulturelle Werte wie Lebenserfahrung, Weisheit u.a. zum Gelingen des Alterns bei?

Ergebnis 1: *Alter und Altern sind nur aus einer differenzierenden Beurteilerperspektive angemessen zu erfassen und zu würdigen.*

Negative Altersklischees sind genauso einseitig und wirklichkeitsfremd wie positive Klischeevorstellungen. In unseren Vorstellungen über das Alter überwiegen bis heute meistens die negativen Seiten: Alter/Altern ist eben nichts Erstrebenswertes. Befragungsergebnisse zeigen eine deutliche Diskrepanz zwischen dem tatsächlichen Alter und dem gewünschen Alter. Mit zunehmendem Alter wünschen sich viele Befragte, jünger zu sein, und die „Alten" sind immer die anderen, auch wenn man selbst schon 70 Jahre alt ist. Diese eher negativen Einstellungsmuster, heute vielleicht bei den jüngeren Generationen verstärkt noch durch Zukunftssorgen, können sich auf die Erwartung eines *guten* Alterns, zu dem man aktiv durch Vorkehrungen in seinem Leben beitragen kann, als hinderlich erweisen. Die Befunde in Kap. 2 über Altersbilder in der Gesellschaft belegen deutlich, daß zwar von einem homogen negativen Altersbild nicht gesprochen werden darf, daß es auf der anderen Seite jedoch viele Indizien dafür gibt, bis hin zu beruflichen Präferenzen, lieber mit jüngeren Menschen zu arbeiten, daß Alter und Altern in vieler Hinsicht eher negativ besetzt sind, und diese Tendenz mit höherem Alter zunimmt.

Ergebnis 2: *Die Ergebnisse zum kognitiven Altern sprechen für mehrdimensionale und bereichsspezifische Verlaufsformen.*

Die gerontologische Kognitionsforschung untersucht mit ihrem methodischen Instrumentarium Veränderungen im Bereich der kognitiven Fähigkeiten, die mit zunehmendem Alter einhergehen. Aufgedeckt wurde in Studien, die sich heute nicht mehr vom Defizitmodell des Alterns leiten lassen, eine große *Variabilität* der Leistungen von Person zu Person, sowie von Leistungsbereich zu Leistungsbereich. Zu den gesicherten Ergebnissen der psychogerontologischen Forschung gehören die große *Plastizität* alter Menschen in einzelnen Leistungsbereichen, die große *Heterogenität* im Leistungsvergleich innerhalb von Altergruppen und die *Stabilität* von Leistungen über die Zeit, zumindest bis ins 8. Lebensjahrzehnt und unter Ausschluß von pathologischen Schädigungen der kognitiven Leistungsstrukturen. Aber auch hier gibt es noch große interindividuelle Unterschiede, die Baltes (1996, S. 35) Recht geben, wenn er feststellt: „Alt ist nicht gleich alt". Die nachweisliche Plastizität kognitiver Fähigkeiten im Alter hat Gerontopsychologen zu Interventionsstudien angeregt, in denen es um das Training von Lern-, Gedächtnis- und Intelligenzleistungen ging. Da es alten Menschen im Vergleich zu jüngeren häufiger an einer effektiven Strategie der Aufnahme und Verarbeitung von Informationen mangelt, wurden gerade diese Prozeßfaktoren gezielt eingeübt. Trotz aller Optimierungen zeigten sich aber gerade in oberen Leistungsgrenzbereichen deutliche Altersunterschiede der Form, daß alte Menschen eher an ihre Leistungsgrenzen geführt wurden als junge Trainingsteilnehmer. Bei der Bearbeitung kognitiver Fähigkeiten im Alter dürfen auch *motivationale* Einflüsse nicht außer Betracht bleiben. Trainingsstudien beginnen meistens damit, daß den Teilnehmern ihre eigene Einstellung zu ihren Fähigkeiten, ihr leistungsbezogenes Selbstkonzept, deutlich gemacht wird. Selbstbezogene Negativzuschreibungen im Alter beziehen sich oft auf nachlassende kognitive Fähigkeiten (z. B. „schlechtes Gedächtnis"). Die Ergebnisse von kognitiven Interventionsstudien wirken bis in die Arbeit mit hirnleistungsgestörten (dementen) alten Menschen nach, bei denen emotionale und motivationale Stützfaktoren eine besonders wichtige Rolle spielen.

Ergebnis 3: *Selbstbild und Persönlichkeit bleiben im Alter erstaunlich stabil.*

Die Erforschung von Persönlichkeitsveränderungen im Alter hat die Gerontopsychologie seit ihren Anfängen interessiert.

Auf der entwicklungstheoretischen *„Makroebene"* hat es immer Denkansätze gegeben, Persönlichkeitsentwicklung über den Lebenslauf bis ins hohe Alter als Ablauf von Phasen oder Stadien zu konzeptualisieren. Prominente Beispiele für solche Denkansätze sind das Krisen-Entwicklungsmodell von Erikson und das Entwicklungsaufgabenmodell von Havighurst (s. Kap. 4.1 und 4.2). Beide Modelle haben sich trotz ihrer normativen und gesellschaftsunkritischen Implikationen bis heute gehalten. Es gibt kaum ein Lehrbuch zur Entwicklungsspsychologie, in dem man nicht auf diese Modelle stößt. Sie haben ihre Anziehungskraft bis heute nicht verloren, wohl auch wegen ihrer Zielbezogenheit, die besagt, daß menschliche Entwicklung nicht nach immanenten Gesetzmäßigkeiten abläuft, sondern aktiv mitgestaltet und mitverantwortet werden muß, ferner durch die Globalität ihrer Aussagen, die letztlich nicht zu widerlegen sind. Erinnert wird noch einmal daran, daß jedem Persönlichkeits- bzw. Entwicklungsmodell explizit oder implizit ein bestimmtes Menschenbild innewohnt, das im Kern die Freiheitsgrade festlegt, über die Menschen in ihrer Entwicklung und in ihrem Leben verfügen.

Auf der *„Mikroebene"* der *theoriegeleiteten, empirischen Persönlichkeitsforschung*, die mit quantitativen wie qualitativen Methoden arbeitet, sind Ansätze, die Persönlichkeit als Eigenschaftsgefüge (Struktur) fokussieren, von den Ansätzen zu unterscheiden, die Persönlichkeit im Prozeß der Person-Umwelt-Interaktion, in der Nachfolge des Persönlichkeitsforschers Lazarus auch *Transaktion* genannt, zu erfassen versuchen. Längsschnittstudien, die sich in der Tradition der Strukturtheorien stehend, für empirisch abgegrenzte Persönlichkeitsdimensionen wie Extraversion, Flexibilität, emotionale Stabilität u.a. in ihrem Zeitverlauf interessieren, sprechen für einen hohen Grad an Stabilität im Erwachsenenalter. Kritiker wenden ein, es handle sich dabei gar nicht um eine „echte" Stabilität von Persönlichkeitsmerkmalen, sondern um Stabilisierungstendenzen in der Selbstbeurteilung, die dem Streben nach Selbstkongruenz entsprängen.

Persönlichkeitsveränderungen, die mit dem Instrumentarium prozeßorientierter Persönlichkeitsforscher, im besonderen mit biographischen Gesprächsmethoden, untersucht werden, zeigen ein sehr viel differenzierteres Bild, wie Menschen ihre persönlichen Deutungs- und Handlungsmuster ausbilden, um sich mit Anforderungen und Belastungen ihres Lebens auseinanderzusetzen. Bei aller Variabilität der Denk- und Handlungsstile zeigen sich bei genauer Betrachtung ebenfalls Strukturen, die dafür sprechen, daß Menschen konstruktive Formen der Lebensbewältigung bevorzugen, die, falls aktive Einwirkung auf die Umwelt möglich erscheint, als *assimilativer* Verhaltensstil bezeichnet werden, oder, wenn die äußeren Lebensbedingungen nicht mehr veränderbar sind, zu *akkommodativen* kognitiven Umstrukturierungen führen. Auch diese können im Effekt zu einer inneren Ausbalancierung zwischen Anforderungen und Reaktionsmöglichkeiten führen. Diese Anpassungsleistung ist letztlich der Stabilisierung und dem Schutz des Selbstwertgefühls dienlich. Sie trägt zur Aufrechterhaltung eines relativen Wohlbefindens bei und wird in der Fachdiskussion als „psychologische Widerstandsfähigkeit“ (resilience) bezeichnet.

Legt man dieses Entwicklungspotential im Alter (Kruse, 1992) zugrunde, so läßt sich auch die Frage, die das „Zufriedenheits-Paradox“ aufwirft, besser beantworten: *Wie ist es trotz der Zunahme der körperlichen Beschwerden, der erschwerten Alltagsbewältigung und der Verlusterfahrungen möglich, daß alte Menschen im großen und ganzen mit ihrem Leben zufrieden sind?* Eine Antwort auf diese Frage ist in der Art ihres Lebensrückblicks (Life Review) und in ihrer psychologischen Widerstandsfähigkeit zu suchen. Beide speisen sich aus wahrgenommenen Lebensleistungen, einer positiven Lebensbilanzierung, aus Überzeugungen, Werthaltungen und sozialen Vergleichen, die als Ingredienzen eines gelingenden Alterns zu gelten haben. Altern als „Radikalisierung der menschlichen Grundsituation“ (Rentsch, 1992, S. 297) stellt den Menschen vor die schwierige Aufgabe, seinem Leben mit allem, was unwiederbringlich geschehen und als Belastungsprobe noch zu erwarten ist, einen *Sinn* zu geben.

Ergebnis 4: *Die Qualität sozialer Netzwerke wird bei Abnahme der Quantität im Alter immer wichtiger.*

Auch wenn das soziale Netzwerk, d. h. die Personenzahl, zu der ein alter Mensch in Kontakt steht, mit dem Alter grobmaschiger und kleiner wird, so bleibt doch nach übereinstimmender Befundlage ein engerer Kreis von Personen, zu dem regelmäßig Kontakte gepflegt werden und dem man sich verbunden fühlt, bis ins hohe Alter relativ konstant. Zufriedenheit alter Menschen mit ihren Sozialbeziehungen resultiert vor allem aus dem Gefühl, daß man zumindest eine Person benennt, auf die man sich verlassen kann (Smith & Baltes, 1996). Nicht entscheidend für die Zufriedenheit mit Sozialkontakten sind also quantitative Parameter des sozialen Netzwerks, sondern Netzwerke werden vor allem in ihrer Funktion für emotionale Unterstützung, Selbstwertstabilisierung und Wohlbefinden wahrgenommen und bewertet. Netzwerkgröße und Dichte der Kontakte sind allein kein Indikator für emotionale Eingebundenheit oder Isolierung. Gefühle der Einsamkeit treten besonders dann auf, wenn Alleinsein sich mit dem erlebten Mangel an Wertschätzung, Zärtlichkeit und emotionaler Unterstützung paart. Einsamkeit als Gefühl unerfüllter sozialer Bedürfnisse verweist weniger auf faktische Netzwerkmerkmale als auf gestörte persönliche Beziehungen zu anderen Menschen.

Das soziale Netzwerk alter Menschen umfaßt an erster Stelle Kontakte zu Familienangehörigen, sprich vor allem zu den Kindfamilien, vorausgesetzt, diese sind vorhanden. An zweiter Stelle stehen die Kontakte zu Freunden, die für die emotionale Zufriedenheit häufig noch wichtiger sind als die Familienkontakte. Ein Großteil der alten Menschen pflegt die Kontakte zur Familie und zum Freundeskreis, auch wenn man nur zu einem geringen Teil in einer Haushaltsgemeinschaft zusammenlebt. Die Formel von der inneren Nähe durch äußere Distanz, die Rudolf Tartler schon 1961 aufgestellt hat, kennzeichnet auch heute noch die Beziehungsstrukturen alter Menschen zu ihren Familien. Innerhalb der Familien sind in vielen Fällen rege Austauschprozesse zu beobachten, d. h. nicht nur Kinder, Schwiegerkinder und Enkel unterstützen ihre alten Familienmitglieder durch beratende, lebenspraktische und pflegerische Dienstleistungen, sondern auch die ältere Generation leistet oft unschätzbare Dienste für die jüngeren Generationen, sei es bei der Kinderbetreuung oder auch in materiellen Dingen. Insbesondere im Falle der Hilfe- und Pflegebedürftigkeit alter Eltern übernehmen die weiblichen Familienangehörigen in überwiegendem Maße die Aufgaben der hauswirtschaftlichen und pflegerischen Versorgung, nicht selten um den Preis eigener psychosomatischer Streßreaktionen. Überlastete familiale Pflegepersonen und das gesamte System Familie bedürfen dann dringend der praktischen und emotionalen Unterstützung durch professionelle Pflegedienste.

Soziale Unterstützung kann in mehreren Formen gegeben werden. Wichtig sind zweifelsohne praktisch-instrumentelle Hilfeleistungen, die für die weitgehende Erhaltung einer selbständigen Lebensführung vonnöten sind. Notwendig sind in vielen Fällen auch Formen der informierenden und beratenden Unterstützung, z. B. in komplizierten Fragen materieller und sozialer Absicherung. In solchen Fällen sind professionelle Beratungshilfen einzuholen. Von ganz besonderer Bedeutung ist jedoch die *erlebte emotionale* Unterstützung, die als Plattform für die positive Wirkung von Unterstützungsleistungen zu gelten hat. Denn manche (gut gemeinte) Unterstützungsleistung trägt nicht zum Wohlbefinden des „Unterstützungsempfängers" bei, sondern demonstriert ihm erst seine Abhängigkeit und schwächt so sein Selbstgefühl.

In einer besonderen Situation sind die alten Menschen, die im Falle von Hilfe- oder Pflegebedürftigkeit nicht auf familiale Unterstützung zurückgreifen können. Sie sind dann auf freiwillige soziale Helfer (falls diese überhaupt zur Verfügung stehen), eher noch auf professionelle ambulante Dienste angewiesen, die einer zu frühen Heimunterbringung entgegenwirken können. Falls diese aber notwendig wird, stellt sich die Frage nach den sozialen Netzwerken von Heimbewohnern. Tatsache ist, daß die demographische Bewohnerstruktur stationärer Einrichtungen durch ein hohes Durchschnittsalter, überwiegend weibliche Bewohner und durch viele Alleinstehende (überwiegend Verwitwete und Ledige) zu charakterisieren ist. Nur ein geringer Anteil ist verheiratet. Über die Hälfte der Bewohner hat auch vor dem Heimeinzug bereits in Ein-Personenhaushalten gelebt. Dieser Mangel an sozialer und emotionaler Unterstützung macht in vielen Fällen eine vollstationäre Versorgung unumgänglich (Schneekloth, 1997). Über soziale Netzwerke von Heimbewohnern läßt sich kaum etwas Verbindliches sagen. Dafür sind die Heimstrukturen und kontaktstiftenden Angebote in den Einrichtungen zu unterschiedlich. Trotz (oder gerade wegen) der hohen Bewohnerdichte und räumlichen Nähe muß mit sozialer und emotionaler Isolierung von Heimbewohnern gerechnet werden. Hinzu kommt die Heterogenität in der körperlichen und psychischen Verfassung der Bewohner, die wohl eher zur sozialen Abgrenzung als zur Annäherung beiträgt. Hier sind *Interaktions- und Integrationshilfen* gefragt, die von den Sozialen Diensten und der Pflege in Heimen gemeinsam entwickelt und getragen werden müssen.

Ergebnis 5: *Die Alternspsychologie hat durch ihre Ergebnisse problemzentrierte Interventionen ermöglicht und Instrumente zur praktischen Umsetzung vorgelegt.*

Die Ergebnisse psychologischer Alternsforschung, die vor allem eine Korrektur einseitiger negativer Altersstereotype, die Korrektur des Defizitmodells kognitiver Entwicklung, die Unterscheidung zwischen normalem und pathologischem Altern, die Betonung von Kapazitätsreserven bis ins hohe Alter und mit besonderem Nachdruck die differentielle Betrachtung von Alter und Altern gebracht haben, sind als Grundlage und Triebfeder für die Institutionalisierung der Interventionsgerontologie anzusehen. Zunächst mußte der Weg frei gemacht werden für einen Veränderungsoptimismus in der Gerontologie, der auf soliden empirischen und theoretischen Füßen stand. Daraus entwickelten sich in der Folge therapeutische Handlungskonzepte und -ansätze, die die Realitäten des Alters/Alterns nicht übersehen möchten, die aber trotzdem positive Ziel- und Veränderungsperspektiven anpeilen und mit ihren Methoden zu realisieren versuchen. Gerontologische Intervention meint hier in einem engeren Sinne das Insgesamt an präventiven und rehabilitativen Hilfen, die möglichst am Lebenslauf und der persönlichen Lebensführung orientiert sind (Lehr). Darüber hinaus gibt es, von soziologischer und sozialpolitischer Warte aus gesehen, noch ganz andere Interventionsaufgaben und -bereiche, die weit über den psychologischen Interventionsradius hinausgehen. Dazu gehören beispielsweise die Alterssicherung, altersfreundliche Umwelten, Versorgungsstrukturen bei Krankheit und Pflegebedürftigkeit, das Zusammenwirken freiwilliger und professioneller Hilfesysteme, Formen politischer Selbstvertretung, um nur einige der Themen zu nennen, von denen die Interventionsgerontologie zwar mittelbar betroffen ist, auf die sie mit ihren Mitteln jedoch nur in bescheidenem Maße direkt einwirken kann. Daß diese Methoden, wie die kritischen Analysen gezeigt haben, in mancher Hinsicht nicht das halten, was sie versprechen bzw. was man von ihnen in der Praxis erwartet, darf an dieser Stelle nicht unerwähnt bleiben. Einige Interventionsverfahren, wie z.B. Verhaltensmodifikation und Realitätsorientierungstraining, stellen sich einer empirischen Überprüfung, die ihre Anwendungsmöglichkeiten wie Schwächen aufdeckt. Andere hingegen, wie die Validation, entziehen sich mit fadenscheinigen Argumenten einer wissenschaftlichen Erfolgskontrolle und verlassen sich auf Erfahrung, Intuition und empathisches Verstehen. Dabei erfordert die Arbeit mit dementen alten Menschen wegen der schwierigen Beziehung, die Professionelle dabei eingehen, eine besonders fachliche und wissenschaftlich fundierte Absicherung. Wissenschaft und Praxis dürfen nicht in Frontstellung gehen, sondern sind eigentlich Partner in der Bewältigung von beruflichen Aufgaben und Problemen. Es müssen Formen der Zusammenarbeit gepflegt werden, bei denen man sich zuerst in aller Gelassenheit anhört und informiert, dadurch die gemeinsamen Aufgaben und Anliegen entdeckt und dann zu Projekten findet, bei denen konstruktiv und solide zusammengearbeit wird. Auf einige wichtige Konsequenzen der psychologischen Alternsforschung für die Praxis der Altenarbeit und Altenpflege soll nun abschließend eingegangen werden.

Konsequenzen

Ausgegangen wird in diesem Buch von der Zielstellung einer fördernden, unterstützenden, ressourcen- und bedürfnisorientierten Altenarbeit und Altenpflege. In dieser gemeinsamen Zielstellung treffen sich Altenarbeit und Altenpflege, wenngleich ihre Tätigkeitsmerkmale und beruflichen Aufgaben durchaus unterschiedlich sind.

In beiden Berufsfeldern spielt der *Rehabilitationsgedanke* eine wichtige Rolle. Es geht heute in der Altenpflege nicht mehr darum, alte Menschen nach den drei S, satt, sauber, still, unter Reduzierung auf körperliche Grundbedürfnisse zu versorgen, sondern sie auch in ihren immateriellen, seelischen und sozialen Bedürfnissen wahrzunehmen und zu akzeptieren. Erst diese „ganzheitliche" Grundhaltung macht es möglich, Rehabilitation auch in der Altenpflege und Altenarbeit zu verankern. Was unter Rehabilitation im Alter zu verstehen ist, zeigt die Definition in einem Positionspapier des Deutschen Vereins für öffentliche und private Fürsorge (1992, S. 12).

„Rehabilitation älterer Menschen verfolgt das Ziel, die Fähigkeit zur Selbstversorgung zu erhalten oder zu verbessern, die Abhängigkeit von fremder Hilfe zu vermindern und Pflegebedürftigkeit zu vermeiden oder hinauszu-

schieben. Damit trägt Rehabilitation wesentlich dazu bei, Lebensqualität wiederzugewinnen, zu erhalten oder zu verbessern".

Natürlich sind die Rehabilitationschancen bei schon eingetretener Pflegebedürftigkeit, gar bei Schwerstpflegebedürftigen, gering, und die Ziele müssen merklich niedriger angesetzt werden. Wichtig ist jedoch die *rehabilitative Grundhaltung*, die Einstellung, einen Pflegebedürftigen in seinem Streben nach Selbstkontrolle zu unterstützen und Ansätze selbständigen Verhaltens zu fördern. Auch wenn keine Verbesserungen mehr zu erwarten sind, geht es um Hilfen beim „Management von Problemsituationen", um die Erhaltung von Verhaltensoptionen, mögen diese auch noch so verschwindend gering sein. In einem Positionspapier des Arbeitskreises Pflege in der Deutschen Gesellschaft für Gerontologie und Geriatrie (1995, S. 301) mit dem Titel „Professionelle Pflege alter Menschen" kommt diese rehabilitative und *ethische* Grundhaltung in der Pflege alter Menschen ganz deutlich zum Ausdruck.

„Alte Menschen pflegen heißt, die hilfebedürftige Person als Ganzheit, als Subjekt zu sehen, mit Körper und Seele, als Individuum mit gewachsenen sozialen Beziehungen".

Mit dem Konzept der „fördernden Pflege" seien alle Bestrebungen gemeint, „die dem alten Menschen eine weitestmögliche Unabhängigkeit von Pflegepersonen und ein möglichst selbstbestimmtes Leben ermöglichen sollen" (S. 302).

In dieser allgemeinen Zielbestimmung trifft sich die Altenpflege mit der sozialen Altenarbeit. In beiden Berufsfeldern geht es um größtmögliche

- Erhaltung, Förderung und Wiedererlangung von Selbständigkeit und Selbstverantwortung, dadurch um
- Stärkung der Selbstkontrolle und des Selbstwertgefühls,
- Erhaltung oder Wiederanknüpfung sozialer Beziehungen,
- Sicherung und Wahrung subjektiven Wohlbefindens,
- Optimierung von Lebensqualität

unter erschwerten physischen, psychischen und sozialen Lebensbedingungen im Alter.

In der Altenpflege und Altenarbeit stößt man häufig auf die Dialektik von Autonomie und Sicherheit, von Selbstkontrolle und Fremdkontrolle, von Person und Organisation, von professioneller „Sachlichkeit" und emotionaler Anteilnahme, von Distanz und Nähe. Diese Dialektik ist nicht aufzulösen, sondern erfordert stets ein erneutes Überdenken und Entscheiden im Einzelfall. *Das eine tun, ohne das andere zu lassen.* Professionelles Handeln in der Altenpflege wie in der sozialen Altenarbeit erfordert

- Solides Fachwissen durch qualifizierte Aus- und Weiterbildung,
- Erfahrung mit unterschiedlichen Personen, Situationen und Problemlagen,
- Rationalität und Transparenz von Deutungsmustern und Handlungsvollzügen,
- Team- und Kommunikationsfähigkeit,
- Abstimmung zwischen den Bedürfnissen alter Menschen und den Ressourcen und Strukturen der Organisation.

Zwischen Altenpflege und Altenarbeit gibt es in ambulanten wie stationären Handlungsfeldern nicht nur in den übergeordneten Richtzielen zahlreiche Überschneidungen, die nicht selten Auslöser für Konflikte und Spannungen sind. Vom ganzheitlichen und ressourcenerschließenden Ansatz her müssen beide Berufsgruppen jedoch zusammenarbeiten. Hinzu kommen unter Umständen noch Mediziner, Hauswirtschaftskräfte und therapeutische Berufe. Trotz aller Überschneidungen und Gemeinsamkeiten müssen die Berufsprofile auf der anderen Seite noch zu erkennen sein, müssen Domänen abgesteckt und spezifische Berufsaufgaben definiert werden (Erlemeier, 1997).

Unterschiede ergeben sich beispielsweise in den berufsspezifischen Problemdefinitionen und den Interaktionsmustern zwischen den Fachkräften und den Patienten/Klienten/Hilfebedürftigen. In der Altenpflege ist es nach dem Positionspapier des Arbeitskreises Pflege z. B. die stärkere *Körperbezogenheit* im Pflegeprozeß, die Altenpflege von sozialer Altenarbeit unterscheidet. Andererseits dürfen Pflegekräfte von ihrer ganzheitlichen Ausrichtung her nicht nur darauf festgelegt werden. Sozialarbeiter/Sozialpädagogen für ihren Teil fördern weniger in körperlichen Funktionsbereichen, sondern stärker im Bereich kognitiver, motorischer und sozialer Handlungsfähigkeiten. Die Körpernähe wirkt jedoch vor allem in stationären Einrichtungen in ihre Arbeit hinein, wenn Teilnehmer z. B. wegen „schlechter Tagesform" nicht an Gruppenaktivitäten teilnehmen, oder andere im Rollstuhl erst aus dem Wohnbereich geholt werden müssen.

Es ist die erklärte Absicht des Verfassers, in einem Buch über Alternspsychologie nicht zu spezifisch auf die Unterschiede zwischen Altenpflege und Altenarbeit einzugehen (das müßte in einer eigenen Publikation herausgearbeitet werden), sondern das *Gemeinsame* zu betonen und die Ergebnisse psychologischer Alternsforschung für beide Berufsfelder gleichermaßen plausibel und fruchtbar zu machen.

Kommen wir zu einer abschließenden Gewichtung der Ergebnisse, die sich an eine Arbeit von Andreas Kruse (1992) anlehnt. In dieser Arbeit geht es um das *Rehabilitationspotential* alter Menschen, auf das beide, Altenpflege wie Altenarbeit, sich gerne berufen.

Kruse faßt den Begriff „Rehabilitationspotential" sehr weit und versteht darunter „Entwicklungs- und Veränderungsmöglichkeiten der alternden Person" (S. 231). Nach heutigem Erkenntnisstand in der Gerontologie liegt das Rehabilitationspotential darin,

> *„den Organismus zu aktivieren, die Leistungskapazität in einzelnen körperlichen und kognitiven Funktionen zu fördern, die psychische Auseinandersetzung mit Einschränkungen und Verlusten positiv zu beeinflussen und soziale Fertigkeiten zu stützen" (S. 232).*

Dazu beigetragen haben die Forschungen zur *Plastizität* im Alter, die sowohl von der Neurologie, der Medizin wie der kognitiven Psychologie gestützt werden. Von Bedeutung für die Rehabilitation im Alter sind auch die Untersuchungen, die für *Entwicklungspotentiale* der alternden Persönlichkeit sprechen. Diese Entwicklungspotentiale zeigen sich nach Kruse besonders in den Anstrengungen um eine möglichst eigenständige Lebensführung, in der Bewältigung von praktischen Lebensanforderungen und in der Kompensation eingeschränkter Fertigkeiten. Erinnert wird in diesem Zusammenhang an das Metamodell der Selektion durch Optimierung und Kompensation von Baltes und Baltes (s. Kap. 4.5), das als Erklärungsgrundlage für Rehabilitationspotentiale herangezogen werden kann. Ferner sei erinnert an die „psychologische Widerstandsfähigkeit" alter Menschen im Umgang mit Altersbeschwerden, Verlusten und sozialen Einschränkungen, die ein wichtiges Element gerontologischer Rehabilitation darstellt.

Ein weiterer Ansatzpunkt für die Erforschung von Rehabilitationspotentialen im Alter ist der Grad an *Kompetenz*, den alte Menschen bei der Bewältigung von Alltagsanforderungen einsetzen. Der verschwommene Kompetenzbegriff hat vor allem als Argument gegen das „Defizitmodell" in der Gerontologie eine wichtige strategische Bedeutung, mit der Tendenz, die Verschlechterungen und Probleme des Alters herunterzuspielen. Bei genauerer Betrachtung erweist sich Kompetenz als situationsspezifischer und relationaler Begriff, d. h. Personen sind nicht schlechthin kompetent, sondern immer nur in Bezug auf bestimmte Anforderungen in bestimmten Situationen. Aus diesem Grunde können z.B. bettlägerige Patienten in lebenspraktischer Hinsicht sehr kompetent sein, wenn sie Hilfen per Telefon organisieren. Kompetenz ist außerdem als Zusammenspiel verschiedener Fähigkeiten und Fertigkeiten zu verstehen, die in unterschiedlicher Konstellation situationsbezogen eingesetzt werden. Fähigkeiten aus dem physischen, psychischen (kognitiven, emotionalen) und sozialen Bereich wirken in spezifischer Mischung zusammen, damit Probleme effektiv erkannt und gelöst werden können. Diese differentielle Sichtweise von Kompetenz gilt es bei allen Rehabilitationsbemühungen zu beachten.

In der geriatrischen Rehabilitation haben sich neuerdings Untersuchungsverfahren (sog. „Geriatrisches Assessment") etabliert, die darauf abzielen, die Kompetenzen und Defizite kranker alter Menschen bei der Bewältigung von Alltagsanforderungen Schritt für Schritt genau zu erheben und zu dokumentieren. Ihre Ergebnisse dienen dann der gezielten Rehabilitationsplanung, ihrer Durchführung und Evaluation (Hofmann et al., 1995). In einem abgestuften Verfahren wird zunächst ein Screening gemacht, um die Rehabilitationschancen eines Patienten einschätzen zu können. Im zweiten Schritt kommt es dann zu einer genauen Untersuchung der körperlichen, kognitiven, emotionalen und sozialen Verfassung. In der dritten Stufe erfolgen dann genaue störungs- und krankheitsbezogene Untersuchungen, die als Grundlage für gezielte Rehabilitationsmaßnahmen dienen. Die Verfasser des Positionspapiers kommen zu dem Schluß:
„Assessment erlaubt eine mehrdimensionale, strukturierte Zugehensweise auf die Bedürfnisse des einzelnen Patienten" (Hofmann et al., 1995, S. 33).

Das Verfahren des „Geriatrischen Assessments" ist ein gutes Beispiel dafür, daß, bevor gezielte Interventionsplanung erfolgen kann, eine genaue diagnostische Abklärung der Kompetenzen und Defizite alter Menschen (hier: von Patienten) bei der Bewältigung von Anforderungen des täglichen Lebens erforderlich ist. Ebenso kann dieses Verfahren zur Überprüfung des Rehabilitationsverlaufs eingesetzt werden. Parallelen zur Pflege und Sozialen Arbeit mit alten, oft hilfe- und pflegebedürftigen Menschen lassen sich leicht aufzeigen. Auch in diesen Berufsfeldern sollte jede Intervention eine auf die Bedürfnisse des Einzelnen abgestimmte Planung voraussetzen. Der gesamte Prozeß erfordert eine genaue und informative Dokumentation, damit die einzelnen Schritte nachverfolgt werden können und eine Schwachstellenanalyse möglich wird. Solche Dokumentationssysteme liegen für die Pflege bereits vor, ein spezifisches, auf die Ziele der sozialen Altenarbeit abgestimmtes Verfahren ist, über die Erstellung eines „Personalbogens" hinausgehend, meines Wissens noch nicht vorgelegt worden.

Bringt man wichtige Ergebnisse der psychologischen Alternsforschung mit einem nun genauer bestimmten Begriff von Kompetenz als Element von Rehabilitation im Alter in Verbindung, so lassen sich folgende Aspekte unterscheiden. Bei der Kompetenz im situationsbezogenen, differentiellen und relationalen Sinne geht es (in Anlehnung an Kruse, 1992) um

- Effektive Auseinandersetzung mit Anforderungen des Alltags,
- Kapazitäten in physischen, psychischen und sozialen Funktionsbereichen, die für diese Auseinandersetzung erforderlich sind,
- Subjektives Erleben eigener Fähigkeiten und Ressourcen,
- Subjektives Vertrauen in die eigene Handlungswirksamkeit.

Zu all diesen Wesensmerkmalen von kompetentem Verhalten in bestimmten Anforderungssituationen des Alters hat die Alternspsychologie grundlegende und weiterführende Erkenntnisse beigesteuert.

Nicht außer Acht gelassen werden darf jedoch die Tatsache, daß Kompetenz nicht ausschließlich ein psychologisch zu definierender Begriff ist, sondern daß Umweltbedingungen und institutionelle Rahmenbedingungen so beschaffen sein müssen, daß kompetentes Verhalten in wichtigen Lebensangelegenheiten überhaupt realisiert werden kann. Das *Transaktionsmodell* der Kompetenz sagt, daß es zu einer möglichst optimalen „Passung" zwischen den Fähigkeiten und Ressourcen der Person auf der einen und den Anforderungen durch die physikalische und soziale Umwelt auf der anderen Seite kommen muß, damit Überforderung und Unterforderung vermieden wird. Aus diesem Grunde setzen Pflege und soziale Arbeit mit alten Menschen nicht nur bei der Person an, sondern haben die Gestaltung des Milieus und der ökologischen Einflußfaktoren mit in ihre Planungen und Interventionen einzubeziehen.

Für unsere Überlegungen treffend formuliert Baltes (1996, S. 49, 62) das Zusammenspiel von Individuum und Umwelt beim Bemühen um ein zufriedenstellendes, gelingendes oder gutes Altern - auch unter erschwerten Bedingungen:
„Gutes Altern benötigt eine große Dosis gesellschaftlich-kultureller Kräfte und Stützsysteme sowie individual-psychologischer Bewältigungsstrategien".
Und weiter:
„Das latente Potential genauso wie die Schwächen des Alters gleichzeitig im Auge zu behalten, diesen dialektischen Gegensatz zu ertragen, darin besteht die Herausforderung".

Literatur

Arbeitskreis Pflege des Fachbereichs IV der Deutschen Gesellschaft für Gerontologie und Geriatrie (1995). Professionelle Pflege alter Menschen - Positionspapier. Zeitschrift für Gerontologie und Geriatrie, 28, S. 299-309.

Baltes, P. B. (1996). Über die Zukunft des Alterns: Hoffnung mit Trauerflor. In: Baltes, M. M. & Montada, L. (Hrsg.). Produktives Leben im Alter (S. 29-68). Frankfurt.

Deutscher Verein für öffentliche und private Fürsorge (1992). Rehabilitation älterer Menschen - eine gemeinsame Aufgabe des Gesundheits- und des Sozialwesens. Ein Positionspapier. In: Presse- und Informationsdienst des Kuratoriums Deutsche Altershilfe, 8, S. 12-17.

Erlemeier, N. (1997). Soziale Arbeit mit alten Menschen. In: Bergener, M. et al. (Hrsg.). Management Handbuch Alteneinrichtungen (S. 2170/1-21). Heidelberg.

Hofmann, W., Nikolaus, T., Pientka, L & Stuck, A. E. (1995). Arbeitsgruppe „Geriatrisches Assessment“ (AGAST): Empfehlungen für den Einsatz von Assessment-Verfahren. Zeitschrift für Gerontologie und Geriatrie, 28, S. 29-34.

Kruse, A. (1992). Das Rehabilitationspotential älterer Menschen. Zeitschrift für Gerontologie, 25, S. 231-237.

Rentsch, T. (1992). Philosophische Anthropologie und Ethik der späten Lebenszeit. In: Baltes, P. B. & Mittelstraß, J. (Hrsg.). Zukunft des Alterns und gesellschaftliche Entwicklung (S. 283-304). Berlin.

Schneekloth, U. (1997). Pflegerische Versorgung im Bereich der stationären Altenhilfe. Zeitschrift für Gerontologie und Geriatrie, 30, S. 163-172.

Smith, J. & Baltes, P. B. (1996). Altern aus psychologischer Perspektive: Trends und Profile im hohen Alter. In: Mayer, K. U. & Baltes, P. B. (Hrsg.). Die Berliner Altersstudie (S. 221-250). Berlin.

Tartler, R. (1961). Das Alter in der modernen Gesellschaft. Stuttgart

Sachwortverzeichnis